U0148610

草坪病虫草害

● 翁启勇 余德亿

CAOPING BINGCHONGCAOHAI

福建科学技术出版社

前　言

　　草坪为人类管理的、集约栽培的、具有相对低的高度、用于娱乐或功能目的、美化环境的单一种类或混合种类草本植物。使用较多的草坪植物是禾本科植物，此外，还有豆科、莎草科、百合科、旋花科等的极少数种类。近几十年来，国外草坪建设和研究迅猛发展，在北美、欧洲、大洋洲等一些发达国家，草坪业已成为一项产业。以美国为例，据最新统计，草坪业产值占整个农业产值的46%，是全美十大支柱产业之一，超过航空航天工业，年产值达50多亿美元。近年来我国的草坪业发展也很快，结合防风固沙、水土保持和城市绿化，草坪种植面积不断增加。由于草坪可以美化和净化环境、维持生态平衡和保持水土，各大城市的公园和企事业单位都在建设和扩大绿地面积；随着旅游和运动业的发展，高尔夫球场、足球场等专用草坪也不断涌现和更新。但与发达国家相比，我国的草坪业仍有较大的空间和良好的发展前景。然而，由于草坪科研滞后等原因，在草坪建植与管理方面仍存在不少亟待解决的技术问题，其中草坪病虫草害及其防治尤为突出。在各类作物中，草坪受病虫草的危害仅次于果蔬和少数一些经济作物，病虫草害不仅严重地降低了草坪的实用价值和观赏价值，而且导致草坪早衰和毁坏。为适应草坪业发展的需要，我们在总结近年来防治草坪病虫草害经验的基础上，吸收国内外最新研究成果，编著了《草坪病虫草害》一书。

　　本书共分6章，前3章重点介绍了草坪的病原菌及病害、草坪虫害、草坪杂草问题，描述了这些草坪生物危害因子的分类学地位、生物学特性、发生流行规律及其生态学基础等，为高品质管理草坪提供有效的、可以接受的方法和措施；第4章对草坪病虫草害的栽培管理防治进行介绍，叙述了影响草坪病虫杂草消长的栽培因子及草坪建植前后的栽培管理措施；第5章介绍了草坪非生物危害因素，指出化学药剂产生的非靶标影响；最后一章列出迄今为止已报道的草坪病虫草害记录。本书可供草坪业技术和管理人员、植保工作者及广大农林院校师生参考。

　　本书得以出版，有赖于有关领导、专家和各方面的大力支持和帮助。在编写过程中，本书吸收了中外学者的许多研究成果，并引用了一些书籍、刊物中的资料。在此，一并深表谢忱。本书是在繁忙的科研工作之余编写的，由于时间和作者水平的限制，错误疏漏之处在所难免，敬请指正。

编著者

2000年11月

目 录

第一章　草坪病原菌及病害

第一节　草坪病原菌的分类学和生物学

一、研究方法

已报道的草坪草类型和种类的病原约有 300 种，但许多病原对不同的草坪草都具有致病性。这些病原中，真菌性病原占绝大多数，它们的分类学和生物学研究方法具有许多共同性。同时，由于寄主不同，其研究方法相对于农作物寄主又有其特殊性。下面就一些常见真菌性病原的分类学和生物学研究方法进行概述。

（一）菌株收集和分离

菌株的收集和分离，一般都是在收集具症状的病原寄主植株基础上，对收集样本进行无菌处理，然后在适宜的培养基和培养条件下培养、分离后获得。但对不同的病原，分离方法稍有差异。下面列举难分离的和常见的病原分离方法。

1. 墨角藻型无乳头菌（*Athelia fuciformis*）和墨角藻型鲜明粘胶菌（*Laetisaria fuciformis*）
收集具红丝病/粉红斑病症状和病症的样品。将子座片段或被侵染组织片段，浸于 10% 次氯酸钠溶液 2min 后，将相关的真菌分离到 PDA 培养基上，置于 20℃，于间歇弱光下培养（Kaplan 等，1983）。

2. 顶囊壳（*Gaeumannomyces* spp.）
Elliott 等（1991）收集具衰退症状的杂交狗牙根，根腐症状的早熟禾、狗牙根、多年生黑麦草、钝叶草、假俭草样品。用自来水洗去土壤，剪去叶组织，保留与根相连的根冠组织，或个别根组织碎片，在 1% 硝酸银溶液中浸泡 30s，在无菌水中漂洗 30s，在滤纸上吸干，置于含 100μg/ml 硫酸链霉素和 SM-GGT3 的 PDA（Juhnke 等，1984）上培养。培养皿置于 28℃，分别在 5、7 和 10d 后进行检查。选出顶囊壳典型生长的培养皿，在新鲜的 PDAS 平板上纯化。分离株于 2℃ 保存于 PDA 斜面上。

McCarty 等（1989）在春季从具典型 SDS 症状的狗牙根 Tifway 品种中收集病株。用自来水洗去根部土壤，再将植株清洗 6h，以除去许多通常与狗牙根根部有关的有机物。将菌核和暗色、具隔膜的菌丝体置于 1/4 强度的、含 100μg/g 硫酸链霉素（0.25×PDAS）的 PDA 中。将培养平皿置于实验室工作台上，进行光（于塑料袋中）或暗（纸袋中）培养。

3. 小球腔菌（*Leptosphaeria korrae*）
将草坪病斑中活植株的根，在自来水流水中冲洗 1h，在无菌水中浸泡 1h，并用 1∶1 的 95% 乙醇和 1% 次氯酸钠混合液进行表面消毒 30s，然后再将根浸泡在无菌水中 1h，在无菌滤纸上干燥24h，移到生长培养基上。在试验的介质中，每升PDA加100mg的氨必西林，用于从感病植株根部分离小球腔菌，已成为标准培养基（Crahay等，1988）。

Endo等（1985）的方法为，将取自具SDS症状、带褐斑的Tifgreen狗牙根的匍匐茎，用自来水冲洗2h，用无菌小刀除去接近老病斑部分。这些片段在0.5%的次氯酸钠中无菌处理1min，在无菌水中洗涤后，置于酸化琼脂（pH4.9）中。将茎、匍匐茎和叶鞘表面上褐色的圆形、扁平形或圆垫形菌核，以及根中心区域褐至黑色的纺锭状菌核，均置于0.5%的次氯酸钠溶液中，表面无菌处理1min，埋入酸化琼脂中。当培养中的病斑和两种类型菌核出现隔膜菌丝时，将菌丝顶部移到含PDA的9cm平皿中，在光照或暗处进行培养。

4. 匍毛蛇孢球菌（*Ophiosphaerella herpotricha*）

Tisserat等（1989）从草坪春坏死斑中，收集患病狗牙根的根和匍匐茎，在水中洗涤30min后切碎。将切成2cm长的狗牙根置于含蛭石的圆柱形塑料钵中。将小麦种子在钵中萌发，并使其根生长穿过狗牙根碎片。10～21d后，从钵中取出植株，轻轻洗去蛭石。显微镜下检查根片段是否存在外生真菌，然后在0.5%次氯酸钠中表面无菌处理1～3min，吸干，置于用乳酸（2%W/V）酸化的PDA中。以后进行直接分离而不经小麦。所有分离株于25℃、冷白荧光光照（12h光照/12h暗处理）的PDA上培养。

5. 灰梨孢（*Pyricularia grisea*）

Landschoot等（1992）从高尔夫球道上收集患病的多年生黑麦草样品。将具病斑的叶片剪成5mm的片段，浸泡于0.5%次氯酸中3～5min，然后在无菌蒸馏水中洗涤，吸干，置于半固体PDA上。平板在25℃、全暗中培养。在4～5d内，有白色至淡灰色菌落从叶片段上长出。将所有菌落移至新鲜的半固体PDA上，并于20℃下保存。

6. 腐霉菌种类（*Pythium* spp.）

从草皮上分离。在具病症的草坪中，提取土壤原状草皮柱（直径1.9cm，深5cm）样品，置于塑料袋中，于14℃下保存；直到分离工作完成。将每一原状草皮柱分成芜枝层、紧贴芜枝层下的土壤和生长在芜枝层中及之上的完整的植株。将芜枝层和活植株分别置于含1ml Tween20的250ml玻璃瓶中。瓶口覆以尼龙网，以防止丢失样品，在自来水下洗涤20min，在23℃下风干48～72h。将芜枝层进一步分离为不能通过0.841mm筛径的粗糙部分和能过筛的部分。将土壤样品压碎并过筛。过筛的芜枝层和土壤进行平板稀释测定，以确定存活的繁殖体。活植株分成根和枝条部分，在选择性培养基上进行菌株分离。在腐霉菌分离培养基（Schmitthenner，1973）上，从粗芜枝层、根和枝条上进行腐霉菌分离。20个1～2cm的粗芜枝层片段，每平皿4段，置于蔗糖-天门冬五氯硝基苯（SA-PCNB）琼脂上，然后将平皿中的琼脂反转，使每段芜枝层样品的周围封密。腐霉菌丝体将快速生长并穿过琼脂，这样便于分离和减少其他微生物的污染。平皿培养于36℃，7d，每24h观察一次（Hall等，1980）。

从土壤中分离。草坪土壤过筛后，每一样品取2g土壤在研钵中粉碎。将粉碎后的土壤置于50ml的不锈钢混合器中，加入50℃的琼脂培养基15ml。琼脂培养基为每升蒸馏水中含10mg的硫酸新霉素、1.0mg的氯霉素和30g的琼脂。试验土壤与培养基中速混合10s后，倒入直径9cm的平皿中。将固化的土壤-琼脂栓置于平皿中的选择性培养基上，翻转琼脂并将平皿置于室温暗处培养。48～72h后，将不同类型的菌丝体移到鉴定培养基上。

7. 丝核菌种类（*Rhizoctonia* spp.）

Martin等（1984）收集具褐区病（brown patch）、猝倒或叶褪绿症状的沼泽翦股颖、苇状羊茅、多年生黑麦草、结缕草、狗牙根、紫羊茅和钝叶草植株后，剪下具症状叶的小片段

（2～5mm），在自来水下轻轻洗涤约 2min，在无菌水中漂洗 3 次（每次 1min），用无菌纸巾吸干。用肉眼或低倍显微镜检查培养基上菌丝体的丝核菌种类特征。在无菌条件下将菌丝顶部转移到 PDA 培养基上。若有必要，则转移到酸化 PDA（约每升加 50%乳酸 1ml）上，以消除细菌污染。

Haygood 等（1990）从高尔夫球场、草皮商业农场、居室草坪的假俭草和钝叶草种类中，收集病株样品的基部叶鞘。叶鞘小片段（0.5～1.0cm）在自来水中漂洗约 10s，用纸巾吸干后，置于 1.5%的琼脂上，在实验室工作台上培养，每天检查是否有丝核菌种类特征培养物存在。将丝核菌种类分离株转移到 PDA 上培养。必要时，则在 PDA 培养基中加 50%乳酸 1ml/L，或 200μg/g 链霉素，以消除细菌污染。

Hurd 等（1983）的方法则较简单，直接将病叶鞘中表面未蔓延病斑的部分和节组织，置于 1.5%的琼脂中培养，48h 后检查真菌的生长。将具丝核菌特征的菌丝顶端移到 PDA 上培养。

从土壤中分离五谷丝核菌的选择性培养基已较成熟（Burpee 等，1992）。在 15～20℃时，可从在乳酸酸化的琼脂培养基上培养的植物组织材料分离到该菌。

（二）研究方法

一般在分离到菌株后，利用特殊培养方法或培养基，观察培养菌株的生物学和分类学特征；或在收集的植株样本中，直接观察菌株繁殖体的分类学和生物学特征。

1. 菌丝生长速率和生长曲线

Kaplan 等（1983）在鉴别、区分红丝病/粉红斑病病原墨角藻型无乳头菌和墨角藻型鲜明粘胶菌时，将分离到的菌株于 20℃、间歇柔和光照的 PDA 上培养。在观察菌株的生长速度、菌丝锁状联合情况及菌丝体颜色，区分 2 个种类的形态学特征基础上，进一步开展了生理学试验。在试验温度对菌丝生长速率的影响时，将从分离株活泼生长菌落边缘取下的直径 5mm 的菌丝体栓，接种于含 Difco 玉米粉琼脂的 9cm 培养皿中，将培养皿分别置于 5、12.5、20 和 27.5℃下培养。12d 内，每天测量菌落直径。每个试验重复 4 次，整组试验重复 2 次。同时，将在含葡萄糖作为碳源的基础盐培养基上的菌丝体生长情况，用于构建每一分离株的生长曲线。将 50ml 的培养基溶液置于 125ml 的 Erlenmeyer 烧瓶中，于 15psi 灭菌 17min，用 1mol/L 的 NaOH 将 pH 值调到 6.0。每个烧瓶接种 2 块直径 5mm 的菌丝体栓，每个分离株共接菌 40 个烧瓶，置摇床上于 15℃培养。在 10d 内，每天收集 4 个烧瓶的内含物，于干燥称重过的滤纸上进行真空抽滤。菌丝体块在 40℃干燥 24h，确定干重。

在观测温度对小球腔菌生长的影响时，Crahay 等（1988）从 PDA 上活泼生长的菌落中，以无菌操作取出直径 3mm 的菌丝体和 PDA 圆片，置于含 15～20ml PDA 的无菌平皿中央。平皿在暗处于 10、15、20、25 和 30℃培养。2 周内，每 48h 测量菌落两个方向上的直径，并取得平均值。随机重复 4 次。

Tisserat 等（1989）进行匐毛蛇孢球菌分离株生长速率测定时，将每一分离株的 PDA 菌丝体小圆片，置于 PDA 平皿中央，从 5℃至 35℃，每间隔 5℃一个处理，于暗处培养。每天在两个方向测量菌落直径，取平均值。在 14d 中，记录每天生长情况。

灰梨孢分离株生长速率的测定，首先是在 25℃、暗处，将所有分离株培养于半固体 PDA 上 6d，然后从每一菌落活泼生长的边缘切下直径 5mm 的琼脂栓，移到约含 20ml 半固体 PDA、直径 9cm 的塑料平皿中央。每分离株 3 个重复，分别于 9、14、19、24、29、34 和 39℃暗处培养，连续 6d 或直到菌落前缘抵达平皿边缘。每 24h 测量放射状生长情况，以确定其生长率。比较不同温度下，每24h中各分离株的最大生长速率。随机重复2次（Landschoot 等，1992）。

通过平皿稀释技术，确定过筛芜枝层和土壤中腐霉菌种类的存活繁殖体（卵孢子）数量（Hall 等，1980）。将每5g过筛芜枝层和土壤，悬浮在25ml、0.15％的琼脂溶液中。每一悬浮液在 Sorvall 混合器中，以最大速度混合30s。然后，用0.15％的琼脂溶液，系列稀释5、10、50、100、1 000和10 000倍。将1ml的每一种稀释液，用移液枪移到含玉米粉琼脂-多马霉素-硫酸链霉素的培养基平皿中，共4个平皿，并用无菌玻璃棒将其展布于琼脂表面。每样品重复2次。稀释平皿培养于36℃、暗处，24h后计数真菌菌落数，确定繁殖体数量。据菌落形态学和在36℃下的生长速度，鉴定瓜果腐霉（*Pythium aphanidermatum*）。

Haygood 等（1990）从2d菌龄的 PDA 培养菌丝体边缘，取一菌丝体块，置于直径9cm的 PDA 培养基中央，试验丝核菌种类分离株菌丝体的生长速率。3个重复，暗培养，温度分别为20、24、28、32和36℃，每24h测量一次菌落直径，连续4d，同时确定最适温度。

2. 孢子观察

Crahay 等（1988）从感病植株中找出具小球腔菌游走菌丝的根，在自来水下洗涤30min，然后置于无菌试管中，用棉花塞塞住管口，置于湿纱布（100mm×40mm）上。试管置于实验台上，于22±3℃下培养，每周翻转两次，保持纱布潮湿。2周后，每周加3～5ml 蒸馏水到每一试管的纱布上，以湿润纱布。6周后，观察假囊壳，并从根上进行收集。将子囊果置于载玻片上的水中，用盖玻片压破，以释放出子囊和子囊孢子。每个分离株至少收集3个假囊壳中的10个子囊孢子，并在400倍显微镜下放大测量。

用于鉴定腐霉菌种类的大量培养，是在 SA 培养基上进行的，其与 SA-PCNB 相同，无杀菌剂和抗生素（Schmitchenner，1973）。为诱导产孢，在接种腐霉菌种类分离株、大量培养前，将2～4片蒸汽消毒的紫羊茅叶片放入产孢培养基的每个平皿中。7d后，基于卵孢子和孢子囊的形态学，鉴定分离株（Hall 等，1980）。

过筛芜枝层和土壤中腐霉菌种类卵孢子种类的鉴定，是将0.1ml 样品的10倍稀释液，与0.1ml 下列溶液混合：双蒸水1L，玉米粉琼脂1.5g，多马霉素0.01g 和硫酸链霉素0.3g 配成的溶液。取0.1ml 这种土壤或芜枝层悬浮液，置于悬滴玻片的凹孔中，盖好盖玻片。制备10个这样的玻片。这些玻片置于培养皿中的 U 形玻璃棒上，用水隔绝空气，培养于36℃暗处，每隔4h观察一次卵孢子。卵孢子萌发后，用标准的根管钻将其小心移出，置于 SA-PCNB 琼脂上生长并鉴定（Hall 等，1980）。

确定粗芜枝层中存在卵孢子，是通过将组织置于水合三氯乙醛饱和溶液中清洗后，浸于0.3％水合三氯乙醛饱和的酸性复红溶液中，在121℃无菌培养1h，将样品保存于乳酸酚中，进行检查（Hall 等，1980）。

Nelson 等（1991）鉴定腐霉菌种类的方法为，将生长、培养于禾草叶上的腐霉菌种类，在24℃暗处培养，以诱导藏卵器、藏精器、卵孢子、孢子囊和游动孢子产生。4d后，大多数培养物含有有性和无性繁殖结构。对每一繁殖结构至少测量20次，按有关分类标准鉴定种类。通常藏卵器、藏精器和孢子囊在鉴定培养基上形成，而禾叶培养基则有利于孢子囊和游动孢子的发育（Saladini 等，1983）。

用 Tu 等（1975）的改良土壤覆盖培养技术，可诱导丝核菌种类分离株产生担孢子。用快速染色技术（Tu 等，1973），可确定分离株每个菌丝细胞的核数。在确定核数的玻片上，可同时观察菌丝形态和分枝类型。隔膜圆弧体被染成深蓝色（Hurd 等，1983）。可使用 4′，6′-

二脒-2-苯基-吲哚（DAPI），通过荧光显微镜以区分多核和双核种类。用融合作用检验分离株，确定融合群种类，或在 1.5% 琼脂上染色确定（Haygood 等，1990）。

利用在琼脂培养皿上生长的小麦幼苗，进行顶囊壳分离株的培养和特征观察。将培养皿中的幼苗在室温、自然光中培养 5～6 周，可产生子囊壳，根据其子囊孢子的特征进行分离株的鉴定。子囊孢子可用 1.0% 的棉兰溶液进行染色，在 40 倍的物镜下用目镜测微尺进行测量。将培养皿置于暗处 2～5d，可促进分生孢子的产生（Elliott 等，1991）。

二、草坪病原菌的分类学和生物学

主要草坪草种类和品种上的病原菌种类，可参见第六章的"草坪病害记录"。这些病原中，有些同时是其他作物上的病原菌，其基本分类学和生物学特征及位置均相一致，可参见相关文献，这里仅对易混淆的两个类群进行描述。

（一）长蠕孢属（Helminthosporium Link ex Fr.）

该属是一个大属，也是异质性的杂合属。1959 年有人按孢子形成及萌发方式将该属分为 3 个属，即长蠕孢属（Helminthosporium）、德氏孢属（Drechslera）和双极霉属（Bipolaris）。

1. 双极霉

（1）禾双极霉〔Bipolaris sorokiniana（Sacc. in Sorok）Shoemaker〕　即麦根腐霉（H. sorokinianum Sacc. ex Sorok.），异名禾长蠕孢（H. sativum Pam. et al.）。有性世代为禾旋孢腔菌〔Cochliobolus sativus（Ito et Kurib）Drechsl.〕。在 PDA 培养基上菌落呈黑色，有环带，边缘呈玻状，大量产孢。分生孢子梗单生或 2～5 根簇生，正直或稍弯曲，屈膝状，深褐色或墨绿色，有隔膜 3～7 个，95.8～263.4μm×4.8～7.2μm；产孢细胞芽生式，全壁产孢，全轴式延伸。分生孢子直或略弯，梭形至椭圆形，榄褐色，隔膜3～11个，脐不突出，57.5～95.8μm×16.8～19.2μm。孢子萌发时芽管由孢子两端细胞生出。是多年生黑麦草、紫羊茅、苇状羊茅、早熟禾、沼泽翦股颖长蠕孢叶斑病（Helminthosprium leaf spot）的病原，同时是黑麦草、紫羊茅、苇状羊茅、肯塔基早熟禾、翦股颖和狗牙根长蠕孢枯萎病（Helminthosporium blight）的病原。

（2）狗牙根双极霉〔Bipolaris cynodontis（Marig.）Shoemaker〕　即狗牙根长蠕孢（H. cynodontis Marig.）。有性世代为狗牙根旋孢腔菌（Cochliobolus cynodontis Nelson）。分生孢子梗筒形，大小 170μm×5～7μm；分生孢子略呈弯曲，通常最宽处在中部，两端渐窄、钝圆，褐色，有假隔膜 3～9 个（常为 7～8 个），大小为 30～75μm×10～16μm。是黑麦草、紫羊茅、苇状羊茅、肯塔基早熟禾、翦股颖和狗牙根长蠕孢枯萎病的病原。

（3）玉蜀黍双极菌（Bipolaris maydis）　有性世代为异曲旋孢腔菌（Cochliobolus heterostrophus Drechs.），为狗牙根草坪草的病原。

2. 德莱斯霉

（1）悬链德莱斯霉〔Drechslera catenaria（Drechs.）Ito〕　分生孢子梗榄褐色，单生，少数集生，表面光滑，呈屈膝状，大小 60～200μm×5～8μm，单生或呈短链状，直棒状，浅褐色；常形成次生分生孢子，有假隔膜 1～10 个，大小 30～100μm×14～18μm，脐不明显；基细胞的长度大于宽度，半椭圆形；孢子由基部向顶端渐窄，最宽处在基部的第 2 胞或第 2 隔膜处。引起沼泽翦股颖患德莱氏叶疫病（Drechslera leaf blight）和冠腐病（crown rot）。参见长蠕孢枯萎病。

（2）网斑德莱斯霉〔*Drechslera dictyoides* (Drechs.) Shoemaker〕　即网斑长蠕孢（*H. dictyoides* Drechs.）。分生孢子梗黄褐色至褐色，单生，少数集生，直立或呈"之"字形，上部呈屈膝状，基部膨大，大小 $250\mu m \times 6\sim12\mu m$。分生孢子淡褐色至黄褐色，圆筒形并向顶端渐窄，脐明显，有假隔膜 4～7 个，大小 $20\sim250\mu m \times 14\sim20\mu m$。引起黑麦草的褐疫病（Brown blight），同时是黑麦草、紫羊茅、苇状羊茅、肯塔基早熟禾、翦股颖和狗牙根长蠕孢枯萎病的病原。

（3）红斑德莱斯霉〔*Drechslera erythrospila* (Drechs.) Shoemaker〕　即红斑长蠕孢（*H. erythrospilum* Drechs.），分生孢子梗单生或对生，圆筒形，上部呈屈膝状，褐色，基部膨大，大小 $100\sim340\mu m \times 6\sim8\mu m$；分生孢子直，有时略有弯曲，圆筒形或近圆筒形，两端钝圆，黄色至褐色，有假隔膜 2～10 个（常为 4～6 个），大小 $40\sim70\mu m \times 11\sim13\mu m$。脐明显，黑色，内陷。为害翦股颖引起红斑病（Red leaf spot），同时是黑麦草、紫羊茅、苇状羊茅、肯塔基早熟禾、翦股颖和狗牙根长蠕孢枯萎病的病原。

（4）巨德莱斯霉〔*Drechslera gigantea* (Heald & Wolf) Ito〕　即巨长蠕孢（*H. Giganteum* Heald & Wolf），分生孢子梗单生或少数集生，褐色，基部膨大，有时在近顶部膨大，长度可达 $400\mu m$，宽度为 $9\sim12\mu m$；分生孢子直圆筒状，壁薄、透明，后期呈淡褐色，有假隔膜 3～6 个，大小为 $200\sim390\mu m \times 15\sim30\mu m$。引起肯塔基早熟禾、沼泽翦股颖、细弱翦股颖、狗牙根的轮纹眼斑病（Zonate eyespot），同时是黑麦草、紫羊茅、苇状羊茅、肯塔基早熟禾、翦股颖和狗牙根长蠕孢枯萎病的病原。

（5）晕圈德莱斯霉〔*Drechslera halodes* (Drechlera) Subram & Jain〕　引起狗牙根黑斑病（black patch）。

（6）早熟禾德莱斯霉〔*Drechslera poae* (Baudys) Shoem〕＝红长蠕孢（*H. vagans* Drechs.）　在 PDA 培养基上菌落呈黑褐色，绒状。分生孢子梗单生或集生，直或弯曲，呈屈膝状，褐色，长可达 $250\mu m$，宽 $8\sim12\mu m$，有隔膜 3～5 个；分生孢子单生，圆筒形，两端钝圆，成熟时呈黄褐色，表面光滑，有假隔膜 1～12 个（常为 5～8 个），大小 $30\sim160\mu m \times 17\sim32\mu m$，脐 $3.5\mu m$，不明显。引起苇状羊茅、黑麦草溶失病（Melting-out），还可引起肯塔基早熟禾、苇状羊茅的褐疫病。

（7）喙形德莱斯霉〔*Drechslera* (*Setosphaeria*) *rostrata*〕　为狗牙根草坪草病原。

（8）干枯德莱斯霉〔*Drechslera siccans* (Drechs.) Shoemaker〕　即干枯长蠕孢（*H. siccans* Drechs.），引起黑麦草的褐疫病。同时是黑麦草、紫羊茅、苇状羊茅、肯塔基早熟禾、翦股颖和狗牙根长蠕孢枯萎病的病原。

3. 长蠕孢

（1）四孢长蠕孢〔*H. spiciferum* (Bain) Nicot.〕　异名有穗状双极霉〔*Bipolaris spicifera* (Bain) Subram〕和四孢双极霉〔*Bipolaris tetramera* (Mckinney) Shoemaker〕，有性世代为四孢旋孢腔菌（*Cochliobolus spicifer* Nelson）。分生孢子梗短小；分生孢子多 4 个细胞，$20.4\sim40.8\mu m \times 8.5\sim20.4\mu m$。是狗牙根、结缕草长蠕孢根冠及根腐（*H.* crown and root rot）和茎坏死病（Stem necrosis）的病原。

（二）丝核菌属（*Rhizoctonia* DC. ex Fr.）

在 1980 年之前，立枯丝核菌被认为是该属中使草坪草致病的惟一种类。随着更多的研究，病理学家陆续鉴定出作为草坪草病原的其他丝核菌种类。该属可通过菌丝细胞中的核数量、菌丝、念珠状细胞和菌核的颜色、形态来描述分类单位。亚种水平上的类群，通过菌丝融合的类型和在形态学、病理学、生理学和（或）生态学上的差异进行描述。

基于具生长活力菌丝的细胞中核的数量，大多数丝核菌种类能够被分别归于两个类群，即多核种类或双核种类。常见的立枯丝核菌、稻丝核菌和玉蜀黍丝核菌为多核种类，五谷丝核菌和一个被指定为 *Rhizoctonia* AG-Q 的真菌为草坪病原丝核菌的双核种类。

丝核菌种类是具有远缘变异（teleomorph）的不完全真菌，其远缘变异类群被归于角头担子菌科（Ceratobasideaceae），属担子菌亚门的胶膜菌（Tulasnellales），为扁平的层担子菌类，产生亚圆形至宽扁形、无分枝的担子，通常具有 4 个粗壮的、指样或膨胀的小梗。立枯丝核菌的远缘变异为瓜类死亡菌（*Thanatephorus cucumeris*），形成形状短（10～25μm×6～19μm）、筒状到亚圆柱状的担子，具有大致相同直径（达 17μm）的营养菌丝，担子通常形成不连续簇群。稻丝核菌与玉蜀黍丝核菌的远缘变异均为卷长颌菌（*Waitea circinata*）。卷长颌菌与瓜类死亡菌不同，具有以下形状：①在子实层中菌丝不规则和扭曲分枝；②一致亚型担子（suburniform）；③小的、弧形小梗，交配担子（metabasidia）的长度为 1/4 至 1/5；④非重复孢子（nonrepetitive spore）。五谷丝核菌的远缘变异为谷类角头担子菌（*Ceratobasidium cereale*），*Rhizoctonia* AG-Q 的远缘变异为玉米角头担子菌（*C. cornigerum*）。

根据丝核菌种类分离株的菌丝融合类型，建立亚种水平上的分类单位，即融合类群（anastomosis groups，简称 AG）。草坪草上的立枯丝核菌分离株大部分被归类于 AG-1、AG-2-2、AG-4 和 AG-5 融合类群，一些分离株由于不能与被描述类群的分离株融合，尚未被归类。五谷丝核菌的所有禾本科寄主分离株都属于单一类群 AG-D（即 CAG1），主要与患病草坪草的叶片黄化有关；在日本引起黄区症状的分离株属于 AG-Q 类群。分离株的 AG 属性与采集该分离株的草坪草种类、植物组织、或可能是地理区域有关。

1. 五谷丝核菌（*R. cerealis* V. D. Hoeven in Boerema & Verhoenen）

Burpee（1980）对五谷丝核菌的研究表明，在 PDA 上生长的头 3 周，菌丝体为白色或浅黄色。随着时间推移，菌丝色素增加；8 周后为浅黄色或浅褐色。游走菌丝直径 3.8～7.6μm，菌核直径 0.5～3.0mm。菌核颜色范围从白色或浅黄色到暗褐色。所有分离株均可产生念珠状细胞，大小 15～34μm×7～12μm。各分离株在 PDA 上的最适生长温度为 23℃。最低和最高温度范围分别为 2～6℃ 和 28～30℃。而 Martin 等（1984）的结论是，24℃ 为最适生长温度；所有双核种类在 28℃ 下比 24℃ 或 32℃ 下生长都更快（Haygood 等，1990）。在 PDA 上，23℃ 时的放射状生长率为 3.3～5.0mm/d，生长菌丝为双核菌丝细胞（Burpee，1980）。

2. 稻丝核菌（*R. oryzae* Ryk et Gooch）

菌丝初无色，直径 6～10μm；菌核很少，生于叶鞘内或叶鞘间，表面粗糙，肉红色，圆柱形、圆形或椭圆形，400～1000μm×400～600μm，形状可发生变化，通常在琼脂的表面形成，并没入培养基中。

3. 立枯丝核菌（*R. solani* Kuhn）

在 PDA 培养基上菌丝匍匐，蛛网状，生长迅速，有横隔，直径 12～14μm，初期无色，后渐变成浅桔黄色到褐色菌落（幼龄菌落可能是白色的），分枝处常呈直角，分枝基部略缢缩。老菌丝常呈一连串的桶形细胞，桶形细胞交织成菌核，菌核大小不一，相联成壳状，内外颜色一致，浅褐色、浅棕褐至黑褐色，质地松，直径 0.5～10mm。Hurd 等（1983）在研究立枯丝核菌时，在匍匐茎和叶鞘的表面观察到菌丝体网。菌丝褐色，集中于节周围。同时可观察到小的菌核状物体。在 PDA 上，24℃培养 4 周，菌丝体褐色紧贴琼脂表面，少有气生菌丝体。不同分离株在 PDA 上产生菌核的数量有差异，菌核褐色、硬，直径大小 0.5～5.0mm。每个菌丝细胞具 5～9 个核。远缘变异为瓜类死亡菌。刘嵋恩（1987）认为，立枯丝核菌应具有如下特性：①完全世代为瓜类死亡菌；②幼龄菌丝为多细胞核；③具桶形隔膜；④在接近幼龄菌丝末端隔膜处发生分枝；⑤在接近分枝发生点处有隘缩并形成隔膜；⑥菌落呈褐色，并有一些常有但非必然的特征，这些特征用于区分与立枯丝核菌类似的真菌有参考价值；⑦厚膜孢子或念珠形细胞；⑧菌核未分化；⑨菌丝直径大于 5μm；⑩生长速度快，具有病原性。

4. 玉蜀黍丝核菌（*R. zeae* Voorhees）

菌丝初无色，后转红褐色，在寄主组织内为肉红色，后转暗灰色；菌核圆形，形状一致，由白色转变为橙黄色、红色、或暗褐色，常单独形成，量多，直径 0.1～0.5mm，常常没入琼脂，不在琼脂表面。

稻丝核菌和玉蜀黍丝核菌形成白色到浅桔黄色或橙红色的菌落。两者以一般的远缘变异为卷长颌菌表示时，关系接近。但能够通过它们在培养中的形态学和菌核颜色加以鉴别。Haygood 等（1990）认为立枯丝核菌的放射状生长最快，最适生长温度为 28℃；稻丝核菌和玉蜀黍丝核菌的最适生长温度为 28～32℃，与 Martin 等（1984）报道的相一致。Martin 等（1984）的研究表明，所有丝核菌种类分离株均具瓶孔隔膜；玉蜀黍丝核菌在 PDA 上的颜色为粉红色至桔黄色，最终老的培养物为红褐色。在培养基表面和培养基内均可形成菌核。通常与乳酸酚中的锥虫蓝（trypan blue）反应强烈，菌丝体常过度着色。同时，玉蜀黍丝核菌和稻丝核菌均可与酚反应。

立枯丝核菌可引起几乎所有草坪草的褐区病，又称丝核菌枯萎病或立枯病，还可引起苇状羊茅的丝核菌叶和叶鞘斑病。

五谷丝核菌引起沼泽剪股颖的叶褪绿病、黄区病；苇状羊茅、肯塔基早熟禾、多年生黑麦草、狗牙根、结缕草的黄区病。

玉蜀黍丝核菌引起剪股颖、苇状羊茅、肯塔基早熟禾、狗牙根的丝核菌叶和叶鞘斑病。

立枯丝核菌、玉蜀黍丝核菌、稻丝核菌引起假俭草、钝叶草的叶鞘腐烂病和水渍斑病。

玉蜀黍丝核菌、稻丝核菌引起假俭草、钝叶草的叶斑病。

立枯丝核菌、玉蜀黍丝核菌引起假俭草叶疫病，玉蜀黍丝核菌引起黑麦草的叶疫病。

该属种类还可引起草坪草的幼苗病（见镰孢霉属条目）和结缕草的春坏死斑。

4 种草坪草病原性丝核菌的特性比较见表 1。

表 1　4 种草坪草病原性丝核菌的特性比较

无性世代	有性世代	生长适温	菌丝细胞核	菌丝直径	菌落颜色
R. cerealis	*Ceratobasidium Cereale*	24℃	双核	2～8.7μm	淡黄色至淡黄褐色
R. oryzae	*Waitea Circinta*	＞30℃	4 核	5～11μm	褐色
R. solani	*Thanatephorus Cucumeris*	28℃	多核	5～11μm	褐色
R. zeae	*Waitea Circinta*	32～33℃	多核	5～11μm	白色、橙红至粉红

据刘嵋恩（1987），修改。

在草坪草真菌性病原中，半知菌所占的种类数量最大，子囊菌的种类数量最少（见图 1）。在已报道的各类草坪草中，早熟禾属的草坪草病害种类最多，假俭草属的病害种类最少（见图 2、3）；所涉及的病原菌属的数量，也为早熟禾中的最多，假俭草中的最少（见图 2、4）。

侵染 4 种冷季型草坪草的病原菌种类均较侵染 4 种暖季型草坪草的多（见图 2、5）。

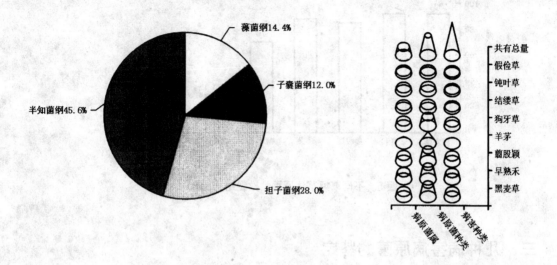

图 1 草坪草真菌性病原的数量组成比例

图 2 几种草坪草的病害、病原
数量结构比例情况

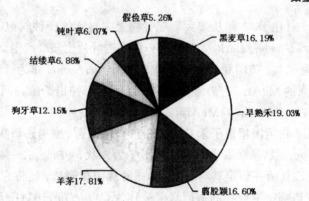

图 3 不同草坪草病害数量结构比例情况

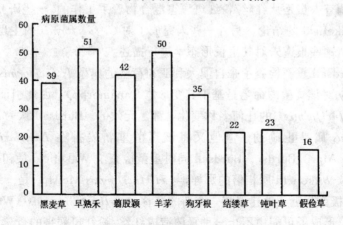

图 4 不同草坪草病原菌属数量结构比较

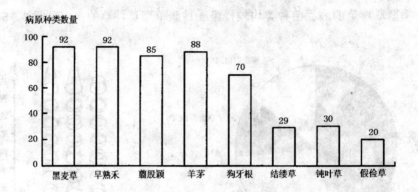

图5　不同草坪草病原种类数量结构比较

三、几种病害病原菌的鉴定

（一）红丝病与粉红斑病

1873 年，Berkeley 对在 1865 年从澳大利亚谷物上收集到的一种丝孢菌类进行描述。他将该真菌命名为 *Isaria fuciformis* Berk.，并提到一种穿透叶片上皮、产生微小分生孢子的丝状基质。19 世纪末，在爱尔兰、英国和澳大利亚都有将 *I. fuciformis* 作为一种禾草病原的报道。直到 1906 年，澳大利亚的 McAlpine 最终认识到该真菌为一种担子菌，并将其归于 *Hypochnus* 属，更名为 *H. fuciformis*（Berk.）McAlp.。

1917 年，Wakefield 在英国报道了禾草上的一种类似真菌。她描述该病因生物的生长菌丝为粉红色、直径 2～4μm、具锁状联合；粉红色担子为棒状，并产生 2～4 个粗壮的小梗，长度 5.5～7μm。在检查该真菌并假定其与 McAlpine 的真菌相同后，她将它们都归到 *Corticium* 属。至此，红丝/粉红斑病害混合物的病因真菌被称为 *C. fuciformis*（Berk.）Wakef.，超过 60 年之久。

许多其他的调查人员是从红丝/粉红斑病害混合物着手工作的。一些研究者对该病因生物的描述肯定了 Wakefield 的结论，另外一些人完成了对 *C. fuciformis* 的生理学调查和对该病害的防治研究，但这些报道未对其生长形态学进行描述。

1979 年，Burdsall 重新检查了来自澳大利亚和荷兰的典型 *I. fuciformis* 材料。他的结论是，由于 Berkeley 对该真菌的命名是基于其变形体（anamorph），因此引证 Berkeley 作为原始权威（包括 *C. fuciformis*）的任何名称变化，都是无效的。Burdsall 认为 McAlpine 将该真菌归于 *Hypochnus* 属是正确的，但他又将该真菌重新安排在 *Laetisaria* 属，并更名为 *L. fuciformis*（McAlp.）Burds.。Burdsall 同时重新检查了 Wakefield 最初描述的典型材料，发现该材料并不像 Wakefield 所相信的那样，与 *H. fuciformis* McAlp. 是一致的，但与 *Athelia singularis* Parm. 极为相近。他建议将一个新的名称 *Athelia fuciformis*（Wakef.）Burds. 用于该真菌。至此，形成了可能由不止一种真菌造成红丝/粉红斑病害的概念。

1983 年，Kaplan 等根据对红丝/粉红斑病害材料上获得的真菌分离株所进行的形态学特征观察、生理学和病理学等研究结果，建议将红丝病严格限于描述由担子菌 *L. fuciformis* 引起的草坪病害症状和病征，其在禾草叶片上形成红丝、针或鹿角样基质，菌丝体粉红色、无锁状联合、生长缓慢；将粉红斑病限于由担子菌 *A. fuciformis*、可能还有几种其他的担子菌引起的草坪病害症状和病征，其病害症状与红丝病类似，但缺乏针状红色基质，菌丝体粉红色、有锁状联合、生长快速。

（二）春坏死斑病

在很长的一段时间里，春坏死斑病曾是美国中央南部和东南部杂交狗牙根草坪的毁灭性病害。Wadsworth 和 Young 于 1960 年第一次描述了该病的症状，但没有确定其病原。后来有推测认为 *Helminthosporium spiciferum*(Bain.)Nicot. 可能是该病的诱因。1965 年，Smith 描述了澳大利亚的一种狗牙根草坪斑秃病，其病症与春坏死斑病的相似，并报道其病原为 *Ophiobolus herpotrichus*(Fr.)Sacc. 。在更迟的一些时候，Smith 发现 *Leptosphaeria* 的一个未描述种是比 *O. herpotrichus* 更常见的一个斑秃病诱因，重新检查 *O. herpotrichus* 的原初收集物表明，该菌应被归于 *Leptosphaeria* 属。因此，Walker 和 Smith 重新描述了 *O. herpotrichus*，并定名为 *Leptosphaeria korrae* Walker & Smith 种，同时认为 *L. narmari* 在澳大利亚是该病更常见的诱因。在美国，Endo 在 1985 年通过对加利福尼亚患病狗牙根草坪的研究，确认由小球腔菌引起狗牙根草坪的春坏死斑病。而 Smiley 等在 1984 年已确认小球腔菌在北美是早熟禾坏死环斑病的病原。McCarty 等 1989 年的研究，第一次发现在美国东南部的狗牙根草坪中，*Gaeumannomyces graminis* 也是春坏死斑病病原。而在狗牙根春坏死斑病草坪中分离到的 *Helminthosporium*、*pythium*、*Fusarium* 和 *Curvularia*，不会引起春坏死斑病病征。

第二节　草坪病理学及病害诊断

1914 年，立枯丝核菌被 C.D.Piper 鉴定为沼泽剪股颖的一种病原，随后该病由 F.W.Taylor 命名为"褐区病"，这标志着现代草坪病理学的诞生（Burpee 等，1992）。

关于草坪病理学方面的研究资料较丰富，由此建立了病害诊断基础。但往往由于草坪管理条件的不同和草坪草生境的差异等因素，影响了病理学特征的表现；缺乏近缘种间的比较病理学分析，也不利正确诊断病因；病原菌的致病性在不同来源的分离株中表现不同。因此，在正确评定一个种类的病原性之前，应对该种类的多个分离株的致病性进行评价。

一、草坪病原菌致病性的研究方法

（一）顶囊壳

Elliott 等（1991）在研究从具衰退症状的杂交狗牙根、根腐症状的早熟禾、狗牙根、多年生黑麦草、钝叶草和假俭草病组织分离到的真菌样品的致病性时，将小麦种子用 0.1% 的硝酸银溶液进行表面消毒后，置于培养皿的琼脂表面催芽；取直径约为 5mm、含实验分离株的 PDAS 培养物琼脂栓，紧挨着每一幼苗的根放置；每个实验分离株处理 2 个培养皿；设 2 个对照处理，即无菌株培养物的 PDAS 栓处理和无琼脂栓处理的幼苗。培养皿用封口膜封闭后，置于室温自然光照下培养 4 周。检查植株，观察根腐症状和顶囊壳的真菌结构特征，如附着枝、子囊壳的形成或子囊壳、缠绕在根和茎上的菌丝体。

（二）腐霉菌种类

可取草坪的粗芜枝层、过筛芜枝层和土壤作为接种源。取样时间分别在 1、3、5、7 和 8 月份；接种量为每个盆栽加粗芜枝层样品 0.3g、过筛芜枝层样品 1.0g、土壤样品 4.0g；每处理 3 次重复；将接种物置于 6 周龄植株盆的土壤表面；每一处理设 2 盆对照。将实验盆栽置于雾化工作台上，或在培养前进行充分浇水，30～32℃，12～13h 光照周期，盆沿的光强度约为 35 000lx。每天观察处理植株，处理植株发病时将取自病组织的分离物置于 SA-PCNB 培养基上，培养物形成孢子囊和卵孢子后确认病原物（Hall 等，1980；Saladini 等，1983）。

Nelson 等（1991）的方法为：在实验室试验中，首先在 24 孔的组织培养板孔中装上 0.5g 的无菌细沙（每孔 3.2cm），然后将 CMA 上培养 48h、直径 4mm 的实验菌株的菌落琼脂块置于沙表面，再盖上 4.0g 沙。每孔加 0.75ml 水，然后用筛往板孔上播沼泽剪股颖的种子，直到每个孔完全盖上一层种子。用 0.5g 的细沙覆盖种子。13℃的实验处理组，先将培养板置于 21℃下培育 48h，然后置于 13℃下、24h 光照周期再培养 5～7d。28℃的实验处理组，直接将培养板置于 28℃、24h 光照周期培育 7d。3d 后，每天记录出苗的发病率。发病情况以 1～5 个等级确定，1 级为未发病，5 级为 100% 的幼苗不出现或坏死。致使植株发病率≥2.0 等级的分离株，确认为病原性分离株，并在生长室实验中进行进一步评估。

在生长室实验中，采用泥炭/蛭石/沙子为基质，盆栽多年生黑麦草栽培品种 All Star，在 25℃的温室中正常管理培育 2～4 周；每周施以 20-20-20（N-P-K）可溶性肥料。接种物的制备方法为，在湿润的无菌麦粒上接种待测的腐霉分离株，于 24℃培养 14d，直到麦粒为菌丝体完全覆盖。将盆栽草皮连根从盆钵中取出，在盆栽土壤表面下 1～2cm 位置，用刀片将盆栽土壤横切成两部分，将下部带根的土壤部分放回盆钵，表面放置 2cm（4～5 粒感染的麦粒）的接种物，将上部草皮部分盖在接种物之上。处理好的盆钵用水浇透，然后排干水，在生长室内中用 12h 周期光照，于 13℃或 28℃下培养。实验期间每天浇水。28℃培养的实验组在处理后 7d，13℃培养的实验组在处理后 18d，观察、分析草皮的发病严重度。发病率以 1～5 级确定，1 级为健康草皮，5 级为 100% 的叶组织褪绿或坏死。镜检病株上是否存在病菌孢子囊和卵孢子，并在 WA 和 MM 培养基上复壮和鉴定实验分离株。

在田间实验中，接种物的制备是在无菌的燕麦上接种各分离株，并在 24℃下培养 14d。接种时，在草坪上取出直径 10cm、深 3cm 的原状草皮柱，在草坪留下的洞中放置 100cm 的接种物，将草皮柱放回洞中盖在接种物的上面，处理后草坪正常管理，并在每周观察原状草皮柱的发病情况。处理后 8 或 15d 后评估原状草皮柱的发病严重度。分为 0～10 级，0 级为无明显症状，10 级为 100% 的原状草皮柱区域褪绿或坏死。对照为未接种的原状草皮柱。

（三）灰梨孢

首先筛选用于病原性研究的分离株，所选择的分离株应在培养基中生长稳定，并能产生丰富的分生孢子。接着收集分生孢子，并制备成分生孢子悬浮液。在产生丰富分生孢子的平皿培养基中，加入 3ml 无菌蒸馏水淹没培养基表面，用玻璃棒刮取分生孢子，使其悬浮于溶液中；将获得的悬浮液用 4 层粗纱布过滤，去除大片的菌丝体；用无菌蒸馏水将分生孢子悬浮液的浓度调节为 7×10^3 孢子/ml，贮藏备用。

在直径为 12cm 的盆钵中，以煅烧粘土（N7mg/kg，P20mg/kg，K842mg/kg，pH5.4）为

生长基质,每盆播入多年生黑麦草栽培品种 Pennfine 种子 1.5g。将栽培的植株置于温室棚中,自然光照,每天浇水 2 次,2 周施一次肥料(20-10-20),每盆施肥量为 0.5g 肥＋100ml 水。培养的草坪草每周修剪一次,维持 3.5cm 高度。使用 4 周龄和 20 周龄的草坪草,建立 2 组实验,以进行比较。2 组实验草坪草在同一时间、使用同一喷雾器喷撒悬浮液,接种分生孢子。在悬浮液中加一滴 Tween 20,以利于湿润叶片表面。对照处理喷撒无菌蒸馏水加 Tween 20。所有实验盆钵用玻璃大口瓶遮盖 48h,保持温度 22±3℃,并维持潮湿环境。去除瓶子后,将实验盆钵移到生长室中,22±3℃和 29±3℃,12h 光照周期,相对湿度 50%～70%。随机排列盆钵,每处理 3 次重复。接种分生孢子后 10d、14d 和 18d,测量每盆处理草坪草中 10 张叶片的所有病斑长度。将所采集的数据进行分析(Landschoot 等,1992)。

二、草坪病理学

(一) 丝核菌种类

立枯丝核菌、稻丝核菌和玉蜀黍丝核菌引起的草坪病害的诊断症状,最初是来自于土壤表面或土壤表面以上的植株组织。事实上,这些真菌在草坪草根部的潜在影响尚未肯定。在日本,由立枯丝核菌 AG-1 或 AG-2-2ⅢB 引起的叶片褐区病是从一个被确定为"大斑"的根部病害中鉴定到的,并且立枯丝核菌 AG-2-2Ⅳ 也能引起上述病害。在北美,丝核菌种类被认为是草坪草地上部分的原初病原,而从一些暖季型草坪草患病的叶片和匍匐茎上分离不到丝核菌种类。丝核菌种类造成草坪草根部病害需要作更进一步的调查(Burpee 等,1992)。Martin 等(1984)的研究表明,大多数立枯丝核菌分离株在冷季型草坪草上引起叶片枯萎症状,但在温室接种试验中,来自于狗牙根草坪的一个分离株引起颈腐病症状,与在田间观察到的症状类似。除了该分离株外,立枯丝核菌的其他分离株在类似的接种试验中,表现出对冷季型草坪草的毒力比对暖季型草坪草的高。

由立枯丝核菌引起的褐区病症状,因不同的草坪草种类、刈割高度和草坪管理程度(如灌溉、肥料)等而不同。不规则的、银灰色到淡褐色具浅褐色边框的叶片病斑是苇状羊茅、肯塔基早熟禾等不具匍匐茎种类、刈割高度不低于 5cm、用指定方法管理草坪的一个主要诊断症状。而匍匐茎上的褐色病斑和叶鞘变为褐色则用于诊断钝叶草、假俭草等大多数具匍匐茎种类的草坪褐区病。刈割高度影响草坪草病征同样表现在沼泽翦股颖、早熟禾草坪上。当刈割高度小于 13mm(如在高尔夫和滚球场的果岭),可观察到一种暗灰色环或菌丝体构成的弧形,当草坪潮湿的时候,这是褐区病的一个很好的诊断特征。而当刈割高度大于 13mm(如在高尔夫球场的球道和家庭草坪),则观察不到菌丝体环或"烟环"。这是由于叶片覆盖密度降低可能限制了叶片上和叶片间菌丝体的密度,结果不形成烟环。在所有敏感草坪草种类上,叶片坏死发展形成草坪上褐色或淡黄色斑,或直径小于 10cm～1m 的环。在暖季型草坪草上,由立枯丝核菌 AG-2-2 引起的褐区病很少形成烟环,因为病菌通常感染靠近叶鞘的部位,引起叶鞘腐烂症状。因此,在草坪草生长较高的草坪上,通常不易观察到该真菌的菌丝体。感病草坪的斑秃直径能够达到几米。

由稻丝核菌和玉蜀黍丝核菌引起的草坪病害症状,不如由立枯丝核菌引起的明确。从被诊断为类似褐区病的苇状羊茅病斑上可分离到玉蜀黍丝核菌;在以沼泽翦股颖为草坪草的高尔夫球场,离洞区 18.3m 的刈割管理高度区域中呈暗灰—棕色黄盘或圆圈的草坪上,同样可分离到玉蜀黍丝核菌。玉蜀黍丝核菌在这些症状中的病原性已被肯定。在高温气候期间（＞32℃），偶尔可在患病的冷季型草坪草叶片上观察到生长中的白至淡黄色的玉蜀黍丝核菌菌丝体。在这些情况中，该病害可能会被错认为腐霉枯萎病（Burpee 等，1992）。在假俭草和钝叶草上，由稻丝核菌和玉蜀黍丝核菌在叶鞘基部引起的水渍状病斑，与由立枯丝核菌引起的病斑表现相似。稻丝核菌和玉蜀黍丝核菌在假俭草和狗牙根上同样引起叶斑，而立枯丝核菌 AG-2-2 不能引起类似的病斑。从呈散生性叶疫病的狗牙根草坪草叶鞘上常分离到玉蜀黍丝核菌，但在南方的禾草上尚未发现由立枯丝核菌 AG-2-2 感染引起的大褐区病。

　　Shurtleff（1953）观察到，立枯丝核菌对草坪草叶片的侵入，依据不同的草坪草种类和分离株而不同，可能最初是在气孔或在表皮，或两者同时发生。而刈割草坪和未刈割草坪之间的病害发生数量无差异。Rowell（1951）认为在沼泽翦股颖草坪上，刈割高度为 13mm 的草坪比未刈割草坪感病更严重。最初受影响的是叶尖伤口部位，随后症状向植株的根颈发展。但在钝叶草上，症状最初出现在节区域，随后开始蔓延，而无需伤口（Hurd 等，1983）。因此，认为伤口是病原侵入的重要位置的叙述可能是正确的，但缺乏系统的证据（Burpee 等，1992）。关于丝核菌种类在草坪草上的侵入和定殖没有更详细的研究，但其可能与发生在水稻叶片上接种立枯丝核菌或稻丝核菌的情况类似（Burpee 等，1992）。源于菌核或植株残渣的菌丝，沿着叶鞘纵向生长。由这些"游动菌丝"产生的一些分枝继续纵向附着生长，其他的发展成感染垫，或有裂的附着胞，或两者都有。感染垫是由菌丝体的分枝集聚形成，直径 100～400μm，厚度 80～170μm。有裂的附着胞由具顶生瓣、短的、膨胀的分枝组成。感染结构的形成体现了寄主—寄生物相互间的适应性，如分离株—品种。感染结构穿透表皮细胞、表皮细胞之间或气孔侵染。穿透胚栓在有裂附着胞上的瓣和感染垫细胞的瓣区形成，其呈线形垂直于植株表面。直接穿透可能是对表皮和细胞壁的机械压力和酶降解相结合的结果。Hurd 等（1983）的研究表明，在钝叶草的匍匐茎和叶鞘表面存在附着胞和侵染垫，说明病原菌可能在两者中选择一种穿透模式。钝叶草和冷季型草坪草之间的褐区病发生差异，可能是寄主植物中组织差异造成的。对立枯丝核菌在其他寄主上的定殖观察表明，定殖过程通常同时包括在细胞间和细胞内的菌丝生长。由立枯丝核菌感染引起的组织坏死特征，是酶对胞间层和细胞壁的降溶作用以及产生毒素的结果。草坪草叶病斑周围的细胞坏死框形成的原因和机理尚未知，该框可能继续损伤表皮，其机理可能是一种抗性机制的表现。Burpee（1980）建议由五谷丝核菌引起的草坪草叶片枯萎和黄化用"黄区病"名称。他并且证明从结缕草、沼泽翦股颖、肯塔基早熟禾和狗牙根得到的分离株，适合五谷丝核菌种类的描述。丝核菌 AG-Q 在日本诱发一种类似的病害，与草坪管理人员所熟悉的冷季型褐区病类似，黄区病发病期间，于草坪草潮湿并且小于 20℃时得到发展。敏感草坪草有沼泽翦股颖、早熟禾、肯塔基早熟禾、苇状羊茅、结缕草和狗牙根。在一特定的试验条件下，沼泽翦股颖、多年生黑麦草、苇状羊茅和肯塔基早熟禾的病指数可分别达到 8.0、4.7、5.0 和 1.5，0 为未发病，10 为 100% 发病（Burpee 等，1980）。被五谷丝核菌侵染的禾草呈现叶片褪绿和坏死，结果呈黄到淡黄色的斑秃，或者更通常在草坪上形成不规则的环。这种环的模式发展到最终，可能表现出在斑秃的中央生长无病症状叶片的现象。五谷丝核菌侵染的禾草很少呈现明确的叶斑，并且该真菌在草坪上不形成与由立枯丝核菌所造成的烟环类似的致密菌丝环。缺乏明确的病征和症状，使对由五谷丝核菌所引起的病害的诊断更加复杂。因此对黄区病的诊断，通常要等到对病原分离、鉴定后才能确定（Burpee，1980）。

（二）腐霉菌种类

在世界范围内，腐霉菌种类均与草坪草的生长密切相关，可引起草坪草的种子腐烂、幼苗猝倒、根和根冠腐烂，以及叶枯萎病等。Nelson 等（1991）从草坪草根和根冠中分离到 121 个分离株，在病理学研究后发现，有 38% 的分离株对沼泽剪股颖和多年生黑麦草根具有致病性。禾生腐霉、瓜果腐霉、芒孢腐霉、簇囊腐霉和范特腐霉的分离株能够侵染草坪草的根，并在冷或暖气温下使草坪草产生根腐症状；这 5 个种类的分离株可造成种子腐烂和剪股颖的幼苗猝倒，但仅禾生腐霉、瓜果腐霉和芒孢腐霉造成多年生黑麦草根和根冠腐烂。所有病原性种类造成的症状包括叶片褪绿，继发单个植株枯萎和坏死，最终形成草坪枯死斑。

许多研究均已表明，瓜果腐霉是腐霉菌类群中造成草坪草腐霉枯萎病的主要成员；簇囊腐霉是健康草坪中的优势种类，可经常从患腐霉枯萎病的草坪上分离到。

三、草坪病害症状

据国内外文献报道，暖季型草坪约有 71 种病害，冷季型草坪约有 132 种病害，但许多病害在不同种类的草坪中都可能发生，且症状相似。此外，由于草坪草密集栽培的特性，使得草坪草病害发生情况不同于一般作物病害的发生，其往往不仅仅是单株草坪草受侵染，而是群簇草坪草受危害。因此，对草坪草病害的诊断，往往借助于草坪上呈现的大块病变特征。下面归纳、整理了狗牙根、结缕草、假俭草、钝叶草、羊茅、黑麦草、剪股颖和早熟禾等草坪草的主要病害症状。

1. 炭疽病（Anthracnose）

病害发生于长期潮湿的季节，病原主要侵染根、根颈和茎基部，初期病斑呈水渍状，后期呈椭圆形灰褐色大斑，病斑上长出黑色的分生孢子盘小点，病株生长不良至全株变黄枯死；叶片上通常造成黄色带圈的红褐色斑点。一般是由热、干旱或缺肥等因子造成草坪草变弱后引起。病原以菌丝体和分生孢子在植株或病残体上越夏或越冬，以分生孢子经媒体或种子带菌传播。

2. 壳单隔孢叶斑病（Ascochyta leaf spot）

病株叶部病斑初为小紫点，下凹，后扩大形成中央浅黄色或浅黄褐色的斑块，并出现黄褐色、红褐色至黑色的分生孢子器小点；或病叶由叶尖向叶基逐渐失绿枯死，枯死部位可延伸到叶鞘。病株散生或形成草坪枯草区。

3. 黑痣病（Black leaf spot）

叶部病斑为具光泽的、凸出的黑斑，排列成行，叶两面都有。病斑周缘可能有失绿区。

4. 叶疫病（黑斑病）（Black patch）

气候湿暖时此病大量发生，较为普遍。为害茎、叶和叶鞘，引起大面积草坪枯死。不剪草情况下，叶片、叶鞘上病斑呈暗褐色，椭圆形、边缘褪绿，发病轻，草茎很少发病。剪草情况下，受伤叶片、叶鞘从切口开始出现大片斑枯、形状不定，受伤茎节及以下几个节间干枯，病茎、叶和叶鞘死后呈黄褐色。患病严重、潮湿时可见大量的黑色霉状物。草坪出现黑色斑块，最初直径为 2～3cm 左右，愈合后成为不规则大斑块。病原包括弯孢、双极霉和德莱斯霉属种类。

5. 泡状黑粉病（Blister smut）

叶片上发生多数呈灰黑色的、有角或长圆形的疱疹状病斑，破裂后露出黑粉状厚垣孢子堆。

6. 褐疫病（褐枯病）（Brown blight）

病叶出现小而圆的斑点或深褐色条纹，病斑呈椭圆形、卵形、不规则形，长度 $0.4 \sim 1.0 cm$，中间色深，有时呈青灰色，有不明显的黄色晕，潮湿条件下病斑上生黑色霉状物。病株散生草坪中，严重时病叶黄化脱落。

7. 褐条病（Brown stripe）

病叶出现小而圆的褐色水渍状病斑。潮湿时为榄灰色，干后为暗灰色，使叶片枯死。

8. 尾孢菌叶斑病（Cerospora leaf spot）

病株叶片和叶鞘上的病斑呈卵形、长形或不规则形，自叶尖开始发生。初为紫褐色，后中央变为暗灰色，边缘紫褐色，叶常枯死，造成草坪稀疏。病原以休眠菌丝体或分生孢子在病株上越冬，分生孢子可借风力传播，草坪潮湿、通风不畅有利于病害的发生。

9. 炭斑病（Char spot）

病叶初期出现红褐色、椭圆形的病斑，叶上面生，后期病斑被深黑色的子座所覆盖，有小黑点位于病斑边缘。

10. 铜斑病（Copper spot）

是翦股颖主要病害。病叶出现浅红或深红色斑点，使叶片枯死，草地可以出现直径几厘米至几米的红铜色病草区，轮廓不甚清晰。在坏死的叶片病组织中有黑色的球形菌核，直径约 $0.1 \sim 0.2 mm$；菌核可在植株病残体中越冬。分生孢子可借风、机具等媒介传播，湿热气候有利于病害的发生。

11. 鬼伞菌雪腐病（Coprinus snow mold）

患病草坪在融雪后可观察到近圆形至不规则形的枯草区，病区草坪草上有绵毛状白色至灰白色的菌丝体；病株腐烂，病叶呈水渍状，干燥后为淡褐色、具红褐色边缘。被产菌核菌系侵染的植株，在叶鞘内、根颈处节间或根部可发现菌核。积雪覆盖下温度适宜、湿度较高时有利于病害发生。该病又称为冬季冠腐病（Winter crown rot）。

12. 坚黑穗病（Covered smut）

子房形成黑粉菌厚垣孢子堆后，包膜不易破裂。只有当脱粒时，才散出黑粉。

13. 冠锈病（Crown rust）

病株叶片、茎秆出现浅黄色锈粉状斑点，后变为红褐色。

14. 弯孢疫病（Curvularia blight）

又称失绿病（Fading out），病叶常自叶尖向叶基逐渐褪绿变黄，继而变为褐色、灰白色，最终枯死。

15. 币斑病（Dollar spot）

在生长季节末期，天气温和、潮湿的情况下易于发生。病菌孢子可能稍带粉红色，草坪上病斑最初呈褐色、不规则圆斑，有时病斑相互连接呈不规则状斑块。草死亡时近漂白状，呈枯黄色。草坪缺乏氮肥时有利于该病的发展。在结缕草或低刈割草坪上，造成淡黄色、直径约 5cm 的凹陷斑。叶斑为典型的淡黄色，具褐色边缘。狗牙根草坪草上，病叶最初为黄绿色，而后呈水渍状并转为浅黄色。界限分明的圆形病草区直径 6cm 至数米。翦股颖对此病特别易感，受害最为严重。

16. 霜霉病 （Downy mildew）

禾生指梗霉性霜霉病，病株叶片产生不规则黄绿色病斑，叶背可见灰紫色霉层。在凉爽潮湿的环境中易发病。

大孢指梗霉性霜霉病，发病初期病株稍微矮化，叶片增厚、增宽，发病后期叶片产生褪绿和黄白相间条纹，常修剪的草坪该症状不易观察到；严重时草坪出现簇生枯草斑，直径1～10cm，草坪草的根细弱。阴湿条件下，叶背出现白色霉层。草坪阴湿有利于病害发生。

17. 蘑菇圈 （Fairy ring）

又称菌圈或仙女环，由真菌引起，这类真菌生活在土壤表面的腐烂物上。在春季或初夏，草坪上出现圆形或弧形环带状的病变区。一些情况下，呈环状排列的菇体消失后，草坪无异状。另一情况下，菇体环带扩张后，环中原来不正常的草坪即恢复正常，菇体除有碍景观外，并不杀死草株。造成危害的一类情况下，环带中的草坪颜色较深，呈暗色至褐绿色，环带宽10～30cm，环的直径可达10～15m。夏季时，环带中的草有时枯死。

18. 秆黑粉病 （Flag smut）

病株的秆和叶部出现灰绿色、隆起的条斑，后表皮破裂，散出黑粉状厚垣孢子。病原可经种子、土壤或带菌病株营养体传播。

19. 叶枯萎病 （Foliar blight）

叶片枯黄、凋萎，草坪上形成的枯斑形状不规则。

20. 叶斑病 （Foliar lesions）

病株叶片产生暗褐色、椭圆形、边缘褪绿的病斑。假俭草在幼苗病株中产生该症状。

21. 蛙眼病 （Frog-eye spot）

一种叶斑病，叶部病斑初为紫色，后中央变为浅黄色并生出黑点，即分生孢子器。

22. 霜烧病 （Frost scorch）

病叶变黄、干枯并变硬，叶尖变为卷须状。病叶上真菌形成大量菌核，初为白色，后变为黑色。

23. 镰孢枯萎病 （*Fusarium* blight）

在温暖、湿润的春季气候下，植株的顶部形成蛛网状菌丝。在初期，叶片上出现枯黄色病斑，病株有一种滑腻的感觉。当温度上升到25℃时，病株开始枯萎并死亡。通常不修剪情况下茎部较少发病。在草坪上出现一些褐斑或环斑，病斑中还有一些继续生长的草呈绿色，形成一蛙眼状或环状病斑。如果条件适宜病原生长，病区的草逐渐交错生长，使大部分草坪完全损坏。枯草层过厚，夏季施肥过量或浇水不当等，可促使出现蛙眼状病斑。每年在同一地区复发，危害程度变化大。

24. 镰孢块斑病 （*Fusarium* patch）

又称粉红雪霉病（pink snow mold），该病多发生于1～3月间，冬季雪层下开始发病，早春变得明显。最初病叶上出现大型暗绿色或灰褐色水渍状斑点，很快变成浅黄褐色，草坪上呈现直径15～20cm的淡黄色斑块或病草区呈灰白色，病株根部常腐烂，使全株死亡。

25. 镰孢根腐病 （*Fusarium* root rot）

病株生长停滞，褪绿，刈割后不易再生，越冬后不能萌发，根系干腐，变为褐色或红褐色。

26. 灰叶斑病 （Gray leaf spot）

初期病叶出现小的、卵形褐点，后扩大为长形褐色蚀斑或斑点，中央呈蓝灰色，具暗褐色边框。病斑常沿叶的中脉分布。严重时叶片变为黄褐色，造成枯萎。在成熟、分蘖的多年生黑麦草上，斑点周围产生一褪色组织区域，最终发展到该叶片的大部分或全部。在一些情况下，叶片转黄褐色，并呈现枯萎。在大多数情况下，根冠不受危害。被感染的幼苗软弱、水渍状，呈蓝灰色。许多受影响的植株，在症状出现的最初 4～5d 内呈现塌圈。在最初症状出现后的 1 周内，高尔夫球场球道上出现直径几米、褪绿或枯萎的不规则斑区草坪。病菌以休眠菌丝体和分生孢子在植株病叶或病残体上越冬或越夏；以分生孢子借媒体传播或种子带菌传播。高湿或床土氮肥偏高有利于发病。

27. 禾草灰斑病 （Gray spot of grass）

病叶出现浅灰色长条状的病斑，有紫褐色边缘。叶下方形成小黑点状分生孢子梗束，严重时全叶变褐枯死。

28. 长蠕孢枯萎病 （Helminthosporium blight）

初期叶部出现短的深褐色横纹，尔后又出现纵向褐纹，交织呈明显的网状。后期病斑汇合成深褐色硬斑。叶多自尖端干枯坏死。患病严重时，草坪呈不规则枯死斑，直径可达 1m。冷凉或潮湿的春、秋季是病害多发季节。

29. 长蠕孢根冠及根腐病 （Helminthosprium crown and root rot）

茎上病斑紫色至黑色，患病区域草坪草变得稀疏。干旱、高温季节有利发病。又称为茎坏死病 （Stem necrosis）。

30. 长蠕孢叶斑病 （Helminthosprium leaf spot）

初期叶部出现椭圆形或梭形小紫斑，以后变为中央淡茶色、边缘褐色的大斑，使叶片突然凋萎干枯；潮湿情况下叶片表面生出黑色霉状物。暖而潮湿的气候有利于此病的发生。

31. 叶锈病 （Leaf rust）

病株叶片、茎秆出现浅黄色锈粉状斑点，后变为红褐色。

32. 溶失病 （Melting-out）

病株叶上出现水渍状病斑，初期小，后扩大为淡紫色大斑，最后变为污白色。叶鞘染病处发生环剥，叶断落。可使草坪在短期内大部分叶片丢失。根部及根颈处染病后腐烂。

33. 黑孢枯萎病 （Nigrospora blight）

初期病叶产生长梭形或不规则形的病斑，长度不等，小于 15mm；病斑中央青灰色，外缘紫褐色，周围有黄色晕，病斑中部常开裂穿孔。发病后期，叶片病斑扩展、汇合，形成由叶尖向叶基扩展的叶片枯黄；病株常呈散生状，有时草坪上形成小的枯草斑。以菌丝体或分生孢子在植株的病残体中存活；暖湿条件下以分生孢子借媒体传播，高湿条件下以气生菌丝接触传播。暖湿、土壤贫瘠有利于发病。

34. 块斑病 （Patch disease）

表现为根衰退和根腐病征。狗牙根草坪草上根衰退的最初症状无规则呈象，失绿的秃斑直径为 0.2～1m。植株下部的叶片最早呈现失绿和坏死；存在叶片病斑，患病过程根和相关的地下茎及匍匐枝变得完全腐烂；整个植株可能死亡，结果造成草坪稀疏。在高尔夫球场果岭，外部边缘一般最早出现病害症状，继而传播到整个果岭。该病害的病原有引起全蚀病、春坏死斑、坏死环斑病和夏秃斑病的报道。

35. 粉红斑病 （Pink patch）

与红丝病症状类似，但无针状红色基质，菌丝具有锁状联合，病原菌为 *Athelia fuciformis*。

36. 白粉病 (powdery mildew)

病株的茎、叶上最初出现白色粉状病斑，直径几毫米，后病斑逐渐扩展或联合为灰色或灰褐色不规则霜层粉斑，以叶片正面较多；后期产生小黑点，即病菌的闭囊壳。严重时叶片完全被霉层覆盖，叶片枯死。在叶鞘上表现为污斑或斑块，颜色从浅灰色至浅褐色不一。病株矮小，草坪草密度下降。

37. 腐霉枯萎病 (*Pythium* blight)

又称为油斑病 (grease spot)、绵霉枯萎病 (cottony blight)，由多种腐霉引起。狗牙根草坪在高温多湿或寒冷季节时常发生此病，感病叶片初期形成浓绿色至黄褐色或灰白色病斑，病、健部交界处呈水渍状，潮湿时病部覆盖白絮状菌丝体。发病后期，植株软腐枯死，淡褐色，斑块直径 3cm，周缘界限不明显。在结缕草草坪中，大多数侵染发生在气温 30～35℃下。黑麦草和翦股颖为特别敏感草种。

38. 腐霉性根腐病 (*Pythium* root rot)

几乎所有的暖季型和冷季型草坪草都可发病。冷季型草坪草在冷 (7～15℃) 或温暖 (27～35℃) 气温下，都观察到严重症状。发病时，根和根冠衰退、腐烂，镜检可观察到根外菌丝体，根系发育不良，病株生长缓慢，分蘖减少，底部叶片变长，颜色变黄或变褐。长期潮湿症状加重，并发展出现失绿的草坪草植株，草坪活性和密度降低。在长期低温和潮湿条件下，偶尔在低刈割草坪出现小的褪绿，并产生轻度坏死斑。严重的根部和根冠侵染能造成已建植的草坪草完全毁坏。

39. 红斑病 (Red leaf spot)

只危害翦股颖。病株叶部病斑圆形或卵圆形，浅黄色，有红褐色边缘。病斑有时重叠而呈假轮纹状，并使病草区呈浅红色。潮湿温暖的气候有利于此病发生。

40. 红丝病 (Red thread)

温度 20～25℃、空气潮湿时易发生此病。被感染植株的叶片变成水渍状，尔后呈黄褐色至漂白，枯萎并转变成粉红到红色。菌丝体在枯萎叶片顶端突出形成针样或鹿角样基质，菌丝无锁状联合。病区草坪呈现一些不规则形的、色泽不正常的病斑，直径 10～100cm 不等，病斑无明显的界限。

41. 丝核菌枯萎病 (*Rhizoctonia* blight)

又称褐区病 (Brown patch) 或立枯病，是所有草坪病害中最具破坏性种类之一。其症状在不同的草坪草种类、刈割高度和草坪管理强度中不同。在大多数不具匍匐茎的草坪草种类，如苇状羊茅和肯塔基早熟禾中，其刈割高度≥5cm，并用指定的方法管理时，叶片病斑的特征为不规则的、银灰色到淡褐色具浅褐色边框。而在大多数具匍匐茎种类中，包括钝叶草和假俭草，其匍匐茎上的病斑为褐色，叶鞘亦褐化。在沼泽翦股颖和早熟禾上，当刈割高度小于13mm，草坪潮湿时，可观察到一种暗灰色或弧形菌丝体。但在刈割高度大于 13mm 的草坪上，见不到上述现象。在暖季型草坪草上，很少形成烟环，菌体感染一般发生在靠近叶鞘的部位，引起叶鞘腐烂症状。感病草坪的斑秃直径能够达几米。一般发生在春季植株打破休眠时，或秋季植株接近休眠时。在冷季型草坪草上，发生于温暖 (>25℃) 潮湿气候的夏季。

在狗牙根草坪中，主要发生于 4 月中旬至 5 月中旬，发病适温为 20～30℃，10 月上旬至晚秋连续冷雨亦可发生。病区枯草坪呈圆形、近圆形，大小不同。春季潮湿天气，早晨可见病草地上部分有白色菌丝体，阳光强时消失。地下部分茎根周围有成层的白色或浅黄色菌丝体。即使在冬季，病区土表层仍可见大量的霉状物，草簇大量枯死，后期可见大小不同、褐色的菌核小粒。

在结缕草草坪上，由立枯丝核菌单独感染致病时，只感染匍匐茎和根。在春、秋季草坪进入或打破休眠时，斑块病状得以发展。患病草坪斑块近圆形，草坪草轻度褪色呈鲜橙色，最终呈褐色。斑块扩展的边缘保持鲜橙色。在被感染植株的叶鞘上，存在小的、水渍状褐色至黑色病斑，但在叶片、匍匐茎和根上没有。患病区域中的个别苗死亡，使草坪草逐渐变疏。斑块直径从小于 1m 到 8m 以上。在潮湿气候下，斑块扩展迅速（每周>10cm），并连接成大区域的草坪草枯萎。直到 10 月中旬至下旬，草坪休眠前均可观察到斑块症状。在来年 4 月中旬，当结缕草打破休眠时，于同一位置可以再观察到斑块。被危害的草坪草褪绿，呈淡黄色，几乎没有健康的苗。患病区域结缕草的根可观察到外生菌丝。至 6 月中旬，枯草层温度超过 30℃时，病害发展受不适宜环境条件抑制，病区的结缕草缓慢地重新生长起来。这种斑块多为多年性的，在几年中于春、秋季在同一位置发生。

在结缕草草坪上，当由立枯丝核菌和新月弯孢复合感染时，夏季出现不规则环形褐色斑块，感病叶起初黄化，很快变褐死亡。发病斑块中，草株的茎、根冠及匍匐茎变成黑色，感病草矮化，死草通常直立而不腐败。

芜枝层未及时管理、草坪修剪太低、床土排水不良或氮肥施用量偏高，都可促进病害的发生和发展。

42. 丝核菌叶和叶鞘斑病 （*Rhizoctonia* leaf and sheath spot）

叶鞘上生褐色梭形、长条形病斑，多数长 0.5～1cm，少数长 3.5cm 以上，发病严重的病斑可绕茎一周。发病初期病斑中央呈水渍状、青灰色，边缘红褐色，后期呈黑褐色至整个病茎基部变褐色或枯黄色，乃至患病部分的分蘖枯死。菌核附着于叶鞘的病斑上，红褐色，不规则形，易脱落。叶片上的病斑梭形或椭圆形，长 1～4cm，中央青灰色，略呈水渍状，边缘红褐色。在潮湿的条件下，叶鞘和叶片病变部位可观察到稀疏的褐色菌丝。

43. 根腐病 （Root rot）

病株根冠衰退，根腐烂，镜检可观察到根外菌丝体。患病严重时草坪失绿，病株枯萎。

44. 锈病 （Rust）

感病初期在叶部可见小的、圆黄色病斑，慢慢扩大并沿叶脉延伸，5～9 月份可在病株上观察到成熟病斑突起，内生金黄色粉末状夏孢子堆，表面破裂后散出桔黄色至黄褐色的夏孢子。发病严重时，被害草皮呈现桔黄色至黄褐色，草坪草生长受抑制，病株易干枯死亡。冬季在病株的叶片上可见深褐色冬孢子堆。锈菌为严格的专性寄生菌，离体不能培养，一般以菌丝体和孢子在植物病残体上越冬；孢子可借风、人畜等途径传播，从气孔侵入，条件适宜时在草坪的新区域发病。草坪湿度状况、床土肥力等可影响该病的发生与发展。当气温下降，病害症状减轻，草坪草可恢复正常生长，但草坪草的密度下降。

45. 云纹病 （Scald）

叶和叶鞘上出现大的病斑，初呈水渍状、蓝绿色，后转变为淡茶色，有明显的褐色边缘，呈轮状云纹斑，严重时叶片枯黄死亡。病株散生于草坪。

46. 小菌核菌枯萎病 （*Sclerotium* blight）

又称白绢病（Southern blight），病株叶鞘和茎上生有褐色不规则形或梭形的病斑，可观察到白色菌丝体和菌核；病株生长不良，渐枯黄、褐变死亡，枯死植株呈红褐色；形成的草坪枯草区直径从十几厘米至一米以上，枯草区中仍保留有稀疏的绿色植株，边缘的枯死植株、芜枝层和土表可观察到白色菌丝体和白色至褐色的菌核。

47. 幼苗病 (Seedling diseases)

又称为猝倒和种子腐烂病 (Damping-off and seed rot)，包括幼苗出土前和出土后的猝倒病。前者为种子在萌芽前或幼苗出土前腐烂，后者常表现为植株的根或近土表处的根颈、根状茎和匍匐茎等部位发生干腐，变褐色或红褐色，病斑向茎秆基部发展，形成基腐，幼苗倒伏。潮湿条件下，根颈、茎基部叶鞘与茎秆间可观察到白色至淡红色菌丝体和分生孢子团。发病轻时，幼苗黄瘦、生长不良。病原来自种子和（或）土壤。环境条件与该病的发生密切相关。

48. 壳针孢叶斑病 (*Septoria* leaf spot)

病叶产生卵圆形、椭圆形至梭形的病斑，长 0.3~0.8cm，灰色至褐色；严重时病株叶片上部褪绿、变褐坏死，草坪呈铜褐色。

49. 叶鞘腐烂病 (Sheath rot) 和水渍斑病 (water-soaked lesions)

病株叶鞘的基部柔软、褪色，大多出现溃塌区域，症状最初多出现在基部的叶鞘上，镜检可见菌丝。春、秋季为该病的发生盛期。

50. 粘菌病 (Slime mold)

在天气阴湿的时候，部分草坪的地上部覆盖颜色不一的发粘物质，拨开植株有时可见乌黑的粉状物。其主要危害是有碍草坪景观。

51. 雪霉病 (Snow molds)

一大类病害的统称，常发生于雪被之下。

52. 雪腐病 (Snow scald)

禾草中普遍发生此病，多发生于雪层以下，春初融雪后变得明显起来。初期草坪上出现直径数厘米的浅黄色褪绿区，病株叶片呈烫伤状并变成灰白色，而后腐烂纤结。病区边缘有一灰白色晕轮，病区面积可达直径近 1m。发病严重时，草坪上呈现黄灰色、灰色或玫瑰—白色的斑块。病株叶表一般长满了疏松的菌丝体或绒毛状的霉。病菌从叶表通过气孔侵入细胞间隙，以后侵入细胞内。被病菌侵入的叶片很快死亡。在死亡的叶片上常出现病菌的孢子。秋季潮湿、未冻土壤上积累深厚的雪、春季来得慢且又冷又潮湿，均能促进雪腐病的发展。反之，温暖有日光的气候，在雪融化后可以降低侵染程度。秋季施肥会促进发病；土壤中存在丰富的有机物质和干枯草屑，也会促进病害发展。

53. 点黑粉病 (Spot smut)

病株叶片上发生长形的淡褐色病斑，周围有狭窄的褪绿组织。

54. 春坏死斑病 (Spring dead spot)

是狗牙根草坪的一种毁灭性根病。该病发生在春季草坪复苏时，呈圆形坏死斑，直径0.2~1m，植株匍匐茎、芽和根黑化并腐烂。在初生根和次生根的皮层细胞或细胞间为灰色菌丝侵入；在根的木质部中，存在菌核、菌丝和一种棕色物质；在匍匐枝和茎的基部，有时可观察到棕色、伸长的侵蚀斑。在建坪 2~3 年后，高强度管理（如高尔夫球场的果岭地区）草坪常常发生该病。病区草坪经 3~4 年可发展成中央部位具活草株的环状；病区多年重复发病，病斑逐渐扩展。

55. 钝叶草衰退病 (St. augstine decline)

由樱子花叶病毒引起的病毒病。病株叶片出现斑驳状病斑，病斑扩展连接后形成较大范围的褪色症状，最后，整个叶片褪绿并逐渐衰弱，草的生长缓慢，杂草常侵害感病的草坪。第 3 年草坪更加稀疏，并开始大面积枯死。在大多数情况下，叶片首先枯死，以后匍匐茎也随之枯死。

56. 茎腐病 (Stem rot)

病株生长停滞，叶片褪绿，叶及叶鞘病斑圆形或长圆形，淡茶色或白色，有褐色边缘。常使茎部变为褐色并腐烂，病斑上出现黑色炭状物。病株极易由茎基处拔断。

57. 条黑粉病 (Stripe smut)

病株生长缓慢，发育停滞，多不能抽穗，叶部出现长的黄绿色条纹，后变为灰色，表皮破裂后露出黑色粉末，为厚垣孢子堆，叶裂为丝状并枯死。病原可经种子、土壤或带菌病株营养体传播。

58. 全蚀病 (Take-all)

在结缕草上，该病春季表现为叶片黄化、变薄，扩展延迟，根系生长下降，并且根和匍匐茎腐烂。患病区域不形成明显的斑块，范围 $1m^2$ 以上。温度为 18～20℃且土壤潮湿时，病区得以发展。病区草坪春季复苏会延迟几周。病菌生长于根、匍匐根及根冠组织。病株的根呈褐色，根数量少。在翦股颖草坪中，病区呈枯黄色至淡褐色小型枯草区。夏季病株呈暗褐色至红褐色，冬季呈灰色；秋季在病株根颈、茎基部 1～2 节的叶鞘内侧和茎秆表面可见黑色点状突起的子囊壳，但在干旱条件下不形成子囊壳。病原可在床土中以腐生形式存活较长时间，以植株病残体传播，接触性侵染。病原最适侵染温度为 12～18℃，床土潮湿、营养缺乏或硝态氮偏高有利于发病。

59. 黑痣病 (Tar spot)

患病植株的叶部病斑为表面光滑、具光泽、凸出的卵圆形至椭圆形黑斑，大小为 0.2～5.0mm×0.1～1.0mm，排列成行，叶两面都有。病斑周缘可能有失绿区。潮湿、荫蔽条件有利于发病。

60. 核瑚菌枯萎病 (*Typhula* blight)

又称灰雪霉病，融雪后草坪上出现灰白色、枯黄色或褐色的近圆形环斑病区，直径 5cm 至 1m 以上。病叶呈水渍状，相互缠结，病叶表面产生灰白色菌丝体。病株死亡后菌丝体消失，病叶呈银灰色；病叶内部和表面均产生亚球形的菌核；患病后期，叶片乃至整个植株枯死。春季病原在患病植株的叶片和根颈处产生菌核，菌核残存于地表或土壤中越夏；晚秋时节，低温、高湿条件下菌核萌发产生菌丝体，积雪覆盖下温度适宜、湿度较高时有利于病害发生。

61. 白化病 (White leaf)

在狗牙根草坪中，发病时散生许多成簇的白化草株。初发病时，草株心叶基部呈现不明显、细长、淡绿色条斑，沿叶脉向叶尖蔓延，并由淡绿色转为绿白相间，最后变为淡黄白色至全白色。病株分蘖多且短小，茎细而节间短。除上述病原外，有一种绵蚜取食也可造成狗牙根草白化（参见虫害部分）。

62. 黄区病 (Yellow patch)

受影响的结缕草草坪出现直径几米的黄化区或环，可能发展成与镰刀枯萎病类似的蛙眼状。通常病区黄化维持达数周，但不发展成坏死。在气候低于 10℃或高于 25℃时，黄化区或环的症状减轻，叶片生长得以恢复正常。

63. 轮纹眼斑病 (Zonate eyespot)

叶部病斑初为褐色小点，后变为长形，中央褪色呈干草色，围以狭窄的褐边，病斑可以占据全叶的宽度，内部多有不正形密集的褐色轮纹。叶可枯死。

64. 结缕草衰褪斑 (*Zoysia* patch)

该病为结缕草草坪上的一种具持久性和高度危害性的病害，很难预测。症状出现在春、秋天和土壤温度 15~20℃时，表现为根部被毁坏，下部叶片早熟死亡。匍匐茎虽有病原菌侵染，但表现出一定的抗性。病原直接侵入根部并定植在皮层，偶尔侵入其他部位。根部区域的周期性干旱和潮湿，可加深病害的严重度。在被侵染的草坪中，9个月内病区能够放射状地发展至 1m，并产生大量的瓶梗孢子。

65. 线虫病（Nematodes）

当草坪为线虫严重侵害时，缺乏生机并可能表现出褪绿、发黄、成簇、矮化等症状。受损害的草坪表现出稀疏、凋萎，甚至部分区域死亡。线虫引起的症状易与土壤营养缺乏、土壤通气不良、干旱、昆虫或其他类型的危害相混淆。受线虫侵染的禾草通常不能通过加强水、肥管理得到改善。寄生线虫对草坪草的根、茎、叶及生殖器官均可造成危害。一些种类为外寄生，主要取食禾草的最外层组织；另一些种类为内寄生，造成禾草组织结构毁坏或异变；还有一些种类在降低禾草对病原菌抵抗能力的同时，可能还传播病原菌或病毒。主要类群的危害特点为：

粒线虫属种类（*Anguina* spp.）可在植株叶片上产生虫瘿，造成表皮和薄壁细胞肥大、叶片失绿，同时危害维管束结构（Artyukhova 等，1980）。若在叶原基上取食危害，可造成叶片扭曲、起皱纹，还可能继发引起其他病原侵染。

长尾刺线虫（*Belonolaimus longicaudatus*）为最常报道的危害种类，为外寄生型。被侵染的狗牙根草，根生长受抑制，虫口密度高时，根可被缩小到正常大小的几分之一，并造成生长障碍、褪绿和枯萎，施肥和浇水对草坪草无作用。可能继发引起其他病原侵染。

环线虫（*Criconemoides* spp.）种类为外寄生类型，以长口针刺入根组织取食，引起局部损伤并继发病原侵染。

螺旋线虫（*Helicotylenchus cornurus*）通常为根组织外寄生性，偶尔可能完全进入根的皮层组织，是气候温和地区草坪草的重要线虫种类。危害造成根局部损伤，病株根系变褐色，植株衰弱、褪绿，草坪变得稀疏。

异皮线虫（*Heterodera* sp.）可侵入根皮层，被侵染植株矮化，并常变黄、枯萎。

枪线虫（*Hoplolaimus* sp.）各种类部分或完全进入根部，取食破坏根组织，根受害后可能膨大，皮层剥落并变为深褐色。同时，地上部分呈发育不良状。特别是在温暖的气候下，危害严重。

根结线虫（*Meloidogyne* spp.）通常引起寄主根部生瘿，造成植株矮化、枯萎，同时使寄主植株易受根部其他病原的侵害，尤其是真菌。

针线虫（*Paratylenchus* spp.）为外寄生种类，可使寄主植株明显矮化，节间变短，根上呈明显的病斑，根系体积显著增加，同时病株产生大量新芽。

短体线虫（*Pratylenchus* spp.）可在根内及根与土壤之间自由活动，破坏根皮层细胞，造成局部损伤，并发其他病原感染而引起更全面的根部受破坏。

毛刺线虫（*Trichodorus* spp.）为外寄生种类，是危害最大的类群之一。严重阻碍根生长，同时可能传播病毒病；病株侧根变短，色深。

矮化线虫（*Tylenchorhynchus* spp.）为表面摄食种类，损伤寄主根部，造成植株发育迟缓，呈显著矮化。裸矮化线虫在 24℃、28℃和 30℃下，均可造成翦股颖和早熟禾的根变短（Davis 等，1994）。

虽然有些病原菌可同时侵染草坪草植株的多个部位，但大多数病原菌的侵染部位及草坪草患病后的病征的表现部位都在植株的叶及叶鞘部分。在已报道的草坪病害中，侵染草坪草穗部的报道极少，这可能与草坪草一般均进行修剪或使用杂交品种有关（见图6）。

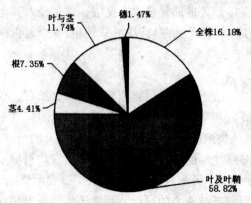

图 6 病原菌侵染部位和病征表现部位的数量比例

第三节 草坪病原菌的流行病学及生态学

草坪病原菌的流行病学及生态学的研究目的是为了更好地了解病害、防治病害。温度、草坪湿度、雨量、床土质量以及物候条件等，是病原菌的生态基础，也是影响病害发生和流行的重要因素。分生孢子、菌丝体、子囊孢子和菌核等是病原菌传播的接种体和病害发生、流行的基础，是流行病学研究的重要对象。病害发生和流行的预测预报是流行病学研究的重要成果，也是病害防治的重要基础。

Yepsen（1976）认为，养护得好的草坪，从一开始便防止或抑制了病菌侵染的可能。在病原菌存在的情况下，诱发病害发生的重要因素有：①温度情况；②土壤排水不良；③湿度过大；④草坪周围的乔木、灌木和建筑物影响了空气的流通；⑤不适当的修剪；⑥夏季受肥料的刺激；⑦强酸性土壤，等等。

一、病害发生与流行的条件

目前，几乎没有关于草坪草生态系统中腐霉种类的生态学和腐霉引起的草坪草根部病害的流行病学资料。关于侵染草坪草根部的腐霉种类的大多数知识，来源于对瓜果腐霉和禾生腐霉的土壤生态学研究（Nelson 等，1991）。但对一些腐霉种类引起的草坪草病害的温度条件则较为清楚。

禾生腐霉的一些分离株在低温（13℃）和高温（28℃）下，均能对沼泽翦股颖和多年生黑麦草造成根侵染，而另一些分离株则明显地适应冷气温或暖气温。禾生腐霉在30～33℃对紫羊茅的根具高毒力，而在15～18℃则无毒力。在低和高的温度下，禾生腐霉均能造成沼泽翦股颖草坪草的叶枯萎病；但在低的温度下，明显对根无侵染能力。所有瓜果腐霉分离株在高的温度（28℃）下，对沼泽翦股颖和多年生黑麦草具有高毒力，同时一些分离株在低的温度（13℃）下，对沼泽翦股颖具相同毒力；但其所造成的病害最适发展温度接近35℃。另据报道，瓜果腐霉的大多数侵染发生在气温30～35℃，20℃以下其危害可以忽略。终极腐霉的大多数侵染也发生在气温30～35℃，低于20℃未见侵染（Couch，1973）。平均温度30℃下，大多数翦股颖植株受终极腐霉严重危害（Moore 等，1963）。范特腐霉在 25℃下对沼泽翦股颖和马尼拉草坪草幼苗和成株具有明确的病原性，其中一个分离株在 27℃时对翦股颖造成叶枯萎，但对肯塔基早熟禾、紫羊茅和多年生黑麦草则无病原性（Nelson 等，1991）。在低于 30℃下，群结腐霉所造成的危害急剧下降（Freeman，1980）。

由多种腐霉引起的腐霉枯萎病，又称为油斑病、绵霉枯萎病。利用多项回归和相关分析技术，调查田间发病时的气候变量时发现，在该病害发生之前，至少需要 10h 以上高于 20℃的平均温度。卵孢子在 36℃中，通常在 12～16h 内萌发（Hall 等，1980）。Nutter 等（1983）在 1978、1979 和 1980 年草坪草生长季节、腐霉枯萎病爆发时，在高尔夫球场中放置温湿度自记仪，每个温湿度自记仪盖以标准的白色遮盖物，并高于地面约 15cm，采集气温和相对湿度两个气候变量。对这两个气候变量进行 X^2 分析发现，腐霉枯萎病的发生条件为：①高于 30℃的最高每日温度；②随后至少有 14h 相对湿度在 90％以上，最低温度高于 20℃。除此之外，其他的影响因子包括草坪表面积水、白天灌溉的时间、使用的肥料、品种和刈割等。灌溉及其对相对湿度的影响特别重要。在高温天气下，应尽量避免午后和傍晚喷灌。

Smiley（1985）的研究表明，禾生状瓶霉在 21～29℃可沿着地下茎穿透田间草皮生长，生长速率为每周 2cm；但在 14℃时，穿透草皮和在地下茎上的生长非常慢。病害易发生于刈割后草坪，或在过量降雨、灌溉后气温上升时期。

春、秋季为禾白粉菌发病的适宜季节，侵染适温为 12～21℃，环境条件对该病害的发生和发展影响较大。持续阴雨不利病害的发生、流行；施氮偏高、草坪荫蔽有利发病。在荫蔽、潮湿、空气流通较差的地区最常见白粉病发生。

燕麦顶囊壳的最适侵染温度为 12～18℃，床土潮湿、营养缺乏或硝态氮偏高有利于发病。在晚秋施用氮或钾肥，有利于禾顶囊壳引起的春坏死病发生。在晚秋以 98kg/hm² 量施用氮肥，春坏死病发生程度可增加 128％；施用 269kg/hm² 硫酸钾有效钾，结果在次年春季春坏死病发生程度平均增加 89％（McvCarty 等，1992）。

褐区病或丝核菌枯萎病始终是温暖潮湿和温热气候地区草坪草的严重病害之一，病菌侵染温度为 15～32℃。病原侵染草根根毛和根尖的薄壁组织，并从较下部的草叶和茎向上蔓延。含氮量少，磷、钾高的土壤很少发病。在冷季型草坪草上，褐区病一般发生在温暖（＞25℃）、潮湿的夏季；而在暖季型草坪草上，褐区病则一般发生在春季植株打破休眠的时候，或在秋季植株接近休眠的时候。暖季型草坪草上的病原分离株为立枯丝核菌 AG-2-2 类群，但这些分离株可能再表现为立枯丝核菌的凉爽气候生物型（＜20℃）。从翦股颖草坪草上得到的一个立枯丝核菌分离株所产生的菌核，不呈休眠状态，并且在琼脂培养基上，9 个月内连续培养 25 代仍保持萌发活力。在剪下的干草上，该分离株可存活 4 个月。该分离株在患病草坪上的存活时间，比在完全坏死的组织中更长（Shurtlaff，1953）。Sanders 等（1976）发现，类似于立枯丝核菌的双核真菌在 10～27℃时，对沼泽翦股颖具致病性。Martin 等（1984）在冷、湿气候下，从沼泽翦股颖草坪草的叶片黄化病区分离到五谷丝核菌；在炎热气候下，从苇状羊茅和沼泽翦股颖草坪草上分离到玉蜀黍丝核菌；在炎热气候条件下和室内试验中，稻丝核菌分离株在苇状羊茅和肯塔基早熟禾上的毒力与立枯丝核菌的一样。Zarlengo 等（1994）在实验条件下证明，在荫蔽环境下生长的 10 个苇状羊茅品种的褐区病严重程度，都比在光照下生长时显著提高。荫蔽和非荫蔽环境的生态学和生理学效果，对褐区病有大的影响。刘嵋恩（1987）认为，丝核菌种类以菌核或在植物残体中的菌丝存活，以适应不良的环境。病菌亦可于土中腐生生长。菌核萌发或菌丝从病植株中生长出来，经由表层土壤或芜枝层向外扩散。潮湿季节，菌丝生长并侵入叶片和叶鞘中。菌核在病组织中形成，病组织崩裂后，菌核散落到芜枝层中。

在白天多湿、气温 15.6～29.4℃，夜间温度低时，或缺氮或氮肥过多的土壤，芜枝层太厚的情况下，币斑病病原菌活跃。在美国，夏末秋初时该病发生、发展很快，与高湿度、叶片潮湿时间延长、温度高于 20℃ 的条件有关（Burpee 等，1986）。少施肥和干旱压力容易引起草坪产生币斑病（Smiley，1983）。

潮湿气候易发生长蠕孢叶斑病。病害最初常出现于荫蔽地方，紧贴地面修剪的草坪发病最重。

霜霉病多在晚春和秋天，湿、冷的环境下发生；病菌适宜温度为 8～16℃；土壤通透性差，有利于病害发生。

红丝病菌在 15～20℃ 温度下最活跃，其致病严重程度直接与土壤肥力、温度和湿度有关，氮素对于减少该病的发病率特别重要。

弯孢菌以菌丝、分生孢子越冬，分生孢子可借助气流传播；梅雨高温季节或秋雨时期有利于病害发生，发病适温为 23～28℃；叶片长期湿润有利于病原侵入。

草坪夏斑秃的病原在 24℃ 时对沼泽剪股颖的根生长无影响，但在 28℃ 时增加根的生长，而在 30℃ 下则抑制根的生长；对早熟禾，24℃ 和 28℃ 下对根的生长均无影响，在 30℃ 下则抑制根的生长（Davis 等，1994）。

同一病害在不同地域发生时，其病原菌可能有差异。Saladini 等（1983）的研究表明，在美国俄亥俄州，瓜果腐霉、禾生腐霉和簇囊腐霉通常与草坪腐霉枯萎病的发生关系最为密切，而通常报道为草坪草病原和土壤种类的终极腐霉却未分离到。

不同种类的草坪寄生性线虫习居草坪草的不同部位，以草坪草植株为食物源或栖息地。土壤类型、土壤温湿度、寄主养分、土壤生物等与线虫生长发育和危害程度有密切关系。有利于草坪草生长的气候（20～30℃），对线虫的活动也很有利。草坪床土严重板结或粘重等缺氧条件下，不利于线虫存活、生长。线虫自身的移动性很小，常随草坪草扩散或随土壤表层水移动而扩散。长距离的传播主要靠人为耕作活动、草坪机具携带、灌溉水流、土壤基质和草皮运输等。

总之，适宜的温度和浸水土壤是病害发生的有利条件。病原菌的早期孢子萌发和侵入，都需要有足够的温度和湿度。黄昏后灌水，草坪在夜间仍是潮湿的，有利于很多草坪病害的发生。同时，任何保持草坪过多水分的做法，如未及时移去剪下的草屑，都会引起这样的后果。受障碍遮荫的草坪，空气流通不畅，造成草坪长期温、湿度较高，不仅妨碍草坪草的正常生长，而且有利于病害的发生。刚修剪且修剪较低的一些草坪草品种，其新生的嫩叶含水量较高，易受病菌的侵染。夏季草坪草生长快时，不适当的施肥可刺激病菌的繁殖，导致草坪发病。

二、病原体在草坪中的分布及数量变化

Hall 等（1980）认为，瓜果腐霉在剪股颖和早熟禾草坪中主要存活于芜枝层中，在相同比重的芜枝层和床土中，其繁殖体的密度以芜枝层中的较高。繁殖体的数量呈季节性波动，11 月至来年 1 月的数量最高，4 月至 5 月数量减退，但从 7 月中旬至 10 月开始增加。卵孢子为瓜果腐霉的越冬形式。卵孢子存活在土壤、感染的寄主组织、有机碎屑中，在无症状植株中

作为一种寄生物存活，或在栽培区域的床土和杂草寄主中存活。在春季，繁殖体的数量减退可能是由于在其萌发之前或萌发期间繁殖体大量死亡，或在侵染寄主或腐生定殖之前芽管死亡造成。繁殖体可通过嵌埋在粗糙芜枝层中的有机物碎片中而得到保护，直到封埋的有机物质腐变后才暴露出存活的繁殖体结构。这种保护形式可能有助于病原物从一个发病季节存活到下一个季节。

Martin 等（1983）在一个具有由立枯丝核菌引起的褐区病病史、建坪 12 年的苇状羊茅草坪中，从床土取样分析有机碎片中丝核菌属繁殖体的数量和分布情况。结果发现，在 2 年的调查中，立枯丝核菌被发现的频率平均为 4.5%，玉蜀黍丝核菌为 46.75%，双核丝核菌样真菌为 41.4%。菌丝体最初源于定殖的有机物质，偶尔源于菌核。在 0.5cm 深的同一平面中，立枯丝核菌、玉蜀黍丝核菌和稻丝核菌的繁殖体密度与病害的严重程度无关。立枯丝核菌的菌核总是在患褐区病的苇股颖草坪草叶鞘和叶片上找到；在温室接种的草坪上，菌核在叶鞘的近轴和离轴边缘形成，或在根颈和接近根颈的根区域形成（Shurtleff，1953）。在接种禾草上形成的菌核数量与叶枯萎病的严重程度呈正相关。丝核菌属的双核种类分离物通常来源于根和根际土壤，因此很可能在土壤中它们是与立枯丝核菌种类呈竞争性土栖。目前尚无对丝核菌属双核种类在土壤中的生态学资料（Burpee 等，1992）。

其他各种病原菌也均以适宜的形式，在自然界中存活和传播。禾白粉菌以菌丝体或闭囊壳在病株或病株残体上越冬，以子囊孢子或分生孢子随气流传播。燕麦顶囊壳的病原可在床土中以腐生形式存活较长时间，以植株病残体传播，接触性侵染。弯孢霉属的病原以菌丝体或分生孢子在寄主植物上越冬，孢子可经风传播，环境条件适宜时，在春、夏、秋季可持续侵染寄主；病原在土壤中亦可转为腐生。镰孢霉属的病原可以菌丝体或厚垣孢子在植株病残体或土壤中存活较长时间，在土壤中可以腐生菌形式生存；以土壤、病残体或种子，以及分生孢子经风媒等途径传播。小菌核菌属病原一定条件下可行腐生，菌丝可在土壤和芜枝层中存活。土壤和芜枝层的菌核是主要的菌源；高温、高湿及土壤有机质丰富有利于病害的发生。

Davis 等（1995）研究了裸矮化线虫、弯曲小环线虫（*Criconemella curvata*）和螺旋线虫在草坪中的垂直分布情况。在分成 0～2.5cm 和 2.5～5.0cm 的两个土壤层次中，3 种线虫均与上层土壤的关系更大，同时均与草坪草的根重分布情况相似。螺旋线虫的种群密度在上、下层土壤中的分布差异，可能受杀线剂克线磷影响，而其他两种线虫不受影响。大矮化线虫的数量在 5～6 月份与草坪草的鲜重呈反比；钩骨短体线虫（*Pratylenchus hamatus*）、小环线虫（*Criconemella rusium*）和大矮化线虫的每月数量，与草坪草春天分蘖枝的数量呈负相关；估计头盔枪线虫的水平可增加 8% 的币斑病严重度（Myers 等，1992）。在 24℃、28℃和 30℃下，裸矮化线虫均能造成沼泽苇股颖和早熟禾的根生长下降。

三、病原体数量及动态确定技术

通过平皿稀释技术，确定过筛芜枝层和土壤中腐霉菌的存活繁殖体（卵孢子）数量（Hall 等，1980）。将每 5g 过筛芜枝层和土壤，悬浮在 25ml 0.15% 的琼脂溶液中。每一悬浮液用 Sorvall 混合器以最大速度混合 30s。然后，用 0.15% 的琼脂溶液系列稀释 5、10、50、100、1000 和 10000 倍。将 1ml 的每一稀释液，用移液枪移到含玉米粉琼脂-多马霉素-硫酸链霉素的培养基平皿中，共 4 个平皿，并用无菌玻璃棒将其展布于琼脂表面。该过程每样品重复 2 次。稀释平皿培养于 36℃、暗处，24h 后计数真菌菌落数，确定繁殖体数量。

Martin 等（1983）运用频率分布技术，分析苇状羊茅草坪土壤的有机碎片中，立枯丝核菌种类的繁殖体数量和在同一平面上的分布特征等。

第四节　草坪病原菌的分子生物学及免疫学

对于病害的防治，首要的是开展准确而快捷的病原菌分析和病害诊断。草坪草的病害诊断中常遇到这样几个问题：①同一病原在不同寄主上造成危害时，被称谓的病害名称不同。如小球腔菌在肯塔基早熟禾和紫羊茅上造成的危害，称之为坏死环斑病，在狗牙根上造成的危害则称之为春坏死斑病。②同一草坪草品种上不同病原引起的病害，症状很难区分。如肯塔基早熟禾的坏死斑病，与由早熟禾大型无孔菌（*Magnaporthe poae*）引起的夏秃斑，五谷丝核菌引起的黄秃斑，以及由大刀镰刀菌和早熟禾镰刀菌引起的镰刀菌枯萎病，在症状和病征上很难区分。③有些病原菌在野外缺乏有性阶段，或在人工培养条件下，需经长时间才能获得有性阶段。④在一定压力下，禾草植株通常为弱的病原和（或）腐生微生物所侵染，如 *Fusarium*，*Curvalaria*，*Cladosporium* 和 *Altenaria* spp. 等。这些均造成特异病害诊断的困难。

鉴于上述原因，国外将分子生物学和免疫学技术应用于对草坪病原菌的分析及病害的诊断。这些技术具有快速、灵敏的特点，不仅有益于对病因、生物学及防治的研究，而且能够通过指导化学或生物防治措施，帮助减少对草坪的管理费用。

一、分子生物学技术

分子生物学技术作为当代生命科学研究的重要手段之一，对生命科学研究的诸多领域都产生了巨大的积极影响。在草坪病原菌诊断上，主要应用了如下技术：

（一）细胞脂肪酸分析

脂肪酸在细胞中绝大部分是作为复合脂类的基本结构成分，参与细胞的能量贮存、保护和识别等功能。Johnk 等（1993）的测定结果表明，来自钝叶草的立枯丝核菌种群的脂肪酸甲酯组成，不同于其他作物分离株种群，可用于种群间亲缘性分析。

（二）同工酶分析

同工酶分析手段，主要是利用电泳技术，分析被测定同工酶组成的多态性，是真菌研究中被广泛应用、获得基因多态性标记的一种分子生物学技术。Damaj 等（1993）收集了包括紫羊茅和翦股颖等寄主在内的 50 个双核丝核菌分离株，进行 11 种氧化还原酶、2 种转移酶、6 种水解酶、3 种裂解酶和 1 种异构酶的同工酶电泳谱型分析，确认同工酶表型是双核丝核菌种类的两性菌丝融合群中基因多样性的很好指示物，对分离株的鉴别有实际意义。

（三）DNA 限制性片段长度多态性（RFLP）分析

DNA 限制性片段长度多态性分析是区别近缘种类的一种有效方法，操作较简便，近年来多与 DNA 的片段克隆和转移杂交结合使用。与狗牙根春坏死斑病有关的 *Ophiosphaerolla herpotricha*（Oh）和 *Leptospharia korrae*（Lk），用常规手段较难区分，特别是在培养中不产生子囊果时。Tisserat（1988）从 Oh 和 Lk 分离株中提取总 DNA，用限制性内切酶 EcoR I 或 Hind Ⅲ 消解，进行琼脂糖凝胶电泳分离分析，结果发现，7 个 Lk 分离株中的 6 个具有同一的 DNA 片段副带图谱，而没有一个 Oh 分离株显示相似的带型图谱。随后，Tisserat 用克隆和转移杂交技术进一步分析了 RFLP 凝胶。Borromeo 等（1993）则分析比较了来自狗牙根和水稻等寄主的灰梨孢线粒体 DNA 的限制性片段多态性。

（四）探针杂交技术

探针杂交技术是在酶切技术基础上，用于基因分析的更为精确的技术手段。1990 年，Tisserat 等利用从 Lk 中获得的两个特异性克隆片段，0.8kb 和 1.2kb DNA 为探针，作为鉴定 Lk 的可靠手段。这两个特异性探针不会与造成斑秃病害的其他真菌，包括 *L. narmari*、囊壳菌（*Gaeumannomyces incrustans*）、禾顶囊壳（*G. graminis* var. *graminis*）、燕麦顶囊壳（*G. g.* var. *avenae*）和小麦顶囊壳（*G. g.* var. *tritici*）、早熟禾大型无孔菌、Oh 和立枯丝核菌的基因组 DNA 发生杂交，并且该 DNA 探针不会发生交互杂交。Tisserat 等使用这两种探针，在 Lk 分离株间均未检到多型的存在。Sauer 等（1993）从 Oh 的 DNA 中，用 Xba I 消化并克隆到一序列高度重复的 1.5kb 片段（pOH29）。该片段与 29 个 Oh 分离株的总 DNA 具有强的杂交作用，并且通常不能与狗牙根根部和匍匐茎上的其他真菌，包括小球腔菌、*L. narmari*、禾顶囊壳和囊壳菌杂交。pOH29 对 1g 冻干菌丝体 DNA 杂交的敏感性，类似于与 10pg 纯化 Oh 基因组 DNA 的杂交强度。Sauer 等（1993）认为，pOH29 对鉴定 Oh 的非产孢培养物和测定根部组织的病原及用于研究 Oh 分离株的地域性分布、变化是有用的。

（五）多聚酶链反应（PCR）技术

Tisserat 等（1994）利用 PCR 技术，扩增 Oh 和 Lk 的 rDNA 内含子（ITS）区域片段，将扩增后的片段用于检测来自温室接菌或自然感病狗牙根根部的 DNA 制备物。结果表明，OHITS 和 LKITS 引物能够用于快速诊断由 Oh 和 Lk 造成的草坪秃斑病，而不必从病组织中培养病菌。同时，PCR 技术也能够鉴别来自不同寄主的分离株（Elliott 等，1993）。

二、免疫学技术

免疫学技术较分子生物学技术优越，是能够将抗体直接用于病株上的诊断（Nameth 等，1990），在应用上更简便。

（一）单克隆抗体制备及检测

与一般免疫原的单克隆抗体制备及检测过程类似，草坪病原特异性抗体制备及检测技术包括下列几方面：

1. 免疫原—真菌菌株的制备

将收集的真菌分离株保持在适合的培养基斜面上，或其他适合的基质培养基上。通过液体摇荡培养，获得真菌菌丝体。收集菌丝体进行过滤，洗涤多遍。将洗涤后的菌丝体冻干，并冰冻于液氮中捣碎成细粉末，贮存于 0℃。

2. 免疫 BALB/C 小鼠

腹腔注射 100μg 与福氏（Freund）完全佐剂混合的匀一菌丝体于 BALB/C 小鼠体内，3 周

后注射 $100\mu g$ 与无菌 $0.09M$ $NaCl_2$ 混合的匀一菌丝体，并恢复 3 周。在用 $100\mu g$ 菌丝体最终免疫后 3d，收获脾淋巴细胞用于融合。

3. 细胞融合和杂交瘤细胞的筛选

约 1.5×10^8/ml 浓度的免疫小鼠脾淋巴细胞与相同浓度的 P3×63Ag.853 骨髓瘤细胞，在 50%聚乙二醇中进行融合，然后培养于 HAT 培养基，培养过程定期更换部分培养基。21d 后，筛选在培养上清液中所分泌抗体能与原免疫原反应的培养株系。

4. 特异杂交瘤细胞的筛选和单克隆抗体的获得

选取具特异性的杂交瘤细胞，经限量稀释法进行 2 次克隆，获得分泌单一特异性抗体的杂交瘤细胞株，从细胞培养液中获得单克隆抗体，将抗体贮存于 $-60℃$ 下备用。

5. 单克隆抗体的检测

用间接免疫酶联吸附试验 (I-ELISA) 检测所制备的抗体。将 ELISA 板用溶于 pH9.6 碳酸缓冲液中的匀质原免疫原菌丝体 $(215\mu g$ 干重/ml) 致敏后，用 1%牛血清蛋白封闭。致敏板贮存于 4℃ 干燥状态备用。用过氧化物酶标记抗体结合小鼠抗体，用 2，2′-连氮基-二-（3-2 基-苯并噻唑磺酸盐）作为底物。在酶标仪上测定 405nm 处的 OD 值。小鼠抗体的亚类，可用各种不同兔抗鼠免疫球蛋白亚类血清检测。

（二）待检样品的测定

待检样品的测定与单克隆抗体制备过程中的测定方法类似，只需将检测所制备单克隆抗体时的匀质原免疫原菌丝体，换成待检菌株培养物、草坪草样品或待检土样。该操作过程可以在实验室内或室外完成。

（三）免疫学技术的应用实例

1988 年 Miller 等在英国布赖顿作物保护会议上指出，快速免疫测定试剂盒能够用于草坪真菌病诊断，并可作为一种管理工具，通过测定病原密度和水平，确定病原在草坪上一定时期中的种群变化，并在草坪草的丝核菌快速免疫测定中，进行了病原水平的定量分析，所确定的分析结果与病征的发展具有很好的相关性。同年，Shane 等也报道了利用所制备的单克隆抗体，对小球腔菌 ATCC56289 菌株的免疫诊断。1989 年 Baldwin 等应用单克隆抗体试剂盒，在田间和实验室中，测定了轻匍匐紫羊茅和强匍匐紫羊茅栽培品种上由同果核盘菌引起的币斑病，试剂盒阅读阳性反应结果与病征分析结果相吻合。反之，邱氏羊茅、羊茅和硬羊茅栽培品种表现出类似币斑病病征，但在英国尚没有作为币斑病寄主的记录，试剂盒测定结果为阴性反应。同时，Baldwin 等在田间实验中，应用试剂盒测定结果，指导对轻匍匐紫羊茅两个栽培品种的币斑病药物防治。Nameth 等 (1990) 介绍了单克隆抗体 LKc50，在肯塔基草地早熟禾和狗牙根品系上测定坏死环斑病病原小球腔菌的应用，可以达到的检测限度为低于 $2\mu g$/ml 的冻干菌丝体匀浆，并确认为快速确定小球腔菌的有效手段。Miller 等 (1992) 则报道了高尔夫球场草坪中，由立枯丝核菌引起的褐区病和腐霉引起的枯萎病的免疫测定结果。

免疫测定系统 (IB) 通过与环境因子测定系统 (EB) 相结合，得到进一步的发展应用。Clarke 等 (1993) 介绍了两个系统单独使用和结合使用的结果。根据 1991～1992 年的实验，将测定预报与预防规定的施药量相比较，EB、IB 和 EB+IB 系统提供了病害防治可接受的精确度，并分别平均减少杀菌剂使用量 10%、28%和 40%。1994 年 Schuman 等也评估了类似的测报手段对病害防治和指导农药使用量的意义，认为在综合防治过程中，该测报提供了有意义的发病程度记录，明确了杀菌剂使用的决策手段。

综上所述，草坪病原菌及病害的分析、诊断，在传统的手段、方法基础上，通过借鉴和应用新的技术手段，不仅克服了传统方法在鉴别病原上的缺陷，而且由于其具有准确、快捷的特点，使其能在更为广泛的领域得以应用。病原免疫学检测技术在病害测报和防治指导上的应用，就是很好的例证。相对于免疫学检测技术，分子生物学技术应用得更多的是对草坪病原菌菌株的分析、比较和鉴别，其直接检测对象是病原菌代谢产物或结构物质，需要有许多实验室内的前处理工作，在应用上有一定的局限性。而免疫学检测技术的直接检测对象是纯病原菌培养物、草坪草病组织或土壤中的病原菌，在具免疫诊断试剂盒的前提下，应用较为简便。随着对草坪病原菌及病害研究的深入及其他学科的发展，相信会有更多的新技术、手段被逐步用于草坪病害研究和诊断，以增强其分析和诊断技术的实用性，提高该领域的整体研究和应用水平。

第五节　草坪病害防治

病害的有效防治是根据草坪草生长、栽培管理要求，病害发生、流行特点，采取包括栽培的、化学的和生物的防治措施，进行综合、系统治理，以达到长期、有效地将病害控制在可接受的经济阈值以下的目的。本节主要介绍化学的和生物的防治方法。

一、草坪病害的化学防治

同其他作物一样，草坪病害的化学防治虽然存在诸如病原抗药性、环境污染等问题，但由于其具有快速、高效、使用方便及费用低等特点，在常规防治方法中，目前仍占据重要位置，特别是在病害突发性暴发时。本书推荐的药剂仅供参考，使用者应根据药剂使用许可及药品厂家推荐的方法、剂量使用。

（一）防治试验及应用

1. 炭疽病

发病时，可根据病情选用 80％代森锌可湿性粉剂 400～500 倍液、70％代森锰锌可湿性粉剂 300～600 倍液、50％福美双可湿性粉剂 500～800 倍液、70％甲基托布津可湿性粉剂 800～1 000 倍液或 75％百菌清可湿性粉剂 800 倍液等。

2. 壳单隔孢叶斑病

发病初期可施用 12.5％环唑醇乳油 0.03～0.08ml/m^2，或噁醚唑等。

3. 叶疫病（黑斑病）

包括弯孢疫病。在病株外围用石灰消毒；选用 75％百菌清 600～800 倍液、50％多菌灵 500～600 倍液、苯来特 800 倍液或 70％托布津 800～1 000 倍液喷洒，可控制病情发生和蔓延。

在病害流行季节，剪草之后，采用 25％扑海因胶悬剂 500～1 000 倍液喷雾，每隔 7～10d 喷一次，发病中心的施药次数和浓度可适当提高。70％甲基托布津可湿性粉剂 1 000 倍液，或 50％多菌灵可湿性粉剂 1 000 倍液也有效，但不及扑海因。使用 25％扑海因胶悬剂 500 倍液＋80％代森锌可湿性粉剂 500 倍液，每隔 7d 喷施一次也有较好防效。此外，三唑酮、代森锰锌、福美双、敌力脱亦可使用。

4. 泡状黑粉病

粉唑醇是一种广谱性内吸杀菌剂，具有良好的保护和治疗作用，可以 12.5% 粉唑醇乳油进行拌种预防；萎锈灵为选择性内吸杀菌剂，可用 20% 萎锈灵乳油拌种，或后期兑水喷雾，防治效果较好。

5. 褐疫病

病害盛发前及时选择施用 50% 福美双可湿性粉剂 500~800 倍液，20% 三唑酮乳油、25% 百理通可湿性粉剂或 70% 代森锰锌可湿性粉剂 300~600 倍液。双胍辛醋酸盐对褐疫病病原菌有特效；也可选用 25% 培福朗水剂或 25% 派克定水剂 500~1 000 倍液。

6. 褐区病（丝核菌性褐区病，参见"丝核菌枯萎病"）

防治燕麦顶囊壳菌性褐区病，可用溴甲烷熏蒸土壤，然后播种。土壤熏蒸后，每 9 周一次，共 3 次使用种处醇或丙环唑，能够全年控制褐区病。施用敌力脱 150 倍液，10~21d 施用一次，如病情严重，可缩短用药周期或加大药量。狗牙根和钝叶草对敌力脱敏感，任何狗牙根或钝叶草的品种，在 30d 内的敌力脱用量不要超过 900ml/hm²。25WP 唑菌酮的用量为 250 倍液，15~30d 施用一次，预防作用可达 30d 以上；治疗时用 125 倍液施后再按预防剂量和周期用药。苯菌灵的用量为 130 倍液，初发病时 10~14d 用药一次，在病害多发季节 5~7d 施用一次。75% 的百菌清可湿性粉剂，预防时用量为 130 倍液，治疗时为 70 倍液，7~10d 用药一次。50% 的甲基托布津可湿性粉剂 300 倍液，7~10d 用药一次。代森锰的预防性用量为 130 倍液，治疗性用量为 100 倍液，7~10d 施用一次。福美双的预防性用量为 220 倍液，7~10d 用药一次；治疗性用量为 140 倍液，3~5d 用药一次。

7. 褐条病

可选用 50% 多菌灵、托布津 800 倍液，或用 25% 瑞毒霉 400~500 倍液，在发病初期喷施病区。敌菌灵、代森锰锌、代森锰、放线菌酮-福美双、代森锌、双胍辛醋酸盐、粉唑醇等也可选择使用。

8. 尾孢菌叶斑病

选用 50% 的敌菌灵可湿性粉剂 500 倍液、12.5% 环唑醇乳油 0.03~0.08ml/m²，或 12.5% 速保利可湿性粉剂等，均有好的防治效果。

9. 铜斑病

发病时可选用甲基立枯磷、呋醚唑等。

10. 鬼伞菌雪腐病

发病时可施用培福朗和甲基立枯磷等；播种时以拌种咯进行种子处理，也可有好的防治效果。

11. 坚黑穗病

粉唑醇具有良好的保护和治疗作用，可进行拌种预防；施用萎锈灵对病害的防治效果也较好。

12. 冠锈病

粉唑醇具有良好的保护和治疗作用，可在锈病盛发前进行喷施预防；施用萎锈灵或三唑酮等对病害的防治效果也较好。

13. 币斑病

用涕必灵喷雾处理，对控制轻匍匐紫羊茅的两个栽培品种的币斑病有效。Nelson 等

（1992）曾报道用扑海因防治币斑病。

由苯并咪唑、二羧基草酰亚胺和甾醇生物合成抑制剂组成的混合物，对田间生长的沼泽翦股颖币斑病（同果核盘菌）具良好的抑制效果。施用敌力脱 300 倍液，14～28d 施用一次；如病情严重，可缩短用药周期或加大药量。其他防治用药参考褐区病。

14. 霜霉病

苯霜灵对卵菌纲真菌有较好的防治效果，噁霜灵（杀毒矾）对霜霉目真菌有很高的防效，此外亦可施用甲霜灵、甲呋酰胺或代森锰锌等。

15. 蘑菇圈

在病区打孔更换床土，结合施用萎锈灵，是最有效的处理方法。

16. 秆黑粉病

粉唑醇具有良好的保护和治疗作用，可进行拌种预防；施用萎锈灵对病害的防治效果也较好，此外，还可选用速保利、多菌灵、戊唑醇。

17. 叶枯萎病、叶斑病

用 50％退菌特或 75％百菌清 500 倍液喷洒病株，隔 3～4d 喷一次，效果十分显著。或在病害流行季节，采用 5％井冈霉素 1 000～2 000 倍液喷雾，每隔 7～10d 喷一次。此外，敌菌灵、扑海因、代森锰锌、代森锰及涕必灵也有效，灭锈胺（纹达克 75％可湿性粉剂）有特效。

18. 霜烧病

病害发生初期选用扑海因、甲基立枯磷等。

19. 镰孢枯萎病、镰孢块斑病

病害刚出现时，尽早使用 50％苯菌灵可湿性粉剂。在夏季，每隔 10～14d 重喷一次，可以防治此病。在施用杀菌剂之后，应使药液充分湿透草丛下的土壤。甲基托布津等内吸性杀菌剂亦能有效防治该病。Wild（1984）曾报道用 0.5～1.0g a.i. /m^2 剂量的扑海因可湿性粉剂控制病原雪腐镰孢霉。此外，可供选择使用的药剂还有，敌力脱＋多菌灵、双胍辛醋酸盐、糠菌唑、唑菌酮、异丙定等。选用敌力脱时，宜在秋末使用。

20. 镰孢根腐病

可选择使用的杀菌剂有土菌消、敌磺钠、多菌灵、甲基托布津、磺菌威、磺菌胺、唑菌酮、异丙定等。藻菌磷的用量为 30～80 倍液，14～21d 施用一次，在环境条件适于发病时开始用药。在已成坪的草坪中，氨丙灵的用药量为 200～400 倍液，10～21d 用药一次；在新播种的草坪中，用药量为 650 倍液，播种后立即使用并浇水 10mm 左右，7～14d 后再次施用。

21. 灰叶斑病

可用选择施用 75％比艳可湿性粉剂、异稻瘟净乳油、克瘟散乳油或稻瘟净乳油等。

22. 长蠕孢枯萎病、根腐病

发病期间，在剪草后采用 25％扑海因胶悬剂 500～1 000 倍液喷雾，每隔 7～10d 喷施一次，发病中心的施药次数和浓度可适当提高；50％多菌灵可湿性粉剂 1 000 倍液、托布津 800 倍液或 70％甲基托布津 1 000 倍液也有效，但效果不及扑海因；或可选用 25％瑞毒霉 400～500 倍液，喷雾病区；土菌消、敌菌灵、代森锰锌、代森锰、放线菌酮-福美双或代森锌也可选用。

23. 长蠕孢叶斑病

发病期间，可用 50％多菌灵、托布津 800 倍液，或用 25％瑞毒霉 400～500 倍液，喷雾病区。敌菌灵、代森锰锌、代森锰、放线菌酮-福美双、代森锌、双胍辛醋酸盐、粉唑醇等也可选用。

24. 溶失病

发病期间，可用 50%多菌灵、托布津 800 倍液，或用 25%瑞毒霉 400~500 倍液，喷雾病区。敌菌灵、代森锰锌、代森锰、放线菌酮-福美双、代森锌、双胍辛醋酸盐、粉唑醇等也可选用。

25. 坏死环斑病

可选用敌力脱、氯化镉、丁二酸镉、敌菌灵或代森锰等杀菌剂进行防治。

26. 黑孢枯萎病

可用 50%多菌灵、甲基托布津，或用 25%瑞毒霉 400~500 倍液，在发病初期喷雾病区。敌菌灵、双胍辛醋酸盐、粉唑醇、放线菌酮-福美双、代森锰锌、代森锰、代森锌等也可选用。

27. 块斑病

用溴甲烷熏蒸土壤，然后播种。土壤熏蒸后，每 9 周一次，共 3 次使用种处醇或丙环唑，能够全年控制块斑病（Wong 等，1989）。

小球腔菌属引起的块斑病可用敌力脱 25%乳油、氯化镉、丁二酸镉、敌菌灵或代森锰。

28. 白粉病

可选用放线菌酮、福美双、福美肿、敌螨普或苯菌灵；粉唑醇具有良好的保护和治疗作用，可铲除白粉病的孢子堆，使已形成的病斑消失。

29. 棘壳孢根腐病（*Pyrenochaeta* root rot）

可选用双胍辛醋酸盐、环唑醇、粉唑醇、戊唑醇和唑菌腈等。

30. 腐霉枯萎病

在最高温度高于 30℃，随后至少有 14h 的相对湿度高于 90%、最低温度高于 20℃时，抓紧施用杀菌剂可明显地预防腐霉疫病（Nutter 等，1983）。

使用卵菌选择性杀菌剂，如甲霜灵、菌浸净和三膦铝，病害症状可得以改善。适当减少混用药剂中的甲霜灵含量，可降低甲霜灵抗性种群的增长。在与菌浸净、代森锰锌或三膦铝的混用中，甲霜灵占一半的比例，能对田间生长的多年生黑麦草上的腐霉疫病（瓜果腐霉）产生优良的防治效果。此外，自 7 月至 9 月，每隔 7~14d 喷洒一次地茂散、地可松、代森锰锌或氯唑灵，具有良好的防治效果。抑霉胺对该类病原有特效。

31. 腐霉性根腐病

使用卵菌选择性杀菌剂，如甲霜灵、菌浸净和三膦铝等，加大水量进行灌根处理，病害症状可得以改善。此外，7~9 月，每隔 7~14d 喷洒一次地茂散、地可松、代森锰锌或氯唑灵，具有良好的防治效果。抑霉胺对该类病原有特效。

32. 红斑病

发病初期可选用多菌灵、甲基托布津或瑞毒霉喷雾病区。敌力脱、敌菌灵、代森锰锌、代森锰、放线菌酮-福美双、代森锌、双胍辛醋酸盐、粉唑醇等也可选用。

33. 红丝病

可选用敌力脱、福美双、氯化镉、丁二酸镉、敌菌灵或代森锰锌等杀菌剂进行防治。

34. 丝核菌枯萎病

用 50%退菌特或 75%百菌清 500~800 倍液喷洒病株，隔 3~4d 喷一次，其效果十分显著。或在病害流行季节，采用 5%井岗霉素 1 000~2 000 倍液喷雾，每隔 7~10d 喷一次。此外，敌菌灵、代森锰锌、代森锰及涕必灵也有效，灭锈胺（75%纹达克可湿性粉剂）有特效。

使用氟纹胺、禾穗宁和哒菌清 3 种选择性杀菌剂，甲基立枯磷、苯菌灵、扑海因和氟啶胺 4 种非选择性杀菌剂，防治结缕草立枯丝核菌 AG-2-2-(IV)，比用百菌清-福美双混合物更有效。使用两次后，即可减缓病害蔓延。

立枯丝核菌和双核丝核菌样真菌对苯菌灵敏感；玉蜀黍丝核菌抗苯菌灵，但对萎锈灵、五氯硝基苯、扑海因、百菌清、粉锈灵等杀菌剂敏感。

35. 锈病

在发病初期用 12.5％速保利可湿性粉剂进行常规喷雾，间隔 7d 再喷一次。第一次喷施的防效可达 79.9％以上，第二次喷施防效为 98.8％～100％，草坪草正常生长、分蘖。未喷药区病叶率为 90％，草坪草生长受抑制，无分蘖。适时修剪，把感病叶片剪掉清理出去，减轻病害。或从 7 月末开始，每隔 10d 使用放线菌酮-福美双、百菌清、敌菌灵、代森锰锌、代森锰或代森锌一次，共 2～3 次。粉唑醇具有良好的保护和治疗作用，可进行喷施；施用萎锈灵对病害的防治效果也较好。

对细叶结缕草上的结缕草柄锈菌，在发病初期可喷药保护，但应连续喷洒，一般 7～10d 一次。药剂可用 0.3 度石硫合剂，或敌锈钠 250～300 倍液，或托布津 800 倍液。这几种药剂可交替使用。撒施硫磺粉效果也很好。

36. 云纹病

可选择使用环唑醇、敌力脱 25％乳油、戊唑醇或粉唑醇等处理。

37. 小菌核枯萎病

Punja 等（1982）的试验表明，克菌丹和 Furmecyclox（OAC3890）能减轻病害。萎锈灵和五氯硝基苯等可每隔 14d 与肥料一起施用，可控制病害；低剂量萎锈灵与低剂量克菌丹或 Ammonium bicarbonate 一起使用的效果，比高剂量单独使用萎锈灵或克菌丹的效果好。此外，扑海因、放线菌酮、福美双、代森锰锌或苯菌灵也有效。

38. 幼苗病

镰刀菌性幼苗病：将涕必灵和甲霜灵结合一起使用，能有效地防治大刀镰孢和丛簇歧壶菌，并显著增加幼苗定植。土菌消拌种或喷施都有较好的防治效果，也可将土菌消和福美双混配使用。

腐霉菌性幼苗病：可用 35％阿普隆拌种剂拌种，发病时可施用甲霜灵。土菌消拌种或喷施都有较好的防治效果，也可将土菌消和福美双混配使用。

丝核菌性幼苗病：可选用敌力脱、氯化镉、丁二酸镉、敌菌灵或代森锰等杀菌剂进行防治。土菌消拌种或喷施都有较好的防治效果，也可将土菌消和福美双混配使用。

39. 壳针孢叶斑病

可选用双胍辛醋酸盐、环唑醇、粉唑醇、戊唑醇和唑菌腈等。

40. 叶鞘腐烂病和水渍斑病

可选用氟酰胺、三唑酮、敌力脱、磺菌胺、噻菌胺、敌菌灵或代森锰等杀菌剂在早春及时进行防治。

41. 粘菌病

煤绒菌性粘菌病，可选用氟菌唑在发病初期防治。

42. 雪腐病

发病时可施用培福朗和甲基立枯磷等，播种时以拌种略进行种子处理，也可取得好的防治效果。

43. 点黑粉病

可用粉唑醇进行拌种预防，施用萎锈灵对病害的防治效果也较好。

44. 散生叶病 (Spreading foliar disease)

病害发生初期选用克菌丹、萎粉灵＋克菌丹、扑海因、放线菌酮、福美双、代森锰锌或苯菌灵进行防治。

45. 春坏死斑病

可用多菌醇、丙环唑和甲基托布津防治 *L. korrae*，再加上粉锈灵和苯菌灵防治 *M. poae*。在早春或秋天对狗牙根施用苯菌灵、氯苯嘧啶醇（乐比耕）、丙环唑，可防止根感染，减轻病害。

46. 条黑粉病

苯菌灵或甲基托布津可防治此病。杀菌剂应在11月浇入草地，3月初再浇一次。粉唑醇具有良好的保护和治疗作用，可进行拌种预防。施用萎锈灵对病害的防治效果也较好。

47. 全蚀病

可用三唑酮类药剂在病害发生初期进行喷施，视病害发展情况进行第二次喷药或提高使用剂量。此外还可选用甲基立枯磷、己唑醇、糠菌唑、戊菌唑等。

48. 黑痣病

选择施用代森锌、噁醚唑或酰胺唑等。

49. 核瑚菌枯萎病

甲基立枯磷有很强的杀菌活性，也可用五氯硝基苯、百菌清、敌菌灵、代森锰锌或地茂散。

50. 白化病

人工挑除白化植株，喷施10％多来宝悬浮剂1 500倍液，防治可能存在的虫媒。

51. 黄区病

可选用氟酰胺、三唑酮、敌力脱、磺菌胺、噻菌胺、敌菌灵或代森锰等杀菌剂在早春及时进行防治。

52. 黄细草丛病

选用代森锌、乙磷铝、甲霜灵或杀毒矾在病害发生初期喷施，其后视防治情况更换另一种药剂进行二次施药。

53. 轮纹眼斑病

发病期间，可用50％多菌灵、托布津800倍液，或25％瑞毒霉400～500倍液，喷雾病区。敌菌灵、代森锰锌、代森锰、放线菌酮-福美双、代森锌、双胍辛醋酸盐、粉唑醇等也可选用。

54. 结缕草衰退斑

选用甲基立枯磷、代森铵、福美双、敌磺钠等加大水量施用，或拌沙土结合草坪覆沙作业时施用。

55. 线虫

选择施用二氯异丙醚、丙线磷、克线丹、苯线磷等，按不同药剂使用说明进行操作。虽然线虫的生物防治已被实验所证明是可能的，但尚缺乏商品化制剂。Myers 等（1992）认为，用于防治币斑病的苯菌灵，可通过酸化芜枝层而降低大矮化线虫的数量。

（二）抗药性问题

基于病害防治或预防性处理目的，在草坪管理上广泛应用了化学杀菌剂，特别是在高强度、精细管理的草坪，往往形成广泛预防性、高剂量防治的习惯，由此也带来了草坪病原的抗药性问题。

1. 抗药性测定

将适量的待测药剂，以 W/V 比溶于 10ml 的 95％乙醇中，制备成系列稀释梯度；在相同体积、含有系列稀释杀菌剂的乙醇中加入无菌的、冷的（50℃）PDA，制备成含杀菌剂浓度为 1mg a.i. /l、10mg a.i. /l 和 100mg a.i. /l 的 PDA 平皿培养基。对照培养基含有 1％（V/V）浓度的 95％乙醇。取待测菌分离株的菌丝体小块，反扣于上述实验培养皿的中央，每一分离株-杀菌剂组合设 3 个重复和 1 个空白对照。将处理后的培养物在适宜的条件下培养，24h 后根据不同病原真菌的生长情况测量菌落直径（mm），并与空白组对照，分析每一组合处理中杀菌剂对实验分离株生长的影响。建立线性回归方程，并进行差异显著性分析，确定杀菌剂对分离株的放射状生长产生 50％抑制（EC_{50}）的有效浓度，从而建立每一病原分离株-杀菌剂组合相对抑制作用的几率对数图表，同时确定线性回归的斜率。为了比较分析，可分别设定不同的适当浓度为分离菌株对杀菌剂的耐受浓度、敏感浓度和极限敏感浓度。如，设定 EC_{50} 50mg a.i. /l 为分离株耐受杀菌剂浓度，标准的敏感浓度为 EC_{50} 1～10mg a.i. /l，极限敏感浓度为 EC_{50} < 1mg a.i. /l。

2. 病原分离株的抗药性

取代苯类杀菌剂甲霜灵对霜霉目真菌具有很好的选择性活性，已广泛报道用于防治包括草坪草腐霉枯萎病在内的、由腐霉属种类引起的作物病害。但 Sanders（1984）的实验表明，60％～75％的瓜果腐霉菌繁殖体，在含有 50 和 100mg a.i. /1 000ml 甲霜灵的培养基中能生长，不受抑制。甲霜灵抗性分离株对菌浸净和三膦铝不呈抗性，并且在温室中，这两个药剂均适合用于防治瓜果腐霉菌。草坪中存在高比例的病原性瓜果腐霉菌甲霜灵抗性种群，可造成运用甲霜灵防治瓜果腐霉菌所引起病害的失败。病原菌对不同的杀菌剂，也可同时产生抗性。Sanders 等（1990）通过人工诱导草坪中瓜果腐霉菌甲霜灵抗性分离株，获得同时表现抗甲霜灵和三膦铝的瓜果腐霉菌突变株。该突变株的生长率和产生游动孢子的能力，与抗甲霜灵的亲本几乎没有不同；对温室生长中的 Penncross 沼泽翦股颖的毒力，也与亲本的一样。

Christensen（1979）报道，新西兰草坪上分离到的 3 种丝核菌样菌，其中卷长颈菌对苯菌灵有抗性。

Shane 等（1989）报道，在俄亥俄，从翦股颖和一年生早熟禾上分离到的禾生刺盘孢分离株，对苯菌灵有耐药性。

在新西兰的 6 个高尔夫球场，记录到 *Microdochium nivale* 分离株抗扑海因。抗二羰基草酰亚胺的频率为 19％。基于放射状生长反应的 EC_{50} 值，扑海因敏感分离株为 4.5mg/L；二羰基草酰亚胺抗性分离株为 14.1～54mg/L。除一个分离株外，所有抗二羰基草酰亚胺分离株，同样抗唑菌嗪。

3. 延缓抗药性产生或发展的措施

病原菌对杀菌剂的抗药性，是广泛使用内吸性杀菌剂后续发产生的重要问题。目前使用最为广泛的内吸性杀菌剂，主要有苯并咪唑类、二羰基草酰亚胺类和麦角甾醇生物合成抑制剂等。延缓抗性的措施，可以采取混用或交替使用不同活性方式的杀菌剂。Sanders 等（1985）的研究表明，在甲霜灵和代森锰锌或菌浸净的混合物中，甲霜灵所占比例下降，对降低瓜果腐霉的抗性种群最有效；在与代森锰锌、菌浸净或三膦铝的混合物中，甲霜灵占一半的比例，能对田间生长的多年生黑麦草的腐霉疫病产生良好的防治效果。由苯并咪唑类、二羧基草酰亚胺类或麦角甾醇生物合成抑制剂，以半剂量、两两组合成的混合物，对田间生长的沼泽翦股颖上的币斑病有良好的抑制效果。必须注意，只有具不同活性方式的杀菌剂才能被用于混剂中，以延缓或防止由病原菌抗药性引起的防治失败。必须谨慎比较混剂组分的残效，以避免对抗性种群产生选择作用。若混剂中含有残留期短的杀菌剂以延缓抗药性的产生或发展，则有必要定期间歇施用短残留期的杀菌剂组分。

二、草坪病害的生物防治

在适宜的温度和湿度条件下，一些病害可使无症状草坪在 24h 内即产生明显症状，造成草坪的严重破坏。与其他作物病害管理情况类似，草坪管理者更多的是依赖于预防性使用杀菌剂，在许多情况下，引起非必需和过量使用选择性杀菌剂。尽管化学杀菌剂的重要性仍然被人们承认，但对化学杀菌剂严重依赖所引起的病菌种群抗药性、非靶标影响及使用费用高等问题，已引起人们关注。再者，在高尔夫球场上减少化学杀菌剂的使用具有特别的经济效益，因为球员不希望在经常施药的球场上打球。

生物防治是一种诱人的管理策略和措施。尽管其在草坪病害管理应用上，不如在其他作物上广泛和成熟，但已初步形成一套独特的应用技术，在一些病害的管理上已成为有效手段。

（一）生防菌的筛选及评价方法

植物病害生物防治发展的一个主要限制因素，是如何系统、大量和快速地筛选具生防活性的生物。田间筛选在理论上是生物防治有效菌株的最佳筛选途径，但由于受到空间、劳动力、费用和最佳环境条件等限制，事实上阻碍了这种筛选策略的使用。另一方面，基于病原的体外抑制或生物防治因子产生的特殊代谢产物的实验室试验，是一种迅速和相对便宜的筛选手段，但不能明确生物防治效果的潜能。显而易见，用基于表型而不知道在植物系统生物防治活性细节的体外筛选方法所获得的生防菌株，在温室或田间条件下，不能完全达到所期望的效果。符合逻辑的筛选方法是，将体外试验与敏感性植株试验相结合，建立能够直接评估分离物生物防治潜能的植株试验。Nelson 等（1992）建立了一种小型、快速的实验室植株试验方法，用于筛选和鉴定对沼泽翦股颖腐霉枯萎病有抑制作用的土壤细菌。其方法为：分离草坪土壤或芜枝层中的细菌，培养后通过 10 000g、10min、约 4℃离心分离，从培养物中提取细菌，以 10ml 磷酸钾缓冲液（pH7.0）配制 $10^8 \sim 10^{11}$ 菌落单位的细菌悬液，在组织培养皿的孔中置无菌细沙并接上病原，然后加入 0.7ml 的待测细菌悬液，播上草坪草种子，盖上细沙。盖上培养皿，在 28℃、24h 光周期下培养 3d。去除皿盖，用蒸馏水雾湿，然后将皿置于塑料容器中，加盖于 28℃培养。检查 3d 内的出苗情况，分析分离物的生防作用。或在生长室中，用盆栽进行试验、检测分离菌株的生防活性。但上述筛选方法不适于大粒种子的草坪草生防菌筛选。因为种子太大，限制了每次孔中种子的数量，结果限制了每孔中草坪草的密度，增加了孔与孔之间的差异。但通过对每孔定量播种，在出苗后 7d 进行确定，可克服上述不足。

Goodman 等（1991）采集潜在拮抗物的方法为：从草坪上取部分芜枝层材料、禾草植株或未鉴定的菇类，将其置于担子菌分类培养基 BASM 上培养；一些材料则在 90% 的乙醇中稍浸泡后，在 10% 的家用漂白液中浸泡 30～60s，在无菌去离子水中漂洗 2 次后置于 BASM 培养基上。将以 BASM 培养基上分离的菌株在无菌麦粒上培养，培养物风干后贮藏于−22℃。

在各种分离源中，芜枝层具有比根际土壤更丰富的有效拮抗物来源。这是因为芜枝层含有更丰富的异养性土壤细菌，很适合大多数具有机物降解作用的腐生菌。

从病原分离株中筛选低毒力分离株，也是获得具有生物防治应用前景的菌株的途径之一。低毒力分离株的特征为，使植株发生病害的可能降低，菌株生长缓慢，菌落形态不正常。许多低毒力分离株含有双链核糖核酸（dsRNA），这种核糖核酸通常是低毒力真菌病原的基因组分。低毒力分离株菌丝体与正常的毒力分离株的菌丝体融合，通过传导 dsRNA，使正常毒力分离株转变为低毒力分离株（Zhou 等，1996）。

Guglielmoni 等（1993）建立了一种诱集、分离病原拮抗细菌技术。他们利用冷季型草坪夏斑秃病原早熟禾大型无孔菌的菌丝体为诱饵，从病原自然侵染的土壤中分离拮抗细菌。将获得的细菌分离株培养于用几丁质作为惟一碳源的简单培养基中，重新分离到约 20% 能够分解、利用几丁质的细菌分离株。在平皿上能够分泌几丁质酶抑制早熟禾大型无孔菌生长的几个分离菌株，可减轻生长室中草坪夏斑秃症状的严重度。Kobayashi 等（1993）的方法，是以含 0.1% 病原真菌菌丝体为惟一碳源的培养基，进行持续富集培养，分离早熟禾大型无孔菌的拮抗细菌。在几种不同来源的土壤中接上真菌菌丝体，在玻璃纸上进行诱导培养；从土壤中重新分离出菌丝体，在蒸馏水中充分洗涤后，移至补充了菌丝体的简单肉汤培养基中，培养 2 周后，在补充了菌丝体的新鲜培养基中进行 2 次培养。继代培养后，培养物中产几丁质酶的细菌百分比增加，分离、保存该细菌菌株，由此建立了一种用以病原诱导富集筛选拮抗细菌的方法。

O'Leary 等（1988）发展了一种技术，用于评价拮抗草坪病原腐霉和丝核菌的潜在生物拮抗物。在栓式塑料浅盘中，均匀间隔种植禾草草栓，并在草栓中接入病原菌感染的谷物粒。潜在的生物拮抗物可在种植草栓前同时置于草栓土壤中，或在草栓种植后喷洒于栓上。通过计算死亡和具病征草栓的数量，评估处理效果。

（二）生防菌的应用

生防菌在草坪病害管理上的应用，尽管几乎还没有很深的研究，但从已开展的工作中，已获得一些满意的结果。在对草坪菌圈、褐区病、全蚀斑病、核瑚菌枯萎病、币斑病和腐霉病等的防治实验或应用中，都取得了一定的效果。

1. 防治机理

耐低温腐生菌脊晶核瑚菌的无毒力分离株 T011，能在雪层下沼泽翦股颖衰老的和非衰老的叶片上生长，并抑制由斑叶兰核瑚菌斑叶兰变种引起的沼泽翦股颖叶枯萎和根冠衰退病。观察分离株 T011 与病原菌间的相互作用后认为，病害抑制作用的机理不是由于产生抗菌物质、菌丝体接触引起的重寄生或细胞分解作用，而可能是由于在侵入位点的竞争，或通过伤口中的抗微生物物质诱导引起的（Burpee 等，1987）。热处理生防菌接种物籽粒后，所处理的小区和对照小区的病原性核瑚菌种类造成的病害严重度、菌核数量均相似，并且在处理小区中未发现生防菌的菌核。已证实拮抗物和病原间的种群密度平衡十分重要，但未发现抗生或寄生现象的证据，因此草坪芜枝层中生防菌的竞争性群落定栖，可能是核瑚菌种类生防菌抑制作用的一个重要因素（Lawton 等，1989）。

Goodman 等（1991）的研究表明，使用潜在拮抗物制备的追肥处理币斑病草坪，可使病害严重度明显下降。有些拮抗物所提供的保护作用，归因于抑制病原的生长，而不是保护叶片表面。拮抗作用可能的模式是重寄生，或更符合抗生作用。潜在拮抗物释放的抑制物或毒素复合物，可能是病原生长受抑制的最初原因。而另一些拮抗物，可能是草坪草植株的内寄生或外寄生菌，具有在叶片表面或叶片组织中定植的能力，并且能够与病原菌发生相互作用。制备成追肥的潜在拮抗物，可在追肥材料中定栖，形成对次年病害的抑制作用。Nelson 等（1991）筛选亲本菌株的利福平霉素抗性突变株，对施到草坪上的阴沟肠杆菌进行种群动态监测，发现通过玉米粉-沙子混合物追肥的固体表面，阴沟肠杆菌在草坪草生态系统中，能够建立相当高的种群水平，为菌株发挥作用建立了良好的基础。而对币斑病的抑制作用，则被认为可能是直接干扰了病原菌的生长和侵染（Nelson 等，1991）。

Yuen 等（1994）在室内实验中，用来自土壤的一种双核丝核菌的分离株 GM460，和来自沼泽剪股颖的绿胶霉一分离株 TRBG，抑制苇状羊茅上的褐区病。病害受抑制与禾草叶片上的病原菌立枯丝核菌的生长降低有关。GM460 和 TRBG 对相对湿度的耐受力不同，在 100%相对湿度下，TRBG 比 GM460 在禾草叶片上生长更旺盛；在 95%相对湿度时，GM460 能在禾草叶片上生长，而 TRBG 则不能。

Thompson 等（1993）的研究表明，币斑病生防菌在草坪草根部的定殖能力和速度，可造成种群建立、存活的差异，进而影响生防菌的实际应用价值；冬季种群存活的情况与早秋的种群有关，但高的秋季种群不能保证在冬季能存活。

Sarniguet 等（1992）的研究表明，全蚀斑病具有明显的病斑区域，在病斑的整个区域中，根围细菌种群的总数几乎一致，但荧光假单胞种类的数量各部位不同。在无病区、病区前沿、病区危害区域和恢复正常生长的中心区域，荧光假单胞数量占总细菌量的比例分别为 1/22、1/15.4、1/3.5 和 1/2.9。在恢复正常生长的中心区域，有 44%～82%的荧光假单胞种类在体外对病原菌有拮抗作用，而无病区仅有 12%～34%的种类有拮抗。草坪上病区发展所诱导的荧光假单胞种群在数量和质量上的变化，与病害发生严重度的下降有关。

2. 菌株培养物追肥的制备

Nelson 等（1991）的研究表明，使用微生物拮抗物增强的追肥物质，是一种有希望在草坪生态系统中建立拮抗物种群的手段，并可与杀菌剂共同成为可供选择的病害防治方案。在高尔夫球场草坪的一个生长季节中，需要用沙子和其他类型的有机物质（通常是泥炭或土壤）对果岭和发球台进行 3～4 次填压，以使球场表面平滑并处理芜枝层积累。因此，使用拮抗物改良的追肥，不会造成草坪管理工作的增加。以这种方式引入生物防治因子，草坪管理人员能够改变相对无防治病害作用的追肥为具有杀菌作用的生物活性物质。

追肥的制备是用小麦、玉米、燕麦和大麦混合物作为培养基，或沙和玉米粉（2:1, v/v）混合物为培养基。将各种培养基材料混合后，过筛去除大于 1.0mm 或小于 0.1mm 的颗粒。将湿润的谷物混合物或干的沙-玉米粉进行灭菌处理，谷物混合物在 121℃灭菌 30min，24h 后同样条件再灭菌一次；沙-玉米粉进行 2 次灭菌，每次 60min，然后用无菌去离子水配制的 1%乳酸溶液湿润至 6%（v/v）。接种具有抑制草坪病原潜在能力的真菌或细菌菌株，在 23℃±2℃培养 2 周后，将培养物敲碎并风干。培养的谷物混合物粉碎后过筛去除大于 2.0mm 的颗粒（沙-玉米粉过 1.7mm 的筛）。一般菌株培养后的沙-玉米粉含有（2～3）×10^3cfu/g 的菌量（Goodman 等，1991）。

实验用的接种物，也可采用下述方法制备：将相同重量的小麦、燕麦、大麦和玉米籽粒在水中浸泡 4h，在高压器皿中装上一半的浸泡后混合谷物，以 121℃、137kPa 间歇灭菌 2 次，每次 20min。在灭菌后的谷物中接入生防菌的菌丝体，于适温中培养至菌丝长满培养基后，于 23℃下进行空气干燥 24h，将培养物打碎，即获得小区实验生防菌接种物（Lawton 等，1989）。

3. 菌株培养物实验与应用实例

Burpee 等（1984）从翦股颖、钝叶草、早熟禾和黑麦草上分离具双核菌丝细胞（BnR）的丝核菌分离株，作为立枯丝核菌的潜在拮抗物进行研究。在 3 个田间实验的沼泽翦股颖中，于接种立枯丝核菌前 24h 接种 BnR，结果比单独接种立枯丝核菌明显地降低发病严重程度。但不同 BnR 分离株间的抑制活性存在明显差异。草坪草对一种或多种的丝核菌非病原种类来说，就像是一个小生境，这些真菌的株系在褐区病的生物防治中可能扮演重要角色。Sutker 等（1987）的研究表明，鲜明粘胶菌（*Laetisaria arvalis*）的一个分离株和双核丝核菌分离株，可作为立枯丝核菌的生防菌。

Nelson 等（1992）的研究表明，从草坪芜枝层和根际土壤中可以分离、筛选到一些对腐霉枯萎病有抑制作用的细菌分离株。存在于芜枝层的肠杆菌是草坪生态系统中瓜果腐霉菌的最有效拮抗物。阴沟肠杆菌的 EcH-1 和 EcCT-501 分离株对瓜果腐霉菌均表现一定的抑制作用。但阴沟肠杆菌分离株对腐霉的抑制作用存在种间差异。施用木霉菌也可降低腐霉枯萎病危害（Woodhead 等，1988）。

核瑚菌种类是冷湿气候下引起草坪草灰雪霉病的病原之一。Smith（1980）曾综合报道了雪霉病病原种间和种内不同分离株间的拮抗作用，在核瑚菌种类分离株中，拮抗作用相当普遍。Burpee 等（1987）采用耐低温腐生菌脊晶核瑚菌的无毒力分离株 T011，防治由斑叶兰核瑚菌斑叶兰变种 T004 分离株引起的沼泽翦股颖叶枯萎和根冠衰退病。以 T011 的小麦粒培养物的 100 或 200g/m² 剂量施用，灰雪霉病的危害可分别减少 44％和 70％。但实验同时发现，无毒力分离株对病害的抑制作用，受草坪草中病原物的数量和（或）质量的影响。Lawton 等（1990）用脊晶核瑚菌的无毒力分离株 T016，以 0g/m²、50g/m²、100g/m²、200g/m² 和400g/m² 剂量处理草坪病区，进行为期 3 年的实验。在实验的头 2 年施用菌株的麦粒培养物，每年测定病害的严重度、核瑚菌种类的种群密度和病害危害后草坪草恢复（如再生长）所需的时间等，第 3 年检查脊晶核瑚菌的残存活性。结果，随着施用剂量的增加，病害明显减少、草坪草恢复生长所需时间缩短、芜枝层中脊晶核瑚菌的菌核数量增加、芜枝层中核瑚菌病原菌种类的菌核数量下降。施用时除可使用麦粒培养物外，还可将无毒力分离株的菌丝体和菌核与藻酸钠一起制成小丸，在晚秋降雪前将这些"人工菌核"施到草坪上，进行预防性处理。

Goodman 等（1991）的研究表明，异孢镰刀菌分离株的沙-玉米粉培养物制备成的追肥，以 400cm³/m² 剂量施用，可将由同果核盘菌引起的币斑病危害控制在 5％以下。施用的追肥在抑制病害的同时，还可使草坪的生长量增加，颜色变得更加深绿。但追肥减少病害的能力、改善草坪颜色和提高草坪生长之间不存在相关。

使用同果核盘菌的低毒力菌株 Sh12B 与藻酸钠一起制成小丸，在田间防治病原自然侵染的沼泽翦股颖币斑病的效果与使用杀菌剂 Daconil 的效果类似，达到 55％～58％。但不同的制剂形式，对菌株的防治病害效果有影响。在一人工接菌病原的实验中，Sh12B 菌株制成的菌丝体悬浮液、颗粒剂和藻酸钠小丸，对病害的抑制作用分别为 80.3％、48.0％和 33.3％，并且菌丝体悬浮液降低病害的作用，可持续到草坪的第 2 个生长季节（Zhou 等，1996）。Zimmerman 等（1993）评价了病原相关细菌防治沼泽翦股颖币斑病的效果，获得了一些在高病害压力季节，具有与 Daconil 杀菌剂类似防治效果的分离株，这些分离株被认为是有价值的生物防治因子。

Nelson 等（1991）用玉米粉-沙子混合物接菌阴沟肠杆菌的 EcCT-501 和 E1 菌株制备追肥，用于防治翦股颖草坪上离球洞 18.29m 区域的币斑病。每月使用 EcCT-501 菌株，可以达到 63％的防治效果，与使用扑海因的防治效果相当。使用 EcCT-501 和 E1 对病害的抑制作用，在施用后的 2 个月内都很明显；用作预防性处理，比用作治疗性处理的效果更好。

（三）有机堆肥在草坪病害防治中的应用

利用有机土壤处理，以抑制作物土传病害的成功例子已不少见，特别是堆肥材料对较为广泛种类的土传病害病原的抑制作用明显（Cook 等，1983；Hoitink 等，1986）。尽管通过有机处理或堆肥过程，一定数量的混合因子可能在对病害的抑制中起作用，但主要是由于有机处理或使用有机物质后，自然土壤中的微生物群落结构发生变化的结果（Hoitink 等，1986）。制备有机堆肥的材料来源丰富，可使用污水淤泥、树皮、动物粪便和森林落叶堆集物等，制备方法也较为简单。同时，由于有机堆肥不仅能够在一定程度上抑制病害、改良床土通透性，也可对草坪草生长提供一定肥源，因此有较高的应用价值。

低氮水平下生长的草坪比适度施肥管理下的草坪，有时对币斑病的危害更敏感。通常认为，使用氮可以减少币斑病危害的严重度（Smiley，1983；Smith 等，1989；Cook 等，1964）。在所试验的氮源中，Markland 等（1969）发现，在使用堆放的污水淤泥后，最大限度地降低了病害的危害作用。Cook 等（1964）发现在使用非有机氮肥料后，币斑病的严重度没有明显降低，但在使用堆放的污水淤泥后，则有明显的降低作用。这种降低病害严重度作用比单用氮的作用更大，预示某些化学或生物学因子可能在其中起作用。

Nelson 等（1983）发现，抑制堆肥中的木霉属种类是对包括立枯丝核菌在内有抑制作用的主要真菌种类。1989 年，Nelson 等使用由植物和动物碎屑堆制的有机堆肥，或使用由动物粪便、污水淤泥或叶片堆制的追肥，处理沼泽剪股颖草坪上的褐区病，明显地降低褐区病的严重度。认为由动植物碎屑或火鸡粪便制成的有机堆肥，在降低褐区病的严重度上，与重复使用杀菌剂一样有效。Kwok 等（1987）在鉴别树皮堆肥中能够有效抑制立枯丝核菌的细菌种类时发现，阴沟肠杆菌、大比目鱼黄杆菌、嗜麦黄单胞种类菌株，以及几种荧光假单胞种类与哈茨木霉混合使用更有效。源于堆肥的几种寡营养假单胞种类能够进行有效的根定殖，并且是终极腐霉的有效拮抗物（Sugimoto 等，1990）。一些堆肥中的枯草芽孢杆菌喜温菌株，在诱导对腐霉种类和其他土传植物病原的抑制作用中十分有效（Phae 等，1990a，1990b）。由植物和动物碎屑，或火鸡粪便制成的有机堆肥，以 3：7 的比例与细砂混合，每月施用一次，使用量为 $0.5 m^3/m^2$，可有效地降低立枯丝核菌、腐霉菌造成的病害严重度，其效果与重复施用杀菌剂一样（O'Leary 等，1988）。

一定的堆肥和有机肥应用到高尔夫球场草坪中，可以达到与常规杀菌剂相同的防治病害效果。特别地，选择由火鸡粪便和污水淤泥制备的堆肥，以及未堆放的动植物碎屑混合物，具有稳定的抑制作用。Nelson 等（1992）将几种堆肥和有机肥与沙子混合（70：30，v/v）制备成追肥，施用于沼泽剪股颖和早熟禾草坪，进行抑制币斑病试验。以隔月进行预防性处理时，用商品有机肥与动植物粉制备成的堆肥进行追肥，连续 3 年对币斑病均具有高的抑制作用。在一些试验中，抑制效果与使用丙环唑杀菌剂的效果相当。但抑制作用一般只维持 1 个月。

堆肥和有机肥抑制币斑病的机理尚不明确。尽管在营养贫乏的条件下，币斑病的发展更有利（Wong 等，1984）。但 Nelson 等（1992）认为，在他们的研究中，没有证据表明所使用的堆肥和有机肥，是由于营养物质对币斑病产生抑制作用的。事实上，那些能够抑制币斑病的大多数材料（未堆放的有机肥和火鸡粪便堆肥），与其他处理的材料相比较，含有更低水平的硝态氮。但由于这些物质中的大多数氮是有机的，通过这些形式的处理矿化，氮的主要形式为铵态氮和未硝化形式。因此，硝态氮可能不是预测氮态与病害抑制作用之间关系的确凿证据。同时，有价值的磷或钾水平，也没有呈现与币斑病抑制作用有关系。因此，对病害的抑制作用不是由于营养压力的缓解而起作用。尽管通过堆肥和其他有机肥处理，一定数量的复合因子可能包含在抑制病害的作用中，但病害被抑制的特性主要是与有机处理中化学的和微生物的作用，或与使用的有机物质影响自然土壤微生物群落有关。

O′Neill（1982）观察到，作为追肥应用的、堆放处理后的城市淤泥，在苇状羊茅草坪上能够抑制褐区病。她进一步观察到，将堆肥进行高压灭菌处理后，仍能保持抑制作用。因此，她认为微生物组分与病害被抑制的特性无关。而 Nelson 等（1992）认为，使用一些堆放物质，如火鸡粪便—污水淤泥、家禽—牛粪便或酒糟堆肥后，币斑病受到抑制似乎是由于堆肥中的微生物作用的结果。在他们最初的实验中，堆肥对腐霉菌的抑制作用，由于高压处理而被破坏。他们认为这些堆肥中的微生物拮抗物可能对病害的抑制作用是重要的。同时，由于已有较多的研究证明，使用拮抗细菌或真菌的单一分离菌株能够抑制币斑病，因此 Nelson 等（1992）认为，堆肥中含有的微生物拮抗物对币斑病有一定的抑制作用是可以肯定的。Good-man 等（1991）的研究表明，使用潜在拮抗物追肥处理币斑病草坪，可使病害严重度明显下降；同时在次年的夏季，币斑病残留下降。而用灭菌后的追肥处理患病草坪，在处理的当年病害严重度比对照下降 50％，但在次年则不表现出病害残留下降。其原因是，在灭菌后的追肥中，存在拮抗菌产生的混合毒素。

（四）几种病害的生物防治适期

病害防治的最佳时期，均为发病前或发病初期。但在实际操作中，往往由于缺乏必要的诊断技能，而错过有利的防治时期。因此，根据有关病害历年发生情况，制订防治时间表，对指导防治应用有实际意义。以下推荐对几种病害生物防治的时间（见表 2），供参考。

表 2　几种病害防治时间表

病害名称	防治时间（月份）											
	1	2	3	4	5	6	7	8	9	10	11	12
叶疫病			—	—	—			—	—			
黄叶病			—	—	—	—	—	—				
灰斑病			—	—	—	—	—	—				
长蠕孢叶斑病			—	—	—	—	—	—				
褐区病			—	—	—	—	—	—				
腐霉枯萎病				—	—	—	—	—	—			
黑斑病				—	—	—	—	—	—			
锈病					—	—	—	—	—			
散黑穗病			—	—	—	—						
镰孢枯萎病				—	—	—						
春坏死病	—	—	—									
蘑菇圈			—	—	—	—	—	—				
尾孢菌叶斑病		—	—	—	—	—	—	—				
白化病			—	—	—	—	—	—				

（五）草坪线虫病的生物防治

关于植物线虫病的生物防治，国内外有不少的报道。可使用线虫寄生性真菌或植物源杀线物质等。对寄生草坪草的线虫，Giblin-Davis（1990）探讨了利用 *Pasteuria penetrans* 种群的分离株，防治狗牙根 Tifgreen Ⅱ 草坪上的长尾刺线虫的可能。

三、草坪病害的栽培防治

草坪病害的栽培防治措施，是结合草坪建植、草坪草生长需要，以及草坪拥有者对使用功能的要求等所开展的正常栽培管理而实施的，一般不需要增加额外的费用，且有利于保护草坪生态环境。具体内容在本书第四章中介绍。

第六节　草坪部分真菌性病原菌检索表

1. 产生有性孢子 ·· 2

1′. 有性孢子不详或不发生 ···························· 23. 半知菌类（Fungi Imperfecti）

2. 菌体多为丝状体，有隔膜 ··· 3

2′. 菌体单细胞或丝状，无隔膜，常多核 ····················· 4. 藻菌纲（Phycomycetes）

3. 有性孢子生在囊状组织内；菌丝细胞单核或数核；无性繁殖发达，产分生孢子；子囊生于子囊果内，子囊束生或平行排列成子实层，生在子囊果内的一定位置 ·······················
　　　　　　　　　　　　　　　　　　　　　　　　 8. 子囊菌纲（Ascomycetes）

3′. 有性孢子生在担子上，外生；菌丝细胞多双核，无性繁殖不发达 ····················
　　　　　　　　　　　　　　　　　　　　　　 11. 担子菌纲（Basidiomycetes）

4. 无性阶段的孢子为游动孢子，游动孢子具一鞭毛；鞭毛在孢子后端；菌体为整体产果式或分体产果式，如为第二式，子实体由假根固着于基物上；游动孢子通常含有一个明显的油点〔壶菌目（Chytridiales）〕。菌体分体产果式；多中心式；大多数腐生于基物外或内；形成许多由根状菌丝连结的中心；孢子囊壁薄，顶生或时常生在菌丝中间；休眠孢子壁厚〔歧壶菌科（Cladochytriaceae）〕。孢子囊无盖，假根细而分枝，内生，形成膨大细胞；孢子囊顶生或间生，休眠孢子壁厚，萌发成为原孢子囊〔歧壶菌属（*Cladochytrium* Nowakoaski）〕 ··· 簇生歧壶菌（*C. caespitis*）

4′. 无性阶段的孢子为游动孢子，游动孢子具二鞭毛 ······································ 5

5. 游动孢子的两根鞭毛长短不同，但同为尾式〔根肿菌目（Plasmodiophorales）〕菌体内生，无壁，变形体状，多核，能作变形虫状活动，以直裂增殖式分成几个原质团；原质团以整体产果，割裂为单核的具有厚壁的休眠孢子；休眠孢子分散或紧密联合成为一个或数个游动孢子囊或配子囊，产生数个或多个游动孢子或配子，它们的形态与休眠孢子产生的游动孢子相似〔根肿菌科（Plasmodiophoraceae）〕。原质团所形成的休眠孢子联合成为坚实的休眠孢子团；寄生于高等植物，休眠孢子团无定形，寄主组织不膨大，游动孢子囊大，长形、分瓣或不规则，具二条顶生异鞭型鞭毛〔多孢粘壶菌属（*Polymyxa* Ledingham）〕 ······
　　·· 禾生多粘菌虫（*P. graminis* Ledingham）

5′. 游动孢子的两根鞭毛长短相似，前方的一根为茸鞭式，后方的一根为尾鞭式；游动孢子在孢子囊内形成，或部分地或全部地在孢子囊外的一个临时泡囊内形成，很少为两游式的；通常陆生，寄生于高等植物或生在土中；菌体为分体产果式；游动孢子囊有时不形成游动孢子，脱落，萌发生芽管与分生孢子相同 …………………… 6. 霜霉目 (Peronosporales)

6. 孢囊梗与菌丝有昴著区别，以特定方式分枝，孢子囊生于孢囊梗分枝的顶端，单生 ……
　　………………………………………………………… 7. 霜霉科 (Peronosporaceae)

6′. 孢囊梗与菌丝无大区别，菌丝生于寄主细胞内或细胞间〔腐霉科 (Pythiaceae)〕游动孢子不在孢子囊内形成；孢子囊的内含物挤出体外成为有原生质膜或无膜的泡囊；孢子在孢囊内形成；游动孢子在明显的泡囊内形成；孢子囊菌丝状，不规则地膨大，以至于近圆球形〔腐霉属 (Pythium Pringsheim)〕 ……………………………………………………
　　………………………… 瓜果腐霉〔P. aphanidermatum (Edson) Fitzp.〕
　　………………………… 芒孢腐霉 (P. aristosporum Vanterpool)
　　………………………… 异化腐霉 (P. dissimile Vaartaja)
　　………………………… 禾生腐霉 (P. graminicola Subram.)
　　………………………… 不正腐霉 (P. irregulare Buisman)
　　………………………… 群结腐霉 (P. myriotylum Drechs.)
　　………………………… 缠器腐霉 (P. periplocum Drechsl.)
　　………………………… 光辉腐霉 (P. splendens H. Braun.)
　　………………………… 簇囊腐霉 (P. torulosum Coker & Patterson)
　　………………………… 终极腐霉 (P. ultimum Trow.)
　　………………………… 范特腐霉 (P. vanterpoolii V. Kooyeas & H. Kooyeas)
　　………………………… 董菜腐霉 (P. violae Chesters & C. J. Hickman)

7. 孢囊梗菌丝状，短，很少分枝〔指梗疫霉属 (Sclerophthora Thirum. et al.)〕 …………
　　………………………… 禾指梗疫霉〔S. macrospora (Sacc.) Thirum. et al.〕

7′. 孢囊梗分化明显、梗上部膨大分枝，孢子囊萌芽生芽管或游动孢子〔指梗霜霉属 (Sclerospora Thirum. et al.)〕 　　　禾生指梗霉〔S. graminicola (Sacc.) Schroet.〕
　　………………………… 大孢指梗霉 (S. macrospora Sacc.)

8. 子囊群四周无壁，子囊壁双层，子囊生于子座内的一个或几个囊腔内，子囊坐垫状或类似子囊壳〔座囊菌目 (Dothideales)。子囊平行排列于子囊座的基层，子囊间有假侧丝〔多胞菌科 (Pleosporaceae)〕；孢子双细胞，构成孢子的两个细胞大小相等，子囊座光滑，孢子无色〔小双胞腔菌属 (Didymella Sacc.)〕 ……………… 羊茅亚隔孢壳 D. festucae

8′. 子囊群四周有明显的壁，子囊壁单层 ……………………………………………… 9

9. 子囊果无孔口，菌丝体大部生于表面〔白粉菌目 (Erysiphales)。子囊果壁成熟时不胶化，菌丝表生，白色；子囊孢子单胞的多，无色〔白粉菌科 (Erysiphaceae)〕；菌丝全部外生，每个子囊果内有子囊多个，子囊果有附属丝，附属丝菌丝状〔白粉菌属 (Erysiphe Hedw. f. ex Fries)〕 ……………………………… 禾白粉菌 (E. graminis DC. Fr.)

9′. 子囊果有孔口、无柄 ……………………………………………………………… 10

10. 子囊生于一般烧瓶形的子囊壳内，子囊壳有圆形的孔口、内无假侧丝，子囊壳一般呈暗色〔鹿角菌目 (Xylariales)〕。子囊壳埋于子座内，只有孔口或喙露出于外，孔口周围的菌组织与寄主组织结合成盾状座，成为子座的一部分；侧丝多，久存性〔黑痣菌科 (Phylla-

choraceae)〕；子座埋于叶肉组织内，孢子单细胞，无色，有侧丝〔黑痣菌属（*Phyllachora* Nits.）〕 ···················· 狗牙根黑痣菌（*P. cynodontis*）

···················· 禾黑痣菌〔*P. graminis*（Pers.；Fr.）Fckl.〕

···················· 松香黑痣菌（*P. sylvatica* Sacc. & Speg.）

10′. 子囊果成熟时张开作盘形或杯形，子实体完全暴露于外，子囊平行排列，夹有侧丝，丝中常含有色素；子囊有盖；子囊壁在顶部不加厚或稍厚；子囊孢子圆形或长圆形，但不作线形而断裂〔柔膜菌目（Helotiales）〕。子囊盘杯形或盘形，囊层基和囊层被的组织大部分呈菌丝状，子囊盘不从菌核或子座化的基物生出，而生在表面，柔软，肉质或革质，一般有柄，囊层被厚〔核盘菌科（Sclerotiniaceae）〕；子座为一明显的菌核，子座不在寄主组织内形成；不消化寄主组织而代以菌丝；子座不为上凸下平的盘形，子座在寄主表面或寄主体内的空腔中形成〔核盘菌属（*Sclerotinia* Fuckel）〕 ····················

···················· 北核盘菌（*S. borealis* Bub. & Vleug.）

＝｛北多核盘菌〔*Myriosclerotinia borealis*（Bub. & Vleug.）Kohn〕｝

···················· 同果核盘菌（*S. homoeocarpa* F. T. Bennett）＝核盘菌（*Moellerodiscus* spp.）

11. 担子为冬孢子萌芽所生的芽管（先菌丝），无子实层或子实体。寄生 ···················· 12

11′. 担子由菌丝分枝之一细胞，一般为顶细胞形成，群集成子实层，在子实体的表面或内部发生。多腐生，担子无隔膜，直接产生小梗；小梗产生担孢子；担子果多样，从产生子实层的蛛网状菌丝层至高度分化的子实体；子实层常自开始即暴露于外或在担孢子成熟前才暴露于外 ···················· 13

12. 担子从外生的冬孢子萌发，由横隔膜分成 4 个细胞，或原担子（冬孢子）本身分隔为 4 个细胞，每细胞生出一个小梗，顶端生担孢子（小孢子）一个；担孢子萌芽生菌丝 ···················· 14. 锈菌目（Uredinales）

12′. 担子从内生的"厚垣孢子"萌发，隔膜或有或无，不产生小梗，每担子细胞直接产生一个以上的担孢子；担孢子常以芽殖方式产生芽孢 ········· 17. 黑粉菌目（Ustilaginales）

13. 子实层生于担子果的四周或侧面，表面平滑或起伏不平，或有瘤状突起，或成小孔，偶或有菌褶；如有小孔或菌褶，则担子果不是柔软而易腐烂的〔多孔菌目（Polyporales）〕子实层平滑或稍粗糙，或有皱纹 ···················· 20

13′. 子实层生于菌褶或管孔的内壁上，后者的担子果柔软而易腐烂〔伞菌目（Agaricales）〕；子实体生于菌褶上 ···················· 22. 伞菌亚目（Agaricineae）

14. 夏孢子世代或生活史已知完整 ···················· 15

14′. 仅发现锈孢子或夏孢子世代而生活史不详〔半知锈菌（Uredinales Imperfecti）〕。有夏孢子堆，有或无包被〔夏孢锈菌属（*Uredo* Pers.）〕 ····················

···················· 狗牙根变孢锈菌（*U. cynodontis-dactylis* Tai）

15. 冬孢子无柄，单生，或数个于侧面联结成壳状或堆垫状，或联合成圆柱状〔无柄锈菌科（Melampsoraceae）〕；冬孢子在上下左右结合，孢子有色〔壳锈菌属（*Physopella* rth.）〕 ···················· 壳锈菌（*Physopella* spp.）

15′. 冬孢子一般有柄，单生或成束、或以侧面相结合而成复合冬孢子，但不作壳状或层状〔柄锈菌科（Pucciniaceae）〕；冬孢子有色，有柄，柄不从寄主的气孔伸出；性孢子器在寄主的表皮下；冬孢子单细胞或多细胞；冬孢子不埋于胶质物内，暗色。锈孢子器杯状···

···················· 16

16. 冬孢子单细胞〔单孢锈菌属（*Uromyces* Link）〕 ····················· 单孢锈菌（*U*. spp.）

16′. 冬孢子双细胞，冬孢子堆无包被〔柄锈菌属（*Puccinia* Pers.）〕

········· 燕麦草柄锈菌〔*P*. *brachypodii* Otth var. *arrhenatheri*（Kleb.）Cumm. & H. C. Greene〕

·········旱地早熟禾柄锈菌〔*P*. *brachypodii* Otth var. *poae-nemoralis*（Otth）Cumm. & H. C. Greene〕

·········禾冠锈菌（*P*. *coronata* Cda.）

·········狗牙根柄锈菌（*P*. *cynodontis* Syd.）

·········禾柄锈菌（*P*. *graminis* Per.）

·········禾柄锈菌翦股颖变种（*P*. *graminis* var. *agrostis*）

·········禾柄锈菌禾生变种（*P*. *graminis* Pers. subsp. *graminicola* Urban）

·········隐匿柄锈菌〔*P*. *recondita* Rob. ex Desm. ＝*P*. *rubigo-vera*（DC.）Wint. 禾叶褐锈菌〕

·········*P*. *stenotophri*

·········条形柄锈菌（*P*. *striiformis* Westend）

·········标桩柄锈菌（*P*. *stakmanii*）

·········*P*. *wangikarii*

·········结缕草柄锈菌（*P*. *zoysiae* Diet.）

17. 孢子单生不结成团，成熟孢子堆呈粉状，或隐藏在寄主的叶组织内 ···················· 18

17′. 孢子结成团；孢子堆呈粉状或颗粒状，或隐藏在寄主的组织内。孢子团外围有不孕细胞层，孢子堆外围无包被，不孕细胞无色〔围黑粉菌属（*Urocystis* Raben.）〕 ······
················ 小麦秆黑粉菌〔*U*. *agropyri*（Preuss）Schroet〕

18. 孢子堆隐藏在寄主的叶组织内〔叶黑粉菌属（*Entyloma* de Bary）〕 ···················
·····························鸭茅叶黑粉菌〔*E*. *dactylidis*（pass.）Cif.〕
·····························叶黑粉菌（*E*. *spragueanum* Zundel）

18′. 孢子堆成熟时呈粉状 ····························· 19

19. 孢子大，直径 17～40μm，无一无色的尾状附属物，壁上未布满向一方向微弯的齿状突起，担孢子不呈不成对联合"H"字形〔腥黑粉菌属（*Tilletia* Tulasne）〕 ···············
························· 苍白腥黑粉菌（*T*. *pallida* G. W. Fisch.）
························· 迷惑腥黑粉菌〔*T*. *decipiens*（Pers.）Korn.〕

19′. 孢子小，直径 4～18μm，孢子堆不在一中轴周围形成，孢子堆中不杂有不孕菌丝束〔黑粉菌属〔*Ustilago*（Pers.）Roussel〕〕
························· 近缘黑粉菌（*U*. *affinis* Ell. & Ev.）
························· 狗牙根黑粉菌〔*U*. *cynodontis*（Pers.）Henn.〕
························· 香草黑粉菌〔*U*. *striiformis*（Westend.）Niessl〕
························· 碱草黑粉菌（*U*. *trebouxii* H. Syd. & P. Syd.）

20. 担子果蛛网状，膜质、革质或坚硬；铺展状或菌盖状，或有柄〔革菌科（Thelephoraceae）〕；子实体铺展状，如棉絮团或连续无间，只有一层 ···················· 21

20′. 担子果肉质或亚肉质，偶作胶质；菌盖状担子果棍棒形或树枝状；子实层平滑或有皱褶〔珊瑚菌科（Clavariaceae）〕。子实体从菌核产生，柄细长，单生，偶尔分枝，顶端膨大形

成纺锤形的担子果；担孢子单细胞，群集时白色〔核线菌属〔*Typhula* (Pers.) Fr.〕〕
　　……………………………………… 肉孢核瑚菌（*T. incarnata* Lasch：Fr.）

　　………斑叶兰核瑚菌加拿大变种（*T. ishikariensis* Imai var. *canadensis* Smith & Arsvoll）

　　………斑叶兰核瑚菌爱达荷变种 （*T. ishikariensis* Imai var. *idahoensis* (Remsb.) Arsvoll
　　　& Smith)

　　………………………… 斑叶兰核瑚菌 （*T. ishikariensis* Imai var. *ishikariensis*）

21. 子实体霉层状、网膜状，或有细疣；担子成分散的簇状，多不形成连续的层被，生于总状
　　分枝的菌丝上，短圆筒形，生小梗 4～6 个或 8 个；孢子多平滑〔网膜革菌属（*Pellicularia*
　　Cooke）〕…………………………… 丝核薄膜革菌〔*P. filamentosa* (Pat.) Rogers〕

21′. 子实体膜质或革质，不反卷或作碟状；子实层连续，平滑或有小突起；担孢子白色或淡
　　色，无间胞〔伏革菌属 （*Corticium* Pers. ex Fr.）〕…………………………………
　　………………………………… 木伏革菌〔*C. sasakii* (shirai) Matsum〕

22. 孢子白色，形成菌褶，子实体肉质至革质，菌盖与柄的组成物质不相连续；子实体有柄常
　　在中央〔皮伞菌属 （*Marasmius* Fr.）〕………………………………… *M. areades*

22′. 孢子黑色，有完整菌盖，菌褶略呈液化，有些种类有自上而下的分裂褶皱〔鬼伞菌属
　　〔*Coprinus* (Pers. ex Fr.) Gray〕〕
　　………………………… 鬼伞菌 （*C. psychromorbidus* Redhead & Traquair）

23. 繁殖器官为分生孢子，粉孢子或出芽 …………………………………………… 24

23′. 未发现繁殖器官，只产生菌丝体、菌核或菌索 ……… 37. 无孢菌群 （Mycelia Sterilia）

24. 分生孢子在分生孢子器内形成 ………………… 26. 球壳孢目 （Sphaeropsidales）

24′. 分生孢子不生在分生孢子器内 ………………………………………………… 25

25. 分生孢子梗生于分生孢子盘内，先藏于基物内，以后裂开，表层外露〔黑盘孢目（Melanco-
　　niales）〕。分生孢子无色单胞〔黑盘孢科无色单胞族 （Hyalosporeae of Melanconiaceae）〕；
　　分生孢子无纤毛，单生，香蕉形；分生孢子盘灰色至黑色，蜡质至革质，有刚毛，刚毛一
　　般生于分生孢子盘的周围；分生孢子椭圆形或新月形，直或微弯〔刺盘孢菌属 （*Col-
　　letotrichum* Corda）〕………………………… 禾生刺盘孢〔*C. graminicola* (Ces.) Wils.〕

25′. 分生孢子梗外露，子实体无一定的界限，绒毛状 ……… 29. 丛梗孢目 （Moniliales）

26. 分生孢子非线形，无色单胞或双胞 ………………………………………………… 27

26′. 分生孢子线形，单细胞或多细胞〔球壳孢科线状孢亚科（Scolecosporoideae of Sphaeropsi-
　　daceae）〕；无子座；分生孢子器散生，分生孢子器球形至扁球形，至多在开口处有乳头状
　　突起，炭质 ………………………………………………………………………… 28

27. 分生孢子无色单胞〔球壳孢科无色单胞族 （Hyalosporeae of Sphaeropsidaceae）〕；不形成
　　子座，分生孢子器分散，分生孢子器外表生有褐色刚毛，尤以顶端位置多；分生孢子卵圆
　　形、长圆形或圆筒形〔须壳孢属 （*Pyrenochaeta* de Not.）〕………………………………
　　……………………………… 土棘壳孢〔*P. terrestris* (Hans.) Gorenz et al.〕

27′. 分生孢子无色双胞〔球壳孢科无色双胞族 （Hyalodidymeae of Sphaeropsidaceae）〕；无子
　　座或菌丝层，分生孢子器无毛、无喙，生于明显的病斑内，分生孢子无附属丝〔壳单隔
　　孢属 （*Ascochyta* Lib. emend Sacc.）〕………………… 杉木壳二孢 （*A. desmazieri* Cav.）
　　…………………………………………………… 高粱壳二孢 （*A. sorghi* Sacc.）

28. 分生孢子器孔口小，圆形；分生孢子埋藏于基质内，成熟时始外露，光滑；生于叶上和

草本植物的茎上；分生孢子无色，至多是淡色〔壳针孢属（*Septoria* Sacc.）〕…………
…………燕麦壳针孢菌（*S. avenae* Frank）
…………狗牙根壳针孢（*S. cynodontis* Fekl）
…………粗柄壳针孢菌（*S. macropoda* Pass. var. *grandis* Sprague）
…………粗柄壳针孢〔*S. macropoda* Pass. var. *septulata*（Gons. & Frag.）Sprague〕
…………小麦颖枯壳针孢菌〔*S. nodorum*（Berk.）Berk.〕
…………奥特壳针孢菌（*S. oudemansii* Sacc.）
…………柔弱壳针孢菌（*S. tenella* Cke. & Eu.）

28′. 分生孢子器顶部不发达，口敞开〔壳尾孢属（*Phleospora* Wallr.）〕…………
………………………………………… 爱达荷壳尾孢菌（*P. idahoensis*）
………………………………………… 禾壳尾孢菌（*P. graminearum* Sprague & Hardison）

29. 分生孢子梗疏松呈绒毛状 ………………………………………… 30

29′. 分生孢子梗紧密团结，或形成球形或圆筒形的子实体。子实体常带有柄。子实体略呈球形，无柄，形成分生孢子座〔瘤座孢科（Tuberculariaceae）〕。分生孢子梗无色；分生孢子有隔膜 2 至多个，无色或鲜色，拟梭形至镰刀形、椭圆形至圆筒形、偶有球形〔瘤座孢科鲜色多胞族（Phaeodidymeae of Tuberculariaceae）〕；分生孢子梗分枝；分生孢子少有串生，常呈镰刀形或圆筒形〔镰孢霉属（*Fusarium* Lk. ex Fr.）〕 ………………
…………尖喙镰孢〔*F. acuminatum*（Ell. et Ev.）Wr.〕
…………弯钩镰孢（*F. crookwellense* Burgess et al.）
…………大刀镰孢〔*F. culmorum*（W. G. Sm.）Sacc.〕
…………薄伏腐镰孢〔*F. episphaeria*（Tode）S. et H.〕
…………木贼镰孢〔*F. equiseti*（Corda）Sacc.〕
…………雪腐镰孢（*F. nivale* Ces. ex Sacc.）
…………玫瑰镰孢禾变种（*F. roseum* var. *cerealis* "Culmorum"
…………早熟禾镰孢〔*F. poae*（Pk.）Wr.〕
…………拟分枝孢镰孢（*F. sporotrichoides* sherb.）
…………三隔镰孢〔*F. tricinctum*（Cda.）Sacc.〕

30. 分生孢子和孢子梗无色或鲜色 ………………………… 31. 丛梗孢科（Moniliaceae）

30′. 分生孢子和孢子梗都呈暗色，或二者之一呈暗色 ……… 32. 暗梗孢科（Dematiaceae）

31. 分生孢子双细胞，丛梗孢科双胞亚科（Didymosporoideae of Moniliaceae）菌丝在寄主组织的角质层下形成子座；分生孢子不串生，顶部有斜生的喙状突起〔喙孢霉属（*Rhynchosporium* Heinsen）〕 ………………… 黑麦喙孢〔*R. secalis*（Oud.）J. J. Davis〕

31′. 分生孢子由横隔膜分成 3 个以上的细胞〔丛梗孢科多胞亚科（Phragmosporoideae of Moniliaceae）〕。分生孢子梗分化明显，易与孢子区别，寄生菌，分生孢子洋梨形至倒棍棒形〔梨孢霉属（*Pyricularia* Sacc.）〕 ………………… 灰梨孢（*P. grisea*（Cooke）Sacc.）

32. 分生孢子单细胞〔暗梗孢科单胞亚科（Amerosporoideae of Dematiaceae）〕。分生孢子暗色，单生在分枝的孢子梗的顶端〔单头孢霉族（Monotosporeae）〕；分生孢子梗分化明显，分生孢子生于孢子梗顶端的膨大部位〔黑孢霉属（*Nigrospora* Zim.）〕
………………………………………… 球黑孢〔*N. sphaerica*（Sacc.）Mason〕

32′. 分生孢子非单细胞，或单细胞线形 ………………………………………… 33

33. 分生孢子双细胞〔暗梗孢科双胞亚科 (Didymosporoideae of Dematiaceae)〕分生孢子梗集生成疏束，褐色，单枝；分生孢子生于连续生长突出的梗顶，暗色，双细胞，卵形或长圆形，顶端渐窄〔束梗单隔霉属 (*Scolecotrichum* Kunze ex Fr.)〕 ……………………………………
　　　　　　　　　　　　　　　　　　　　　　　　 禾单隔孢 (*S. graminis* Fckl.)

33′. 分生孢子双细胞以上 ……………………………………………………………… 34

34. 分生孢子由横隔膜分成 3 个以上的细胞〔暗梗孢科多胞亚科 (Phragmosporoideae of Dematiaceae)〕。分生孢子内生，不成串，分生孢子梗单枝，显著地较分生孢子长；分生孢子短而色深，丛生侧生或生于近顶端部分，不呈辐射状排列，平滑 ……………… 36

34′. 分生孢子由纵横隔膜分隔或呈线形 ……………………………………………… 35

35. 分生孢子由纵横两种隔膜分成砖隔状〔暗梗孢科砖隔孢亚科 (Dictyosporoideae of Dematiaceae)〕。分生孢子梗与分生孢子显然不同；分生孢子形态一致，串生；子实层绒毛状；分生孢子梗仅偶尔分枝；分生孢子顶端略细或有长喙，有时单生〔交链孢霉属 (*Alternaria* Nees ex Wallr.)〕 …………………………………………………… *A.* spp.

35′. 分生孢子线形，单细胞或多细胞〔暗梗孢科线状孢亚科 (Scolecosporoideae of Dematiaceae)〕。分生孢子梗色深，不分枝；分生孢子无色至暗色，尾状，多细胞〔尾孢霉属 (*Cercospora* Fres.)〕 ……………… 羊茅尾孢菌 (*C. festucae* Hardison)
　　　　…………………………………………………… 梭斑尾孢 (*C. fusimaculans* Atk.)

36. 分生孢子着色大体均匀，椭圆形至圆筒形，直或稍弯〔长蠕孢属 (*Helminthosporium* Link ex Fr.)〕，包括双极霉、德斯霉和长蠕孢 …………………………………………
　　………………禾双极霉 (*Bipolaris sorokiniana* (Sacc. in Sorok) Shoemaker)
　　…………………狗牙根双极霉〔*Bipolaris cynodontis* (Marig.)〕
　　…………………玉蜀黍双极霉 (*Bipolaris maydis*)
　　…………………奥地利散尾双极霉 (*Bipolaris australiensis*)
　　…………………橄榄绿双极霉 (*Bipolaris hawaiiensis*)
　　…………………悬链德斯霉〔*Drechslera catenaria* (Drechs.) Ito〕
　　…………………网斑德莱斯霉〔*Drechslera dictyoides* (Drechs.) Shoemaker〕
　　…………………红斑德斯霉〔*Drechslera erythrospila* (Drechs.) Shoemaker〕
　　…………………巨德莱斯霉〔*Drechslera gigantea* (Heald & Wolf) Ito〕
　　…………………晕圈德莱斯霉〔*Drechslera halodes* (Drechlera) Subram & Jain〕
　　…………………早熟禾德斯霉〔*Drechslera poae* (Baudys) Shoem〕
　　…………………喙形德莱斯霉 (*Drechslera* (Setosphaeria) *rostrata*)
　　…………………干枯德莱斯霉〔*Drechslera siccans* (Drechs.) Shoemaker〕
　　…………………四孢长蠕孢〔*H. spiciferum* (Bain) Nicot.〕

36′. 分生孢子的两端细胞色淡，弯曲度大，中部细胞特大而色深〔弯孢霉属 (*Curvularia* Boedijn)〕 ………… 棒状弯孢 (*C. clavata* Jain)
　　………………膝曲弯孢〔*C. geniculata* (Tracy & Earle) Boedija〕
　　………………桔色弯孢〔*C. inaequalis* (Shear) Boedija〕
　　………………间型弯孢 (*C. intermedia* Boedija)
　　………………新月弯孢〔*C. lunata* (Wakker) Boedija〕
　　………………苍白弯孢 (*C. pallescens*)

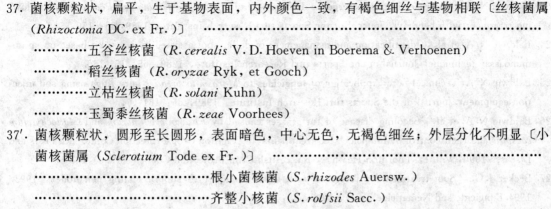

37. 菌核颗粒状，扁平，生于基物表面，内外颜色一致，有褐色细丝与基物相联〔丝核菌属（*Rhizoctonia* DC. ex Fr. ）〕 ●●●

●●●●●●●●●●●五谷丝核菌（*R. cerealis* V. D. Hoeven in Boerema & Verhoenen）

●●●●●●●●●●稻丝核菌（*R. oryzae* Ryk，et Gooch）

●●●●●●●●●●立枯丝核菌（*R. solani* Kuhn）

●●●●●●●●●●玉蜀黍丝核菌（*R. zeae* Voorhees）

37′. 菌核颗粒状，圆形至长圆形，表面暗色，中心无色，无褐色细丝；外层分化不明显〔小菌核菌属（*Sclerotium* Tode ex Fr. ）〕 ●●

●●●●●●●●●●●●●●●●●●●●●●●根小菌核菌（*S. rhizodes* Auersw. ）

●●●●●●●●●●●●●●●●●●●●●●●齐整小核菌（*S. rolfsii* Sacc. ）

其他：根外生真菌（root ectotrophic fungi）；*Xanthomonas campestris*（Pammel）Dowson 黄单胞菌；Aster yellows mycoplasma（MLO）菌质体；an unidentified coryneform bacterium 棒状细菌；pleomorphic mycoplasma-like organisms 多形菌质；panicum mosaic virus 樱子花叶病毒。

参考文献

1. 于凤芝，早熟禾草坪锈病的防治，牧草与饲料，1992，(2)：54。

2. 王壁生等，两种草坪真菌性病害的鉴定与防治，广东农业科学，1991，(2)：28～29。

3. 刘嵋恩，台湾草皮病害调查，中国园艺，1987，33 (3)：201～207。

4. 刘嵋恩，困扰草皮维护的草皮 *Rhizoctonia* 病害，兴农杂志，1987，(225)：30～36。

5. 伏谷正身，草坪的病害防治，兴农杂志，1995，(319)：74～84。

6. 罗焕荣等，本特草在广东的生育习性及病虫害防治观察，广东农业科学，1994，(1)：25～27。

7. 邹秀莹等，我国北方运动场草坪德斯霉病害的初步观察，草业科学，1992，9 (5)：33～35。

8. 翁启勇等，结缕草的病害，国外畜牧学——草原与牧草，1995，(3)：4～7。

9. 翁启勇等，钝叶草的病害种类及症状，国外畜牧学——草原与牧草，1995，(4)：26～27，32。

10. 翁启勇等，狗牙根草坪草病害种类及几种主要病害简介，福建省农科院学报，1995，10 (4)：52～56。

11. 翁启勇等，假俭草病害简介，国外畜牧学——草原与牧草，1996，(1)：12～13。

12. 翁启勇等，福建草坪草病害初报，草业学报，1997，6 (2)：70～73。

13. 翁启勇等，登云高尔夫球场草坪病、虫、杂草防除，草业科学，1997，14 (4)：48～51。

14. 郭毓仁，草皮的病虫害防治（一），丰年，1994，44 (21)：32～35。

15. 谭继清等，草坪线虫病及其防治（综述），四川草原，1995，(4)：38～40。

16. 华南农业大学林学系等编著，《花木病虫害防治》，广东科技出版社，广州，1985，p.93～97。

17. 沈瑞详等（译），《花木病虫害》，中国建筑工业出版社，北京，1987，250～256。

18. 赵美琦、孙明等主编，《草坪全景——草坪病害》，中国林业出版社，北京，1999。

19. 韩烈宝、田地等主编，《草坪全景——草坪建植与管理手册》，中国林业出版社，北京，1999。

20. 张志国主编，《草坪建植与管理》，山东科学技术出版社，山东，1999。

21. Artyukhova, G. A. et al., Changes in some perennial grasses caused by nematodes of the family Anguinidae. Byulleten' Vsesoyuznogo Institute Gel' mintologii im. K. I. Skryabina（Fitogel' mintologiya），1980, No. 26, 8-11.

22. Ashbauqh F. M. et al., Comparison of fungicides for control of *Pythium* blight on *Festuca rubra*. Phytopathology，1984，74 (7)：812.

23. Baldwin N. A. , Increases in post-emergence damping-off of *Agrostis castellana* and *Poa pratensis* following treatment with benomyl. Journal of the Sports turf Research Institute, 1989, 65: 150-154.

24. Baldwin N. A. et al. , Identification and management of dollar spot assisted by a test kit based on an immunoassay technique. Journal of the Sports turf Research Institute, 1989, 65: 155-160.

25. Baldwin N. A. Technical note. Application of fungicides to *Marasmius oreades* fairy rings using soil injection equipment. Journal of the Sports turf Research Institute, 1989, 65: 161-164.

26. Baldwin N. A. et al. , Seedling disease of turfgrasses caused by *Fusarium culmorum* and *Cladochytrium caespitis* and their control by fungicide seed treatments. In Brighton Crop Protection Conference Pests and Diseases-1990, Vol. 1, Thornton Heath, UK: British Crop Protection Council (1990) 123-130.

27. Becker J. O. , Spot-treatment of turfgrass with a soil funigant to suppress sting nematodes, 1993/1994. Fungicide and Nematicide Tests, 1995, 50: 211.

28. Borromeo E. S. et al. , Genetic differentiation among isolates of *Pyricularia infecting rice* and weed hosts, Phytopathology, 1993, 83 (4): 393-399.

29. Burpee L. L. *Rhizoctonia cerealis* causes yellow patch of turfgrasses. Plant Disease, 1980, 64 (12): 1114-1116.

30. Burpee L. L. et al. Pathogenicity of *Ceratobasidium cornigerum* and related fungi representing five anastomosis groups. Phytopathology, 1980, 70: 843-846.

31. Burpee L. L. et al. Suppression of brown patch disease of creeping bentgrass by isolates of nonpathogenic *Rhizoctonia* spp. Phytopathology, 1984, 74: 692-694.

32. Burpee L. L. et al. Evaluation of two dollar spot forecasting systems for creeping bentgrass. Can. J. Plant Sci. , 1986, 66: 345-351.

33. Burpee L. L. et al. Suppression of gray snow mold on creeping bentgrass by an isolate of *Typhula phacorrhiza*. Plant Disease, 1987, 71 (1): 97-100.

34. Chizhov V. N. et al. *Poa annua-a* new host of *Paranguina agropyri* (Nematoda: Tylenchida) . Byulleten Vsesoyuznogo Institute Gel'mintologii im. K. I. Skryabina, 1986, (45): 68-73.

35. Christensen M. J. *Rhizoctonia* species associated with diseased turf grasses in New Zealand. New Zealand Journal of Agricultural Research, 1979, 22 (4): 627-629.

36. Clarke B. B. et al. Predicting *Rhizoctonia* blight and reducing fungicide inputs on creeping bentgrass using environmental and immunoassay——based forecasts, Phytopathology, 1993, 83 (12): 1338.

37. Cook R. J. et al. The Nature and Practice of Biological Control of Plant Pathogens. American Phytopathological Society, St. Paul, MN. , 1983.

38. Cook R. J. et al. A study of the effect of nitrogen carriers on turfgrass diseases. Plant Dis. Rep. , 1964, 48: 254-255.

39. Couch H. B. *Pythium* blights. p. 97-102. in: Diseases of Turfgrass. R. E. Krieger Publishing Co. , Huntington, NY. , 1973

40. Couch H. B. Diseases of Turfgrasses, R. E. Krieger Press, USA. , 1976

41. Crahay J. N. et al. Growth and pathogenicity of *Leptosphaeria korrae* in bermudagrass. Plant Disease, 1988, 72 (11): 945-949.

42. Damaj M. et al. Isozyme varition and genetic relatedness in binucleate *Rhizoctonia* species, Phytopathology, 1993, 83: 864-871.

43. Davis R. F. et al. Root-growth of bentgrass and annual bluegrass as influenced by coinfection with *Tylenchorhynchus nudus* and *Magnaporthe poae*. Journal of Nematology, 1994, 26 (1): 86-90.

44. Davis R. F. et al. Vertical distribution of three nematode genera in a bentgrass putting green in central Illinois. Journal of Nematology, 1995, 26 (4): 518-521.

45. Davis R. F. et al. Population fluctuations of three nematode genera in putting green in northern Illinois. Journal of Nematology, 1995, 26 (4): 522-530.

46. Elliott M. L. et al. Fungi similar to *Gaeumannomyces* associated with root rot of turfgrasses in Florida. Plant Disease, 1991, 75 (3): 238-241.

47. Elliott M. L. et al. Use of a polymerase chain reaction assay to aid in identification of *Gaeumannomyces graminis* var. *graminis* from different grass hosts. Phytopathology, 1993, 83 (4): 414-418.

48. Endo R. M. et al. *Leptosphaeria korrae*, a cause of the spring dead spot disease of bermudagrass in California. Plant Disease, 1985, 69 (3): 235-237.

49. Endo R. M. et al. Patch disease of turfgrass caused by ectotrophic fungi are difficult to control. California Turfgrass Culture, 1989, 39 (1-2): 1-4.

50. Engel R. E. et al. Merion Kentucky bluegrass response to soil residue of preemergence herbicides. Weeds, 1966, 15: 128-130.

51. Freeman T. E. Seedling diseases of turfgrasses incited by *Pythium*. p. 41-44 in: Advances in Turfgrass Pathology. B. G. Joyner and P. O. Larsen, eds. Harcourt Brace Jovanovich, Inc., Duluth, MN. p. 197, 1980.

52. Giblin-Davis R. M. Potential for biological control of phytoparasitic nematodes in Bermudagrass turf with isolates of the *Pasteuria penetrans* group. Proceedings of the Florida State Horticultural Society, 1990, 103: 349-351.

53. Goodman D. M. et al. Biological control of dollar spot disease of creeping bentgrass. Phytopathology, 1991, 81: 1438-1446.

54. Gould C. J. et al. Effect of fungicides and other materials on control of *Ophiobolus* patch disease on bentgrass. J. Sports Turf Res. Inst., 1966, 42 (11): 41-48.

55. Guglielmoni M. B. et al. Isolation of bacterial antagonists for the control of *Magnaporthe poae* in turfgrass. Phytopathology, 1993, 83 (2): 243.

56. Hall T. J. et al. Survival of *Pythium aphanidermatum* in golf course turfs. Plant Disease, 1980, 64 (12): 1100-1103.

57. Haygood R. A. et al. Evaluation of *Gilocladium virens* as a biocontrol agent of dollar spot on bermudagrass. (Abatr.) Phypathology, 1990, 80: 435.

58. Haygood R. A. et al. Characterization and pathogenicity of species of *Rhizoctonia* associated with centipedegrass and St. Augustinegrass in South Carolina. Plant Disease, 1990, 74 (7): 510-514.

59. Hoitink H. A. et al. Basis for the control of soilborne plant pathogens with composts. Annu. Rev. Phytopathol, 1986, 24: 93-114.

60. Hurd B. et al. *Rhizoctonia* spp. associated with brown patch of Saint Augustinegrass. Phytopathology, 1986, 73 (12): 1661-1665.

61. Johnk J. S. et al. Differentiation of populations of AG-2-2 of *Rhizoctonia solani* by analysis of cellular fatty acids, Phytopathology, 1993, 83: 278-283.

62. Juhnke M. E. et al. A selective medium for *Gaeumannomyces graminis* var. *tritici*. Plant Disease, 1984, 68 (3): 233-236.

63. Kaplan J. D. et al. Red thread and pink patch diseases of turfgrass. Plant Disease, 1983, 67 (2): 159-162.

64. Kobayashi D. et al. Isolation of bacteria antagonistic to *Magnaporthe poae* using enrichment cultures. Phytopathology, 1993, 83 (12): 1365.

65. Kuter G. A. et al. Fungal populations in container media amended with composted hardwood bark suppressive and conducive to *Rhizoctonia* damping-off. Phytopathology, 1983, 73: 1450-1456.

66. Kwok O. C. H. et al. Interactions between bacteria and *Trichoderma hamatum* in suppression of *Rhizoctonia* damping-off in bark compost media. Phytopathology, 1987, 77: 1206-1212.

67. Landschoot P. J. et al. Gray leaf spot of perennial ryegrass turf in Pennsylvania. Plant Disease, 1992, 76 (12): 1280-1282.

68. Lawton M. B. et al. Biology control of *Typhula* blight on turfgrass. Highlights of Agricultural Research in Ontario, 1989, 12 (2): 1-4.

69. Lawton M. B. et al. Effect of rate and frequency of application of *Typhula phacorrhiza* on biological control of *Typhula* Blight of creeping bentgrass. Phytopathology, 1990, 80 (1): 70-73.

70. Lucas L. T., Evaluation of nematicides for sting and stubby root nematode control in Bermuda-Grass, 1985. Fungicide and Nematicide Tests, 1985, 40: 74.

71. Lucas L. T. et al. Evaluation of nematicides for control of sting nematode in bermudagrass, 1987. Fungicide and Nematicide Tests, 1988, 43: 164.

72. Maraite H. et al. Difference in fungicide sensitivity among strains of *Microdochium nivale* isolated from golf courses in Belgium. Mededelingen van de Faculteit Landbouw wetenschappen Rijksuniversiteit Gent, 1988, 53 (2b): 615-624.

73. Markland, F. E. et al. Influence of nitrogen fertilizers on Washington creeping bentgrass, *Agrostis palustris* Huds. II. Incidence of dollar spot, *Sclerotinia homoeocarpa*, infection. Agron. J., 1969, 61: 701-705.

74. Marshall D. S. et al. Infection cushion formation on rice sheaths by *Rhizoctonia solani*. Phytopathology, 1980, 70: 947-950.

75. Martin S. B. et al. Characterization and pathogenicity of *Rhizoctonia* spp. and binucleate *Rhizoctonia-like* fungi from turfgrasses in North Carolina. Phytopathology, 1984, 74 (2): 170-175.

76. Martin S. B. et al. Comparative sensitivity of *Rhizoctonia solani* and *Rhizoctonia*——like fungi to selected fungicide in vitro. Phytopathology, 1984, 74 (7): 778-781.

77. McCarty L. B. et al. *Gaeumannomyces graminis* associated with spring dead spot of bermudagrass in the southeastern United States. Plant Disease, 1989, 73 (8): 659-661.

78. McCarty L. B. et al. Spring dead spot occurrence in bermudagrass following fungicide and nutrient applications. Hortscience, 1992, 27 (10): 1092-1093.

79. Miller S. A. et al. Application of rapid field-usable immunoassays for the diagnosis and monitoring of fungal pathogens in plants. In Brighton Crop Protection Conference, Pests and Diseases-1988, Vol. 2 Thornton Heath, UK; British Crop Protection Council, (1988), 795-803.

80. Miller S. A. et al. From the research bench to the market place: development of commercial diagnosis kits. In Techniques for the rapid detection of plant pathogens [Ed. by Duncan, J. M. ; Torrance, L.] Oxford, UK; Blackwell Scientific Publications, 1992, p. 208-221.

81. Moore L. D. et al. Influence of environment on diseases of turfgrass. III. Effect of nutrition, pH, soil temperature, air temperature, and soil moisture, on Pythium blight of highland bentgrass. Phytopathology, 1963, 53: 53-57.

82. Mundo-Ocampo M. et al. Occurrence of *Belonolaimus longicaudatus* on Bermudagrass in the Coachella Valley. Plant Disease, 1994, 78 (5): 529.

83. Myers R. F. et al. Relationship between cultural factors and nematodes on Merion Kentucky bluegrass. Journal of Nematology, 1992, 24 (1): 205-211.

84. Nameth S. T. et al. Development of monoclonal antibody for detection of *Leptosphaeria korrae*, the causal agent of necrotic ringspot disease of turfgrass, Phytopathology, 1990, 80: 1208-1211.

85. Nelson E. B. et al. Effects of fungal antagonists and compost age on suppression of *Rhizoctonia* damping-off in container media amended with composted hardwood bark. Phytopathology, 1983, 73: 1357-1462.

86. Nelson E. B. et al. Application of top-dressings amended with composts and organic fertilizers for the suppression of brown patch (*Rhizoctonia solani*) on a creeping bentgrass putting green. Phytopathology,

1990, 80: 122.

87. Nelson E. B. et al. Use of disease-suppressive top-dressings for the control of dollar spot (*Sclerotinia ho-moeocarpa*) on a creeping bentgrass putting green. Phytopathology, 1990, 80: 122.

88. Nelson E. B. et al. Introduction and establishment of strains of *Enterobacter cloacae* in golf course turf for the biological control of dollar spot. Plant Disease, 1991, 75 (5): 510-514.

89. Nelson E. B. et al. Identification and comparative pathogenicity of *Pythium* spp. from root and crowns of turfgrasses exhibiting symptoms of root rot. Phytopathology, 1991, 81 (12): 1529-1536.

90. Nelson E. B. et al. A miniaturized and rapid bioassay for the selection of soil bacteria suppressive to *Pythi-um* blight of turfgrass. Phytopathology, 1992, 82 (2): 206-210.

91. Nelson E. B. et al. Suppression of Dollar Spot on Creeping Bentgrass and Annual Bluegrass Turf with Compost-Amended Topdressings. Plant Disease , 1992, 76 (9): 954-958.

92. Nyczepir A. P. et al. Behavior, parasitism, morphology, and biochemistry of *Crieconemella xenoplax* and *C. ornata* on peach. Journal of Nematology, 1988, 20 (1): 40-46.

93. O'Leary A. L. et al. Screening potential bioantagoniats against pathogens of turf. Phytopathology, 1988, 78: 1593.

94. Phae C. G. et al. Expression of the suppressive effect of *Bacillus subtilis* on phytopathogens in inoculated composts. J. Ferment. Bioeng. , 1990a, 6: 409-414.

95. Phae C. G. et al. Characteristics of *Bacillus subtilis* isolated from composts suppressing phytopathogenic microorganisms. Soil Sci. Plant Nutr. , 1990b, 36: 575-586.

96. Pennucci A. et al. Dicarboximide-resistant strains of *Microdochium nivale* in New Zealand. Australasian Plant Pathology, 1990, 19 (2): 38-41.

97. Punja Z. K. et al. Comparative control of *Sclerotium rolfsii* on golf greens in Northern California with fungicides, inorganic salts, and *Trichoderma* spp. Plant Disease, 1982, 66 (12): 1125-1128.

98. Riedal R. M. et al. Control of plant parasitic nematodes in golf course turf using liquid and granular ne-maticides, 1985. Fungicide and Nematicide Tests, 1986, 41: 73.

99. Roger B. et al. Organic plant protection. Rodale Press, Inc. 1977, p. 409.

100. Rowell J. B. Observations on the pathogenicity of *Rhizoctonia solani* on bentgrasses. Plant Dis. Rep. , 1951, 35: 240-242.

101. Sanders P. L. et al Ceratobasidium: A pathogen of turfgrass. (Abstr.) Am. Phytopathol. Soc. , 1976, 3: 310.

102. Sanders P. L. Failure of metalaxyl to control *Pythium* blight on turfgrass in Pennsylvania. Plant Disease, 1984, 68 (9): 776-777.

103. Sanders P. L. et al. Reduced-rate fungicide mixtures to delay fungicide resistance and to control seleted turfgrass diseases. Plant Disease, 1985, 69 (11): 939-943.

104. Sanders P. L. et al. Laboratory-induced resistance to fosetyl-Al in a metalaxyl-resistant field isolate of *Pythium aphanidermatum*. Plant Disease, 1990, 74: 690-692.

105. Sarniguet A. et al. Evaluation of populations of fluorescent pseudomonads related to decline of take-all patch on turfgrass. Plant and Soil, 1992, 145 (1): 11-15.

106. Sauer K. M. et al. Identification of *Ophisphaerella herpotricha* by cloned DNA probes, Phytopathology, 1993, 83 (1): 97-102.

107. Schmitthenner A. F. Isolation and identification methods for *Phytophthora* and *Pythium*. p. 94-110 in: Proc. First Woody Ornamentals Dis. Workshop, Univ. of Missouri. Columbia. , 1973.

108. Schumann G. L. et al. Use of environmental parameter and immunoassays to predict *Rhizoctonia* blight and schedule fungicide applications on creeping bentgrass, Crop Protection, 1994, 13 (3): 211-218.

109. Shane W. W. et al. Monoclonal antibodies for diagnosis of necrotic ring spot of turfgrass, Phytopathology, 1988, 78 (12): 1521.

110. Shane W. W. et al. First report of field resistance of *Colletotrichum graminicola* on turf to benzimidazole fungicides in the United States. Plant Disease, 1989, 73 (9): 775.

111. Shurtleff M. C. Brown patch of turf caused by *Rhizoctonia solani*. Ph. D. thesis. University of Minnesota, St. Paul. , 1953, p. 177.

112. Smiley R. W. Compendium of Turfgrass Diseases. American Phytopathological Society, St. Paul, MN. , 1983, p. 102.

113. Smiley R. W. et al. Techniques for inducing summer patch symptoms on *Poa pratensis*. Plant Disease, 1985, 69: 482-484.

114. Smith J. D. Fairy rings: Biology, antagonism and possible new control methods. in: Advances in Turfgrass Pathology. P. O. Larsen and B. G. Joyner, eds. Harcourt Brace Jovanovich, Duluth, MN. , 1980, p. 197 Pages 75-80.

115. Smith J. D. Snow molds of turfgrasses: Identification, biology, and control. Pages 75-80, in: Advances in Turfgrass Pathology. P. O. Larsen and B. G. Joyner, eds. Harcourt Brace Jovanovich, Duluth, MN. , 1980, p. 197.

116. Smith J. D. et al. Fungal Diseases of Amenity Turfgrasses. 3rd ed. Routledge, Chapman &. Hall, New York. , 1989.

117. Sugimoto E. E. et al. Oligotrophic pseudomonads in the rhizosphere: Suppressiveness to *Pythium* damping-off of cucumber seedlings (*Cucumis sativus* L.) . Biol. Fert. Soils, 1990, 9: 231-234.

118. Sukker E. M. et al. Biocontrol of *Rhizoctonia solani* in tall fescue turfgrass, (Abstr.) . Phytopathology, 1987, 77: 1721.

119. Tanpo H. et al. Efficient chemical control of large patch on *Zoysia* turf. Technical Bulletin of the Faculty of Agriculture, Kagawa University, 1988, 40 (1): 37-45.

120. Tarjan, A. C. ; Frederick, J. J. Comparative nematicidal efficacies of several commercial products on bermudagrass. Proceedings of the Florida State Horticultural Society, 1984, publ. 1985, 97: 300-304.

121. Thompson D. Y. et al. Evaluation of bacteria for the suppression of summer patch and root colonizing ability on turfgrass. Phytopathology, 1993, 83 (12): 1337.

122. Tisserat N. Differentiation of *Ophiosphaerella herpotricha* and *Leptosphaeria korrae* by resteriction fragment length polymorphism analysis, Phytopathology, 1988, 78 (12): 1613.

123. Tisserat N. A. et al. *Ophiosphaerella herpotricha*, a cause of spring dead spot of bermudagrass in Kansas. Plant Disease, 1989, 73 (11): 933-937.

124. Tisserat N. et al. Identification of *Leptosphaeria korrae* with cloned DNA probes, Phytopathology, 1990, 80 (10): 979.

125. Tisserat N. A. et al. Selective amplification of rDNA internal transcribed spacer regions to detect *Ophiosphaerella korrae* and *O. herpotricha*, Phytopathology, 1994, 84 (5): 478-482.

126. Tu C. C. et al. A rapid staining technique for *Rhizoctonia solani* and related fungi. Mycologia , 1973, 65: 941-944.

127. Tu C. C. et al. A modified soil-over-culture method for inducing basidia in *Thanatephorus cucumeris*. Phytopathology, 1975, 65: 730-731.

128. Wick R. L. et al Evaluation of nematicide for control of *Heterodera iri* under putting green conditions, 1994. Fungicide and Nematicide Tests, 1995, 50: 211.

129. Wild C. J. C. Control of turfgrass diseases with iprodione. In Crop Protection in Northern Britain 1984, Dundee, UK; Scottish Crop Res. Inst. (1984) p. 293-298.

130. Wilkinson H. T. et al. The selection of bacteria antagonistic to *Pythium* spp. Pathogenic to turfgrass. (Abstr.) Phytopathology, 1984, 74: 812.

131. Wong P. T. W. et al. Control of *Ophiobolus* patch in *Agrostis* turf using avirulent fungi and take all suppressive soils in pot experiment. Ann. Appl. Biol. , 1979, 92: 191-197.

132. Wong P. T. W. et al. Suppression of wheat take-all and Ophiobolus patch by fluorescent pseudomonads from a Fusarium-suppressive soil. Soil Biol. Biochem. , 1984, 16: 397-403.

133. Wong P. T. W. et al. Preventative control of take-all patch of bentgrass turf using triazole fungicides and *Gaeumannomyces graminis* var. *graminis* following soil fumigation. Plant Protection Quarterly, 1989, 4 (2): 70-72.

134. Yuen G. Y. et al. Biological control of *Rhizoctonia solani* on tall fescue using fungal antagonists. Plant Disease, 1994, 78 (2): 118-123.

135. Zarlengo P. J. et al. Influence of shading on the response of tall fescue cultivars to *Rhizoctonia solani* AG-1-IA. Plant Disease, 1994, 78 (2): 126-129.

136. Zhou T. et al. Hypovirulence in *Sclerotinia homoeocarpa* and it's potential in management of dollar spot of turf grass. in: Advances in Biological Control of Plant Diseases, 1996, p238-240. Ed. Tang Wenhua, et al. , China Agricultural University Press, Beijing China, May 1996.

137. Zimmerman K. K. et al. Biological control of dollar spot (*Sclerotinia homoeocarpa*) on creeping bentgrass (*Agrostis palustris Huds.*) . Phytopathology, 1993, 83 (6): 697.

第二章　草坪虫害

草坪有害动物的类群有节肢动物、软体动物、鸟类、哺乳动物等，对草坪造成的危害也是多方面的。一些种类直接取食草坪草的根、茎、叶；一些种类通过其特殊的口器吸食草坪草的汁液；一些种类在取食过程中同时传播疾病；一些种类则由于其在床土中的活动，破坏了床土结构，影响草坪草根部与土壤的正常接触；一些种类的活动结果，把深层土壤中的杂草种子带到土壤表面，萌发而造成杂草危害；一些种类由于其活动结果，在草坪上造成小土丘，影响草坪的平整度和景观效果；一些种类则因其粪便污染了草坪。在所有草坪有害动物中，昆虫是最大的类群。已报道为害草坪的昆虫、螨类等害虫约有 200 余种。除少数造成严重危害外，大多数种类仅造成局部或轻度为害。许多种类同时是作物害虫。有些种类为地域性害虫，在我国没有发生。有些种类虽然目前我国尚无为害草坪的记录，但在条件适宜的情况下，可能成为草坪害虫。如灰翅夜蛾，在我国较早的报道是一种水稻害虫，但在福建，随着狗牙根草坪的建植，已成为狗牙根草坪上的一种重要害虫，特别是在城郊的狗牙根草坪上（何玉仙等，1988）。

第一节　草坪害虫的分类地位和主要生物学特性

为害草坪的绝大部分害虫种类为昆虫，分别隶属鳞翅目、同翅目、直翅目、双翅目、膜翅目、鞘翅目、缨翅目和半翅目等。此外，还有蜘蛛纲真螨目以及软体动物。其中，以鞘翅目、鳞翅目、直翅目和同翅目的种类数量占绝大多数（图 7）。已报道的草坪害虫种类，参见第六章的草坪害虫记录。这些害虫，绝大多数都为其他作物上的害虫，其分类学和生态学可参见相关文献，本节仅对部分主要草坪害虫的分类地位与生物学特性进行描述。

一、鳞翅目（LEPIDOPTERA）

主要为害种类为夜蛾科、螟蛾科昆虫。很多种类同时是作物害虫。成虫为蛾，多在夜间活动，有趋光性；主要活动为飞翔、觅食、交配和寻找合适的产卵场所；以露水、花蜜为食；有些种类有远距离迁飞习性。幼虫期是这些种类的为害时期，草坪草的叶片和嫩茎是其主要食物，有时也取食杂草的叶和茎。一般 3 龄以后的幼虫食量大，对草坪草形成暴发性为害，成片草坪因害虫取食而形成斑秃。有些种类的幼虫有迁移取食的习性，形成明显、整齐的迁移前沿。幼龄幼虫取食时，有的种类造成草坪草叶片缺口，有的咬食叶肉，留下白色膜状表皮，并能吐丝下垂转移。蛹大部分是被蛹，只有少数低等蛾类是离蛹。蛹长椭圆形，分为头、胸、腹三部分。卵呈各种不同的形状，通常圆球形，馒头形或扇形，表面常有刻纹。

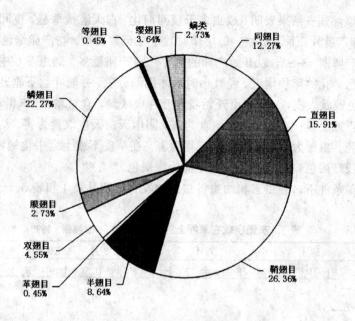

图7 草坪节肢动物类害虫数量结构比较

（一）夜蛾科（Noctuidae）

鳞翅目中的一个大科，我国已知约有1 500种，已报道为害草坪的种类约31种。成虫多夜间活动，体色一般较灰暗，喙多数发达，静止时卷缩，通常有下唇须；多有单眼，复眼大，半球形，少数肾形，光滑或有毛；额骨化很强，形状多样；触角有线形、锯齿形或栉形。胸部有毛或鳞片，中足胫节有1对距，后足胫节有2对距，某些种类胫节具刺；前翅翅脉属于四叉形，即 M_2 自中室下角伸出，后翅有四叉形或三叉形，Sc或R基部部分合并，但不超过中室之半。

1. 灰翅夜蛾（*Spodoptera mauritia*）

别名稻叶夜蛾、禾灰翅夜蛾、眉纹夜蛾。多食性"夜盗"式害虫。成虫体长14～16mm，翅展30～36mm。雄蛾暗褐至灰黑色，前翅灰黑，有灰白环纹，中央灰褐色，后翅色白，顶角及外缘处暗褐。雌蛾色较浅，前翅内横线前端无灰白色斜带，都具强烈趋化性。卵成块状，上覆黄褐色绒毛。蛹初玉绿，后转栗红，臀刺2枚，大而弯曲。1年发生4～8代，以老熟幼虫或蛹入土越冬。幼虫具假死性，体色变化很大，青绿色至暗褐色，多为6龄。第1～3龄体多为青绿色，气门线紫红色。从第3龄开始，腹部各节在亚背线外侧有1个黑色眉状斑，各斑大小相等，身体腹面绿色，无花纹。第5～6龄体变墨绿色或灰黑色。老熟幼虫多入土2～4cm化蛹。雌蛾未补充营养也能产卵，但产卵量很低。该虫对狗牙根草坪为害严重，以幼虫取食草坪叶片及嫩茎，第1～3龄幼虫食叶成缺刻，第5～6龄食量暴增，是主要的为害期，对草坪造成毁灭性的损害。据文献记载，灰翅夜蛾同时是水稻栽培中的一种害虫。对高羊茅草坪草为害也很大，但不为害马尼拉草。

何玉仙等（1998）根据室内饲养、灯下诱虫，并结合草坪实地观察（表3），发现灰翅夜蛾在福州狗牙根草坪上1年发生6～7代，以第6代后期及第7代早期的老熟幼虫在草皮下或土缝中越冬，于翌年4月中、下旬开始发生，7～9月份为大发生期，每平方米虫量可达成百上千头。

　　室内饲养和草坪调查结果表明，成虫多于夜间羽化、白天潜伏草丛，夜间交配、产卵。产卵前期 1～3d，卵产叶片正面，成块，每块卵粒数十粒至数百粒。初产卵绿色，扁球形，将孵化时为深褐色，产卵期 4～8d，以开始产卵的第 1～2d 产卵最多。幼虫多在中午或午后孵化，初孵幼虫群集在已孵化的卵块附近，经数小时后才逐渐分散，并能吐丝下垂转移。1 龄幼虫咬食叶肉，留下白色膜状表皮，3 龄幼虫开始咬食叶片成缺刻，食量增加，5 龄后为暴食期。幼虫白天潜伏草皮下或土缝中，夜间出来取食为害，阴雨天白天也取食为害。幼虫受惊或轻碰，立即落地蜷缩假死。虫量大时，幼虫成群迁移为害。在草皮下或土缝中化蛹，预蛹期 1～2d，初蛹绿色，后为浅红褐色，再为褐色，羽化前为深褐色。

　　室内自然变温条件下，各虫态和幼虫各虫龄的发育历期见表 4 和表 5。

表 3　灰翅夜蛾在草坪上的年生活史　　　　（福州·1995）

世代	3月上	3月中	3月下	4月上	4月中	4月下	5月上	5月中	5月下	6月上	6月中	6月下	7月上	7月中	7月下	8月上	8月中	8月下	9月上	9月中	9月下	10月上	10月中	10月下	11月上	11月中	11月下	12月上	12月中	12月下
越冬代	(-)	(-)	(-)	-	-	-																								
					△	△	△																							
					+	+	+																							
一代					●	●	●																							
					-	-	-																							
								△	△	△																			
								+	+	+																			
二代									●	●	●																		
									-	-	-	-																	
											△	△	△	△															
											+	+	+	+															
三代												●	●	●	●														
												-	-	-	-														
													△	△	△	△													
													+	+	+	+													
四代														●	●	●	●												
														-	-	-	-												
															△	△	△	△										
															+	+	+	+										
五代																●	●	●	●									
																-	-	-	-									
																	△	△	△	△								
																	+	+	+	+								
六代																		●	●	●	●							
																		-	-	-	-	-	-	(-)	(-)	(-)	(-)		
																			△	△	△	△						
																			+	+	+	+						
七代																				●	●	●						
																				-	-	-	(-)	(-)	(-)	(-)		

注：＋成虫；● 卵；—幼虫；△蛹；（—）越冬幼虫。

表4　室内自然变温条件各虫态平均发育历期（单位：d）

温度（C）	产卵前期	卵	幼虫	预蛹	蛹	世代历期
22.41	2.01	4.33	25.01	2.01	7.78	41.14
25.34	1.76	2.62	18.67	1.81	7.81	32.87
28.16	1.53	2.58	16.57	1.65	6.77	29.10

表5　室内自然变温条件幼虫各龄平均发育历期（单位：d）

温度（C）	虫龄						
	1	2	3	4	5	6	7
22.41	3.55	2.21	2.35	2.56	4.87	5.54	3.93
25.34	3.52	1.95	1.98	2.33	2.10	3.52	3.27
28.16	2.80	1.95	1.96	2.23	2.00	3.40	2.24

卵直径 0.40～0.47mm，幼虫共7龄，老熟幼虫体长 20～25cm，蛹体长 1.0～1.5cm，成虫体长 14～16mm，翅展 33～35mm。各龄幼虫的头壳大小见表6。

表6　各龄幼虫平均头壳宽度

虫龄	1	2	3	4	5	6	7
头壳宽度（mm）	0.28	0.41	0.65	0.98	1.26	1.73	2.44
生长率（倍）		1.44	1.60	1.51	1.32	1.37	1.41

注：生长率＝下龄头宽/上龄头宽

同一自然变温下，卵和蛹个体间发育历期较为整齐，但幼虫期个体间发育历期相差悬殊。幼虫各龄发育历期不整齐。温度的变化影响灰翅夜蛾的各虫态的发育进度，主要体现在对幼虫期个体发育的差异上，从而在世代历期上表现出明显的差异。

与文献记录的水稻上发生的稻叶夜蛾（即灰翅夜蛾）的生物学特性研究情况相比，在同一温度范围内，草坪上的灰翅夜蛾发育历期（尤其是幼虫期）缩短，虫龄增加，蛹体变小，这种现象可能是由于食物营养结构的差异造成（何玉仙等，1998）。

2. 斜纹夜蛾（*Spodoptera litura*）

暴发性食叶害虫。体长 16～21mm，全体灰褐色，惟胸背有白色丛毛；前翅灰褐色，斑纹复杂，环纹和肾纹间有3条白线组成的斜纹；后翅白色，翅脉及外缘暗褐色。卵扁半球形，初产黄白色，后渐变紫黑色，数十至数百粒卵叠 2～3 层成一卵块，上覆灰白色绒毛。幼虫头部淡褐至黑褐色，胸腹部颜色多变，高密度时黑色，散有白色斑点，各体节在亚背线内侧有近半月形黑斑1对。蛹长 15～20mm，腹部背面第4至第7节近前缘密布小刻点，气门长椭圆形，周围暗黑色，气门后各有一较气门略小的凹陷空腔，腹末有大刺1对。成虫昼伏夜出。幼虫6龄，初孵幼虫群集在卵块附近取食，不怕光，遇惊则爬散；低龄幼虫取食叶肉；高龄幼虫日间潜伏于叶基间或土中，傍晚始出为害，暴食草坪，使草坪成片斑枯，且排泄大量虫粪，污染草皮，使之失去观赏和利用价值。在台湾，年发生 8～11 代，每年 6～9 月份为发生盛期。雌虫产卵于叶背，每一卵块有 100～400 粒卵，卵块上覆有雌虫的暗黄色尾毛。卵期 4～8d；幼虫期 11～38d，平均 30d；蛹期 6～61d，平均 10d。在台湾南部完成1个世代，夏天仅需 35d

左右，冬天约需100d。幼虫孵化后群栖于卵块附近的叶背上，剥食叶肉，残留膜状表皮。4龄后开始分散，白天潜伏于叶基间或土壤中，黄昏开始取食为害。老熟幼虫在离土表3～6cm处化蛹（高穗生等，1995）。

3. 豆杂色夜蛾 (*Peridroma saucia*)

成虫体长20mm左右，翅展49mm左右。头部及胸部暗棕色。下唇须端部褐色。腹部灰棕色。幼虫头部淡褐色，有弯曲宽带，体褐色，背线淡而间断，气门下线较粗，微红。在草坪草或杂草上产卵，孵化后幼虫潜伏在土下，夜里到地上取食，在近地面处咬断草坪根茎，使草坪草萎蔫枯死；幼虫也能取食草坪叶片。天气变冷时，幼虫潜入土中越冬，老熟幼虫在土中化蛹。6～8月成虫出现。

4. 甜菜夜蛾 (*Laphygma exigua*)

成虫体长8～10mm，翅展19～29mm。头部及胸部灰褐色，有黑点。腹部淡褐色。前翅灰褐色，基线仅前段可见双黑纹，内横线双线黑色，波浪形外斜，剑纹为1黑条，环纹粉黄色，黑边，肾纹粉黄色，中央褐色，黑边，中横线黑色，波浪形，外横线双线黑色，锯齿形，前、后端的线间白色，亚缘线白色，锯齿形，两侧有黑点，外侧在M_1处有1个较大的黑点，缘线为1列黑点，各点内侧均衬白色；后翅白色，翅脉及缘线黑褐色。卵圆馒头形，初产时污白色，渐变为黄绿色，孵化前呈褐色，卵块上盖有雌蛾腹端的绒毛。幼虫头部褐色有灰白色斑点，前胸盾暗褐色或青色，胸足青色，腹足褐色，体色泽多变化。蛹黄褐色。初龄幼虫群集叶背啮食，只留上表皮，不久干枯成孔；虫龄增大，分散为害，食叶成穿孔或缺刻。

5. 甘蓝夜蛾 (*Mamestra brassicae*)

多食性害虫。成虫体长15～25mm，翅展30～50mm。体、翅灰褐色，复眼黑紫色，前足胫节末端有巨爪。卵半球形，初产时黄白色，后来中央和四周上部出现褐色斑纹，孵化前变紫黑色。幼虫体色随龄期不同而异，初孵化时，体色稍黑，全体有粗毛；2龄全体绿色；1～2龄幼虫仅有2对腹足（不包括臀足）；3龄呈绿黑色，具明显的黑色气门线；3龄后具腹足4对；4龄灰黑色，各体节线纹明显；老熟幼虫头部黄褐色，胸、腹部背面黑褐色，散布灰黄色细点，腹面淡灰褐色，前胸背板黄褐色，近似梯形，背线和亚背线为白色点状细线，各节背面中央两侧沿亚背线内侧有黑色条纹，似倒"八"字形。气门线黑色，气门下线为1条白色宽带。臀板黄褐色椭圆形，腹足趾钩单行单序中带。蛹赤褐色，臀刺较长，深褐色。以幼虫为害叶片，刚孵化时集中在叶背取食，残留表皮，呈现出密集的"小天窗"状；稍大后渐分散，将叶吃成小孔；4龄后，夜间取食，吃成大孔，仅留叶脉。

6. 淡剑袭夜蛾 (*Sidemia depravata* Butler)

雄蛾体长13.0mm，宽4.1mm，翅展26.5mm；触角羽毛状，前翅灰褐色，后翅淡灰褐色。雌蛾平均体长10.9mm，宽3.0mm，翅展23.5mm；触角丝状。卵馒头型，直径0.3～0.5mm，有纵条纹。初产时淡绿色，后渐变深，孵化前呈灰褐色。初孵幼虫体呈灰褐色，头部红褐色。取食后变为绿色，幼虫6龄，个别有7龄。老熟幼虫呈圆筒型，头部椭圆形，沿蜕裂线有黑色的"八"字纹，背中线肉粉色，气门浅褐色，亚背线白色。蛹体长13.0mm，宽4.1mm，初化蛹时青红色，后渐变为红褐色。主要危害冷季型草坪，如纳苏、康尼、剪股颖等，为害率达100%，轻者使草坪发黄，重者造成草坪整块、整片死亡。

7. 粘虫 (*Mythimna separata*)

多食性、迁徙性、暴发性害虫。成虫体长17～20mm，翅展约35～45mm，体淡黄色或淡灰褐色。头部小，触角丝状。前翅中央近前缘有两个淡黄色黄斑，外侧圆斑较大，其下方有一小白点，白点两侧各有 1 个小黑点。后翅内方淡灰褐色，向外方渐带棕色。雄蛾稍小，体色较深，其尾端向后压挤后，可伸出一对鳃盖形的抱握器。雌蛾腹部末端有一尖形的产卵器。卵小，呈馒头形，初产时乳白色，卵表面有网状脊纹，孵化前呈黄褐色至黑褐色。幼虫头部淡黄褐色，腹面污黄色，腹足基节有阔三角形黄褐色或黑褐色斑。幼虫分 6 龄。蛹长圆锥形，红褐色。发生规律因地区和气候的变化而异。成虫昼伏夜出，飞翔力很强。幼虫为害茎叶，1～2 龄幼虫仅食叶肉，形成小圆孔，3 龄后形成缺刻，5～6 龄为暴食期，吞食叶片甚至吃光。有假死性。

8. 劳氏粘虫（*Leucania loreyi*）

多食性、迁徙性、暴发性害虫。成虫体长 12～14mm，翅展 31～33mm。头部与胸部褐赭色，腹部白色微带褐色。前翅有一暗黑色带状纹，中室下角有一明显的小白点；后翅白色，翅脉及外缘区带有褐色。肾状纹及环状纹均不明显。腹部腹面两侧各有 1 条纵行黑褐色带状纹。卵馒头形，淡黄白色，表面具不规则的网状纹。幼虫一般 6 龄。体色变化较大。幼虫为害茎叶，1～2 龄幼虫仅食叶肉，形成小圆孔，3 龄后形成缺刻，5～6 龄为暴食期。

9. 小地老虎（*Agrotis ypsilon*）

成虫体长 16～23mm，翅展 42～54mm，全体黄褐色至褐色。额部平整无突起，雌蛾触角丝状，雄蛾双栉齿状，分枝渐短，仅达触角之半，端半部为丝状。体翅暗黄褐，有的呈黑褐色。后翅色淡，灰白色，脉及边缘呈黑褐色。卵扁圆形，纵脊 20～25 条；初产时乳白色，孵化前褐色。末龄幼虫体色较深，背面有淡黄色纵带，表皮粗糙，满布大小不等的稍突起的颗粒；头部黄褐色至暗褐色，变化很大；腹部各节背面的毛片后比前两个要大 3 倍左右；气门棱形，气门片黑色，腹足趾钩 15～25 个；臀板黄褐色，有两条明显的深褐色彩纵带。蛹红褐色及至暗褐色，有光泽。年发生世代不等，最多达 6～7 代，均以第 1 代发生数量多、时间长、为害重，其后各代种群数量骤减，不造成灾害。幼虫一般为 6 龄，但也有 7～8 龄的个体；1～2 龄幼虫昼夜均在草坪草心叶处取食，将心叶咬成针孔状；3 龄以后即潜入草根附近的表土干、湿层之间，夜间或清晨为害草坪；4 龄以后，常把茎叶咬成缺刻，嫩茎不全咬断，造成枯心；5 龄以后，开始切茎，如茎纤维化程度高，则爬至草坪顶端取食。3 龄前取食量少，4 龄以后食量剧增，占全幼虫期食量的 97%，此时遇食料不足时可迁移为害。老熟幼虫停止取食，潜入土内化蛹。在台湾每年发生 5～6 代，2～10 月间发生较多，尤其在 3～5 月间常大发生。成虫白天蛰伏，夜间交配产卵。卵散产于叶片上或根际土缝中，经 4～8d 孵化，初孵幼虫群集于幼苗、嫩叶上，昼夜取食为害；3 龄后开始分散为害，白天潜伏于土壤表层，夜间出土为害，黎明前露水多时活动更为活跃。幼虫期 24～30d，预蛹期 1～3d，蛹期 7～14d（高穗生等，1995）。

10. 黄地老虎（*Agrotis segetum*）

成虫体长 14～19mm，翅展 32～43mm，全体黄褐色；额部有钝锥形突起，中央有一凹陷；雌蛾触角丝状，雄蛾双栉齿状；前翅黄褐色，全面散布有小褐点，肾形斑、环形斑及棒形斑均很明显，各具黑褐色边而中央为暗褐色；后翅白色，前缘略带黄褐色。卵扁圆形，底平，纵脊波状弯曲 40 条以上，横脊 15 条以下；卵色黄白到红黄，精孔区斑及横带橙色。末龄幼虫体淡黄褐色，背面有浅色条纹，但不明显，表皮多皱纹而淡。头部黄褐色；腹部各节背面的毛片，后两个比前两个稍大；气门椭圆形，围气门片黑色，气门筛颜色很浅；腹足趾钩为 12～21 个，臀足为 19～21 个，臀板上具有两大块黄褐色斑，中央断开，小黑点较多，基部及各刚毛间均有分布。蛹红褐色，从侧面看腹部不隆起，末节有较粗的尾刺 1 对。年发生世代不等，

1年中春秋两季为害，但春季为害比秋季重。成虫昼伏夜出，对黑光灯有趋性但趋化性较弱。幼虫为害，1～2龄幼虫昼夜均在草坪草嫩心叶处取食，将心叶咬成小米到豆粒大的洞孔；3龄以上幼虫，白天躲在草坪草根部周围的松土里，夜间为害草坪。

（二）螟蛾科（Pyralidae）

鳞翅目的1个大科，全世界已记载约1万种，我国已知1 000余种，已报道为害草坪的种类有16种左右。成虫体为中至小型，有单眼，触角细长，下唇须伸出很长，如同鸟喙。足细长。前翅有翅脉12条，第1臀脉消失，无副室；后翅有翅脉8条，臀域宽阔，有3条臀脉（A），肘脉（Cu）分支，后翅亚前缘脉（Sc）及胫脉（R）在中室外平行或相并接。前翅常呈狭窄三角形，后翅宽阔扇状。成虫飞翔力弱，静止时双翅收拢，只有少数展开。通常昼伏夜出，有趋光性。卵扁平细小，或分散，或成堆，或排列成鱼鳞状，或覆盖着鳞毛。幼虫光滑只有少数刚毛，有3对胸足，5对腹足。蛹多裸露，包于丝质茧内。食性杂，初孵幼虫取食嫩叶，3龄后食量大增，可将叶片吃成缺刻、孔洞，仅留叶脉，造成草坪出现褐色的斑块。

1. 水稻切叶野螟（*Psara licarisalis*）

成虫体长8～12mm，翅展20～24mm，灰黄褐至暗褐色，善飞，具强烈趋光性，成虫在晚上10时后至次日凌晨羽化，白天很少活动，晚上出来寻找产卵场所。卵多数成块，少数散产，卵块排列近椭圆形，部分排列成行，多在上午孵化，且孵化比较整齐。幼虫5～6龄，初龄幼虫孵出后即向心叶爬行，潜伏其中为害，3～4龄即转入草坪草基部为害，多在早晚取食，但阴雨天则能整日取食为害。幼虫老熟后，将虫粪碎叶混在一起，吐丝粘结于草坪草基部薄茧化蛹。每年发生5～6代，第2～3代历期约1个月，第4代约1个半月，第5代约2个月。以老熟幼虫或蛹在薄茧中越冬。主要为害狗牙根，也为害高羊茅，但不为害马尼拉草，虫口密度高时达295.8～455只/m^2。

2. 草地螟（*Loxostege sticticalis*）

杂食性害虫。成虫体长8～12mm，翅展24～28mm，全体灰褐色。头部颜面突起呈圆锥形，下唇须上翘，触角丝状。前翅灰褐色至暗褐色，后翅黄褐色或灰色。卵椭圆形，有珍珠光泽，卵面稍突起，底部平，覆瓦状排列。幼虫头黑色，有明显的白斑。前胸背板黑色，有3条黄色纵纹。体黄绿色或灰绿色，有明显的暗色纵带，间有黄绿色波状细线，体上疏生刚毛。幼虫共6龄。蛹黄色至黄褐色。年发生代数因地不同，少则1代，多则3～4代。成虫昼伏夜出，趋光性强，具群集性。初孵幼虫营群居生活，受惊后可吐丝下垂。初孵幼虫取食幼嫩叶片的叶肉，残留表皮，3龄以后食量大增，将叶片吃成缺刻而仅剩叶脉，使草坪失去应有的色泽、质地、密度和均匀性，甚至造成光秃。

二、同翅目（HOMOPTERA）

此目约有3.2万种，我国约有700种，已报道对草坪造成危害的种类约30种，形态变化较大，圆形或长椭圆形。体壁光滑、无毛。体色多样。翅2对，前翅膜质，或略加厚近似革质，静止时平置于背面或成屋脊状，有些种类无翅。口器刺吸式，取食植物汁液。成虫与若虫期均造成危害。有些种类可能传播病原。很多种类同时是作物害虫。

（一）叶蝉科（Cicadellidae）

已报道为害草坪的种类约13种，都是小型昆虫，具有跳跃能力。单眼2个，甚少单眼缺如。触角刚毛状，其鞭节分节甚多；颊膨大；前胸不向后伸长；后足基节横向，向侧膨大；前中后足胫节呈棱角形，后足胫节常有两列短刺。前翅革质。多食性。雌虫具齿状产卵管，产卵在植物组织内。有些种类是植物病毒传播者。均以成、若虫群集叶背及茎杆上刺吸汁液，使寄主生长发育不良。叶片受害后出现褪绿、变黑后变褐，有的出现畸形蜷缩，甚至全叶枯死。

1. 白翅叶蝉 (*Empoasca subrufa*)

成虫体长 3.4～3.8mm。前胸部一般为肉红色，前胸背板中域有 1 条小的中纵脊，小盾片橙黄色，前翅白色半透明，足黄白色，仅端爪黑色。卵乳白，前端尖细，后端钝圆。若虫共 5 龄，末龄体长 2.5mm，淡黄绿色。胸部各节背面两侧有烟褐色斑纹，体毛多刺毛，腹部的毛横列。每年发生 3～6 代，世代重叠，以成虫越冬。被害叶片初期出现零星小白点，虫量大时，小白点缀连成片，导致全叶干枯。同时，可传播疾病，如黄化病。

2. 黑尾叶蝉 (*Nephotettix cincticeps*)

雌成虫体长约 6mm，雄虫长约 4.5mm。体黄绿，头顶前缘弧形，有一黑色亚缘横带。雌虫前翅绿色，末端淡褐，腹部淡黄。雄虫前翅基部 2/3 为绿色，端部 1/3 黑色，腹部黑色。卵长椭圆形，中部稍弯曲。初产为乳白色，后由淡黄变灰黄色，近孵化时，2 个眼点变红褐色。若虫共 5 龄。雄虫腹背黑褐，雌虫淡褐。头顶有数个褐斑，中、后胸背面中央各有一倒"八"字形褐纹。前翅芽伸达第 3 腹节，覆盖后翅芽。年发生 4～7 代，除 1～2 代发生较整齐外，其余各代世代重叠，界限不明显。在禾本科草坪上，多发生在 6～9 月，以取食和产卵方式刺伤茎叶，破坏输导组织，导致全株发黄、枯死。同时，可传播疾病，如黄化病。

3. 大青叶蝉 (*Tettigoniella viridis*)

成虫体长 7～10mm，全体青绿色。头部橙黄色，有光泽。前胸背板前缘黄色，其余为深绿色，前翅蓝绿色，带有青蓝色光泽，末端灰白色，半透明，后翅及腹部背面烟熏色，腹部两侧、腹面及胸足均为橙黄色。卵长卵圆形，上细下粗，中部稍弯曲，乳白色。老熟若虫体长 6～7mm，除翅尚未发育完全外，形似成虫。初孵化时灰白色，稍带黄绿色。头大腹小，胸、腹背面有不显著的条纹，3 龄后体色转为黄绿，胸、腹背面具明显的 4 条褐色纵列条纹，并出现翅芽。每年发生 2～6 代。以卵越冬，翌春 4 月初开始孵化。成虫喜跳跃，有强趋光性。以成虫和若虫在叶片上吮吸汁液为害，使叶片上呈现苍白色斑点。

4. 二点叶蝉 (*Cicadula fasciifrons*)

成虫体长 3.5～4.0mm，淡黄绿色，略带灰色。头顶有 2 个明显小圆点。前胸背板淡黄色，小盾片鲜黄绿色，基部有 2 个黑斑，中央有一细横刻痕。足淡黄色，后足胫节及各足跗节均具小黑点。卵长椭圆形。若虫初孵时灰黄色，成长后头部后头顶有 2 个明显的黑褐色小点。各地发生的代数不同，以成虫或大、中若虫在潮湿的草地越冬。

5. 双线沫蝉 (*Prosapia bicincta*)

卵长卵圆形，一端稍尖细。初产卵淡黄色，几天后转变成更深的黄—红混合色。卵直径为 0.27mm，长为 1.09mm。刚孵出的若虫为淡黄色，在腹部的两侧具小的桔黄色斑点，在 5 个发育龄期中，桔黄色斑点逐渐扩大，直到盖住整个腹部，使若虫具有均一的桔黄—红色。1～2 龄若虫的翅芽不明显；3 龄时翅芽开始发育；4 龄时翅芽变得更大，至 5 龄发育成明显的、具有两个桔黄色横肌的带。在田间条件下，双线沫蝉完成 1 个生命周期至少需要 46d。卵产于植株基部周围的土壤中或碎屑中，有时产在禾草的叶鞘和茎之间；偶尔发现，卵部分地嵌入植株茎。卵为单粒散生或形成卵块，但无论是在室内还是在田间，均未发现有粘性物质将它们粘在一起。在田间，一个位点的产卵数 1～35 粒，平均 16 粒。在温室中，雌虫的产卵量为 0～

81 粒，平均 39.6 粒。从产卵至开始孵化的时间变化极大，在温室中平均需要 12d。田间发现的越冬虫态为卵。初孵若虫立即趋向适宜的寄主，并开始取食。取食后 5min 内即产生取食泡沫。从孵化至开始取食这一阶段，若虫非常不稳定，要在高湿条件下才能存活。将初孵若虫置于碟中干燥滤纸上，其存活期小于 1h。增加滤纸的湿度，其寿命可增加至平均 3h。若虫取食的位点范围，从地下 1.30cm 到禾草茎上约 5cm。若有碎屑覆盖地面，通常取食位点是在碎屑顶上。将修剪下的禾草移去，若虫则躲到碎屑下。在同一泡沫团中，曾观察到 1～9 只若虫在取食。51% 的泡沫团块中有 2 只以上的若虫（Pass 等，1965）（见表 7）。

表 7　不同龄期若虫的平均头壳宽度和体长

龄期	观察数量（只）	平均头壳宽度（mm）	平均体长（mm）
1	7	0.43	1.87
2	12	0.74	2.47
3	17	0.98	3.68
4	22	1.36	5.25
5	26	2.02	7.79

注：Pass 等，1965。

　　末龄若虫移到禾草茎约 5～10cm 处取食，并产生泡沫团块。若虫最后一次蜕皮在该泡沫团块中进行，形成成虫。田间若虫阶段 34～60d。在 Pass 等（1965）的观察中，成虫于 3 月出现，直到 11 月末均可收集到成虫。最大数量在 7 月的最末 1 周或 8 月的第 1 周。该结果与采用灯诱时的一致。成虫的可取食植物寄主范围广。在温室中，田间收集的成虫可在 22～35℃ 范围存活 6 周。在 6 月和 7 月，雌雄比极高，分别为 4∶1 和 3∶2。8 月份雌虫比例急剧下降，保持低水平直到次年春（Pass 等，1965）。

（二）飞虱科（Delphacidae）

　　已报道为害草坪的种类有 6 种左右，都是小型种类，能跳跃，后足胫节末端有一显著能够活动的扁平距。触角短，锥状。翅透明，不少种类有长翅型和短短型两个类型。年发生 3～8 代。卵产在叶鞘或叶脉内，排列整齐。若虫喜群集为害。成虫有强的趋光性。冬季以卵或成虫越冬。成、若虫群集于草丛下部，刺吸汁液。产卵时刺破茎杆组织，被害茎表面呈现不规则的长条形棕褐色斑点，影响草坪生长发育。叶片自下而上逐渐变黄，植株萎缩，成丛点片被害，严重时，植株下部变黑枯死。同时，可传播多种病毒病。

1. 白背飞虱（*Sogatella furcifera*）

　　雄成虫只有长翅型，雌成虫有长翅和短翅两型。长翅雄成虫体长 3.8～4.6mm，淡黄，具黑褐斑，头顶较突出，前、中胸背板中域黄白色；前翅半透明，端部具有褐色晕斑，翅痣黑褐。颜面、胸、腹部腹面黑褐。长翅雌成虫体长 4.5mm 左右，体色多黄白色，带淡褐斑，头顶和各部位颜色同雄虫。但中胸背板侧区为浅黑褐色，中央姜黄色，翅端部无褐色晕斑；颜面、胸、腹部腹面黄褐色。短翅雌成虫体长 3.4mm 左右，虫体各部颜色基本同长翅形雌成虫，惟中胸背板侧区淡灰色，中央黄白色，前翅仅达腹部 4～5 节处。卵新月形，卵盖尖，常 3～10 余粒成排。若虫 5～6 龄，体淡灰褐色，背部有灰白色云纹斑。年发生代数各地不等，最多可达 11 代。具有远距离迁飞性。长、短翅型成虫雌雄可互相交配。卵多产在叶鞘肥厚组织内，少数产于叶片基部中肋内，以下部叶鞘最多。成虫有趋嫩绿习性，亦具趋光性。若虫多群集草丛下部取食，受惊后有横走习性。在适温范围内，成虫平均寿命 12～17.6d，产卵前期 4～6d，卵期 5.5～12d，若虫期平均为 11.3～27.8d。

2. 灰飞虱（*Laodelphax striatellus*）

成虫长翅型连翅体长 3.5～4.0mm，黄褐至黑褐色。头顶略突出，额颊区黑色。雌成虫小盾片中央淡黄色，两侧暗褐色。胸、腹部腹面黄褐色。雄成虫小盾片黑褐色，胸、腹部腹面亦黑褐色，雄外生殖器阳茎侧突不分叉，如小鸟状。卵长卵圆形，弯曲，卵块的卵粒成簇或双行排列，卵帽近半圆形，稍露出产卵痕。若虫体灰黄至黄褐色，腹部两侧色深，中央色浅，第 3～4 节各有 1 对浅色"八"字形斑纹。每年发生 4～8 代，自北向南代数逐渐递增；以成、若虫在寄主枯叶上及草丛间越冬。田间各代发生时间不整齐，有世代重叠现象。温带昆虫，耐低温能力较强，不耐高温，亦是迁飞性害虫，但翅型变化较稳定，越冬代以短翅型为多，其余各代长翅型较多，雄成虫仅越冬代有短翅型，其余各代均为长翅型。卵期 6.5～12.8d，若虫期 19.8～24.7d，长翅型成虫寿命雄虫为 7.3～10d，雌虫为 4.5～11.9d。

3. 褐飞虱（*Nilaparvata lugens*）

成虫长翅型连翅体长 3.6～4.8mm，体淡褐至深褐色，有光泽。颜面中央不凹陷，中脊连续，额、颊区均黄褐色。小盾片褐色至暗褐色，3 条隆线明显。胸、腹部腹面暗黑色，后足第 1 跗节内侧有 2～3 个小刺。雄外生殖器阳茎侧突不分叉。卵长卵圆形，微弯，卵帽近梯形，卵帽与产卵痕表面相平。卵块的卵粒排列紧密。若虫体灰白至黄褐色，腹部第 4～5 节背面有 2 对清楚的三角形白色斑纹。每年发生 2～11 代，自北向南逐渐递增。远距离迁飞性害虫。长翅型成虫具趋光性。性喜阴湿，喜在寄主基部栖息取食，亦有趋嫩绿习性。卵多产于寄主基部二、三叶鞘和叶片正面的组织内，卵呈条状产下，产卵痕呈褐色条斑。卵期 7.5～12.3d，若虫期 13～30d，雌成虫寿命为 14.5～30d。

4. 黑边黄脊飞虱（*Toya propingua*）

分长翅、短翅两型，体色无光泽，头顶近方形，基部宽稍大于中央长度，端部稍扩宽，额较宽，中央长度为最宽处宽的 2.4 倍，后足第 1 跗节短于另两节长度之和，距后缘有齿约 13～15 枚。为害缺乏及时修剪的高尔夫球场的长草区。

（三）蚜科（Aphididae）

体细小，柔软。触角长，通常 6 节，很少 5 节，末节中部起突然变细，明显分为基部和鞭部两部分，第 3 至第 6 节基部常有圆形或椭圆形的感觉圈，其数目及分布，可作为种的特征。跗节 2 节。多数蚜虫腹部第 6 节背面有一对"腹管"。腹部末端的突起部为尾片。有具翅和无翅的个体。繁殖方式有孤雌生殖及两性生殖，卵胎生和卵生。以成、若虫吸食叶片汁液，影响草坪草正常生长和发育，严重时导致寄主生长停滞，植株发黄直至枯萎，同时还可传播病毒病。

（四）蚧科（Coccidae）

形态非常特化，一般为小型昆虫，体长 0.5～7mm。大多数介壳虫采取固定不动而吸取植物汁液的生活方式，同时体表常盖上介壳，或披上各种粉状、绵状等蜡质分泌物。雌虫身体没有明显头、胸、腹部的区分，无翅，大多数被各种蜡质分泌物所遮盖，属渐变态。雄虫过渐变态，真正的幼虫期一般仅 2 龄，接着是"前蛹"、蛹，继而羽化为成虫。雄成虫长形，只有 1 对薄的前翅，具分叉的脉纹，后翅特化为平衡棍，跗节 1 节。雄成虫寿命短，交配后即死去。受害草坪草苍白或呈发霉症状，直至凋萎而死亡。

（五）瘿绵蚜科（Pemphigidae）

1. 绵蚜（*Eriosoma* sp.）

前翅中脉分叉一次，后翅有 2 斜脉。无翅孤雌蚜至少成虫跗节 2 节。被害叶卷曲、起皱。形成白色虫瘿，寄生狗牙根茎部。成虫和若虫刺吸茎秆汁液，造成狗牙根草坪草植株畸形、节间缩短和叶片白化。该虫害引起的狗牙根白化不同于病原性白化。在靠水域边，未及时修剪的长草区中，造成局部危害。

三、直翅目（ORTHOPTERA）

此目约 2 万种，已报道为害草坪的种类约 37 种。主要为中等体形昆虫，头下口式，单眼 2～3 个，触角线状，咀嚼式口器。前胸大而明显，中胸及后胸愈合。前翅皮革质，后翅膜质。后足跳跃式，产卵器发达，呈剑状、刀状或凿状。常具听器和发音器。卵生，卵的形状多呈圆柱形。渐（进）变态。幼虫一般有 5 龄。能跳跃，飞翔力不强，但少数种类常成群迁飞。多数种类 1 年 1 代，也有 1 年 2 代的，而生活在土中的蝼蛄类完成 1 个世代需要 1～3 年。一般以卵越冬。多数有保护色。有普遍的性二型现象。多数种类在白天活动，少数种类夜间才到地面上活动。

（一）蟋蟀科（Gryllidae）

身体粗壮，黑褐至赤褐色，也有部分种类为黑色、黄色或淡绿色。头下口式。头圆，胸宽，触角细长多节，超过腹端。前后翅发达，但也有的全缺或较短；前翅前方骤然向下弯曲，平覆体面及身体两侧，右翅在上，左翅在下，后翅折叠于前翅下，多数种类雄虫前翅具发音器。后足发达，善跳跃。产卵器细长，剑状。跗节 3 节，尾须长，不分节。1 年 1 代，以卵或若虫越冬。卵长柱形，散产。初孵若虫为蛆形，很快蜕皮变成 1 龄若虫，蜕皮次数因种而异。成虫在夏秋间盛发，雄虫能昼夜发生鸣叫。夜出性昆虫。成、若虫均可残食草坪草及其他寄主的叶、茎，密度大时可将茎、叶食光，在缺乏其他食物时还可啃食草根，毁灭草坪。群集性较强，一般秋季大量发生为害，先将叶片咬成缺刻和孔洞，再将整株吃光。一般低洼、潮湿的草坪发生较重。在台湾，北部成虫发生盛期为 7 月下旬，南部为 5 月中旬；产卵盛期，北部为 8 月，南部为 7～8 月；若虫发生盛期，北部为 9 月，南部为 8～9 月。卵期 20～25d，若虫孵化后 1～3d 停留在母巢内，以后另建新巢。若虫的孔巢初期较小，后逐渐扩大。若虫有将啃断的植物根搬运至巢内食用的习性。若虫期 8～10 个月，成虫后仍居留于巢内，巢孔一般呈曲折的斜孔，在砂土中的深度约 170cm，在重粘土中的深度约 27cm；孔巢的口部覆以粉碎土壤，底部有一大室，为产室。一个孔巢中栖息 1 对雌雄成虫，但亦有发现一雄二雌。成虫昼伏夜出，为害状与若虫相同。雌虫产卵于产室中，一雌产卵 20～50 粒。成虫寿命为 1～3 个月（高穗生等，1995）。

1. 油葫芦（*Gryllus testaceus*）

成虫雄虫体长 26～27mm，雌虫体长 27～28mm，黑褐色。头顶黑色有光泽，复眼周围及颜面部浅黄色，口器深褐色，触角略长于身体。前胸背板宽阔，黑褐色，背区中缝明显，有一对暗褐色羊角形斑纹，侧叶前下角黄色；中胸腹板后缘中央有一小切口。雄虫前翅黑褐有光泽，后翅发达，伸出腹端似长尾。足粗状，前胫节内、外侧均有听器；后腿节膨大，外侧有褐色斜条纹。雄虫下生殖板发达，呈船头形，末端有龙骨脊。雌虫常较雄虫略大，产卵管约与身体等长。每年发生 1 代，以卵在土内越冬。若虫分为 7 龄。成虫、若虫夜出活动，取食或交配。雄虫可筑巢与雌虫同居，有时互相残杀。夜晚雄虫可发出引诱雌虫的鸣声。

2. 台湾大蟋蟀（*Brachytrupes portentosus*）

成虫体长约 40mm，宽约 13mm，色黄褐至棕褐。头正视近圆形，黄褐色，具稀疏刻点，后头区有 4 条明显或不明显深褐色纵纹；额与唇基深褐色，复眼小而突出，色棕褐，单眼 3 个，浅黄色；触角约与身体等长。前胸背板前方膨大，前缘后凹，后缘波纹形，背区密布高刻点。雄虫前翅略长于腹部，近卵圆形，后翅发达，伸出腹端似长尾。前、中足近等长，前胫节基部内外侧均有听器，后腿节粗壮，胫节背方有粗刺两列，内刺长于外刺，末端有 6 距，后基跗节背方有 4～5 对小齿，端刺 2，内刺粗长，外刺短小，第 3 跗节较基跗节略短。雌虫产卵管粗短，仅及后胫全长之半。每年发生 1 代，以若虫在洞穴内越冬，至 6 月羽化。初产卵色青灰，后变土黄。初孵若虫乳白微灰色，昼伏夜出。

（二）蝼蛄科（Gryllotalpidae）

典型的土栖昆虫，体躯结构适宜于在土中生活。触角短，前足粗状，开掘式，胫节阔，有 4 个大形齿，跗节基部有 2 齿，适宜于挖掘土壤和切碎植物根。中后足无特殊的演化；后足腿节不甚发达，不善跳跃。前翅短，后翅长，伸出腹部末端。发音器不发达，听器也不发达，在前足胫节上，状如裂缝，尾须长。属多食性地下害虫，喜欢栖息在温暖潮湿、腐殖质多的壤土或砂壤土内。生活史长，1～3 年完成 1 代。以成虫或若虫在土壤深处越冬。春秋两季特别活跃，昼伏夜出，造成为害。成虫和若虫均咬食草籽、草根及嫩茎，把茎秆咬断或扒成乱麻状。由于它们来往窜行，造成纵横隧道，使草坪成片萎蔫或枯死。

1. 华北蝼蛄（*Gryllotalpa unispina*）

成虫雌虫体长约 45～66mm，雄虫体长 39～45mm，体黄褐或黑褐色。头小，狭长，近圆锥形，触角丝状。前胸背板卵圆形，中央具一大而凹陷不明显的长心脏形斑。腹部末端近圆筒形。前翅短小，平叠于背上；后翅扇形，折叠在前翅之下。腹部末端具 1 对较长的尾须。前足粗状，开掘式，腿节内侧外缘弯曲，缺刻明显，后足胫节背侧内缘有棘 1 根或消失；卵椭圆形，初产乳白色有光泽，后渐变黄褐，孵化前暗灰色。初孵若虫头胸部细长，腹部肥大，乳白色，仅复眼淡红色，2 龄后体黄褐色，5～6 龄后与成虫同色。在我国 3 年 1 个世代，以成虫和若虫在土内越冬（当年以 8～9 龄若虫越冬，第 2 年以 12～13 龄若虫越冬，第 3 年老熟若虫羽化成虫后越冬）。每年 4 月至 6 月，越冬虫态出土为害，这期间表土层出现大量隧道。成虫 6 月上旬开始产卵，7 月为产卵盛期。卵期 15～25d。若虫在蜕皮前有 1 个停止活动的过程，3 龄前群集，3 龄后分散。成虫期可达 9 个月以上，趋光性强，为害最重。昼伏夜出，晚上 9～11 时活动取食最活跃，1 年有春、秋两个为害高峰期。

2. 非洲蝼蛄（*Gryllotalpa africana*）

成虫体长 29～31mm，淡黄褐色，密生细毛；后足胫节背侧内缘有棘 3～4 个。卵椭圆形，初产乳白色，后变成黄褐色，孵化前暗紫色。若虫龄期为 8～9 龄，初孵化时乳白色，复眼淡红色，以后体色逐渐加深。1 或 2 年 1 个世代，以成虫和若虫在土内越冬，为害期为 4～11 月，近地面活动时，可见隆起的隧道。在台湾每年发生 1 代，以若虫越冬，至次年 4～5 月份变为成虫。夜间活动。雌虫在地下 7～8cm 处建不规则形的土窝，并产卵于窝内。卵期约 7～14d。

喜栖息于湿润地区，为害植株地下部（苏宗宏，1995；高穗生等，1995）。

（三）蝗科（Acridiidae）

体粗壮。头略缩入前胸内。触角短，不长过身体，一般丝状，少数种类为剑状和锤状。前胸背板发达，盖住中胸。3 对足的跗节均为 3 节，第 1 跗节腹面有 3 对垫。多数种类具有两对发达的翅，亦有短翅及无翅的种类，后翅常有鲜艳的颜色。雄虫能以后足腿节摩擦前翅而发音。产卵器粗短，凿状，听器在腹部第 1 节两侧。少数种类有退化的。为典型的植食性昆虫。多数种类 1 年发生 1 代。卵通常聚产在土壤中，由性副腺分泌的物质掺杂一些土粒，形成卵囊。卵囊对卵有保护作用。卵囊的形状、大小、质地、结构等可以作为蝗虫的分类根据。少数种类有群居型与散居型两种。食性很广，可取食多种植物，但较嗜好禾本科和莎草科植物，喜食草坪禾草。以成虫和若虫蚕食草叶和嫩茎，大发生时可将草食成光杆或全部食光。

1. 拟短额负蝗（*Atractomorpha ambigua*）

成虫雄性体长 19～23mm，匀称。头部呈锥形，头顶较短。触角剑状，17 节，较短。前胸背板表面光滑，点刻细小，前缘平直，后缘钝圆形。前胸腹板板突长方形，横片状。前翅狭长，翅顶较尖，后翅略短于前翅，纵脉下具发音齿，同后足摩擦发音。后足匀称，胫节内侧具刺 12 个，外侧具刺 11 个。体色多变，从淡绿色到褐色和浅黄色，并杂有黑色小斑。雌性体长 28～35mm，触角较短。前翅长 22～31mm，后足腿节长 16～19mm。若虫分 6 龄。初为淡绿色，布有白色斑点；复眼黄色；前、中足有紫红色斑点呈鲜明的红绿色色彩。年发生 2 代，以卵在土中越冬。初孵若虫有群集性，取食叶片，造成被害叶片呈现网状；2 龄以后分散为害，造成叶片缺刻和孔洞，严重时整个叶片吃光仅留主脉。

四、双翅目（DIPTERA）

此目约有 8.5 万种，通称蚊、蝇、虻。为害种类为小型昆虫，口器刺吸式、刮吸式或舐吸式。复眼大，雄性有的为合眼式。触角有长有短。1 对翅，前翅膜质，后翅退化成平衡棒。雌虫末几节可伸缩，成为伪产卵器。完全变态，幼虫无足，多数无头，蛹多数为裸蛹，少数为围蛹或被蛹。

（一）大蚊科（Tipulidae）

小型至大型，有细长的身体和足。翅上常有斑纹或晕。头大，无单眼。雌虫的触角线状，雄虫的触角梳状或锯齿状，多毛，12～13 节。口器显著，须 4～5 节。中胸有明显的"V"字形缝。翅狭长。雄性腹部末端常膨大，有两对生殖突起。幼虫体肉质，圆柱形，11～12 节，表皮粗糙，头缩入或突出。触角明显。腹部末端通常有 6 个肉质突起。幼虫取食草根及土中的腐殖质等，常发生于潮湿的灌溉充分的草坪，导致草坪出现少量不规则的褐色斑块。

1. 欧洲大蚊（*Tipula paludosa*）

每年 8～9 月份从草坪和牧场的土壤中飞出来，产卵在草株上，孵出小的灰褐色的幼虫，具坚韧表皮，秋季取食三叶草和草坪草的根冠。以幼虫越冬，越冬后的幼虫在春天恢复取食，3～4 月的为害明显可见，大约在 5 月中旬停止取食，在表土层化蛹。幼虫生活在土壤里而不严重为害草坪，一般不需防治，严重为害时可使用杀虫剂防治。

（二）秆蝇科（Chloropidae）

小或微小的蝇，很活泼，色淡，多数绿色或黄色。触角芒生在背面基部。翅 C 脉只有一折断处，Sc 脉短，末端不折转。幼虫圆柱形，口钩明显。触角 2 节。身体腹面每节有移动的膨大部分。1 年发生多代，以老熟幼虫越冬。幼虫从叶鞘与茎杆间潜入，取食心叶基部和生长点，使心叶外露部分枯黄，形成枯心苗。在大发生年份，可造成草坪成片枯死。

1. 麦秆蝇（*Meromyza saltatrix*）

雄成虫体长 3.0～3.5mm，雌成虫 3.7～4.5mm，身体黄绿色。胸背有 3 条纵线，越冬代成虫胸背纵线为深褐色至黑色，其他各代成虫则为土黄色至黄棕色。翅透明有光泽，翅脉黄色。各足黄绿色，跗节色暗，后足腿节显著膨大，内侧有黑色刺列，胫节显著弯曲。腹部背面亦有纵线。卵长椭圆形，两端瘦削，白色，表面有十几条纵纹，光泽不显著。老熟幼虫蛆形，细长，黄绿至淡黄绿色，口钩黑色，前气门分枝气门小孔数 6～9 个。围蛹，初期色淡，后期黄绿色，透过蛹壳可见复眼。胸部、腹部纵线和下额须端部的黑色部分、气门和口钩均同幼虫。每年发生 2～4 代，以幼虫在禾草茎中越冬。成虫白天活动，特别是晴朗无风的上、下午活跃，中午过热暂时隐蔽；阴雨、大风时，活动减弱，夜间隐蔽。雌虫将卵散产于幼苗的芽鞘和叶舌处，苗期幼虫由心叶处入侵，造成心叶发黄枯死，在幼苗期还有转茎为害现象。

2. 瑞典秆蝇（*Oscinella frit*）

成虫体长 1.5～2.0mm，全体黑色有光泽，体型粗壮。触角黑色，舐吸式口器端部白色。前胸背板黑色，表面呈黑红色。1 对前翅透明，具闪光，各足腿节、胫节中部黑色，胫节下端和跗节棕黄色。腹部下面淡黄色。卵长圆柱形，白色，有明显的纵脊和纵沟。老熟幼虫黄白色，圆柱形，蛆式。口钩镰刀状，前端较小。末节圆形，端部有 2 个突起的气孔。初孵化时，体无色透明。蛹棕褐色，圆柱形，前端有 4 个乳突起，后端有 2 个乳突起。我国每年发生 2～6 代，以老熟幼虫在禾草根茎部越冬，幼虫取食禾草生长点。在南方炎热干燥天气时，易发生虫害，致使草坪枯萎。

（三）花蝇科（Anthomyiidae）

体小形或中形，细长多毛，活泼。眼大，雄的两眼几乎在中间接触；额下有下颜鬃。触角芒状。中胸背板有 1 条完整的盾间沟划分为前后 2 块（连小盾片 3 块）。中胸侧板有成列的鬃。翅脉全是直的，直达翅的边缘，M_1 脉不向前弯曲。可见腹节 4～5 节。幼虫蛆式，圆柱形，后端截形，有 6～7 对突起，包围平的气门板，气门裂短，排成放射形。绝大多数种类为腐食性，取食腐败的植物质或动物质，有些种类也严重为害农作物。

1. 中华毛瞳芒蝇（*Atherigona revesura*）

与家蝇近似，但体较细长，有鬃毛。以幼虫钻蛀狗牙根基部茎杆取食，造成枯心，可转植株为害，曾在福建一高尔夫球场的球道边沿和长草区造成危害。

五、膜翅目（HYMENOPTERA）

大部分为害种类的体形小，口器咀嚼式（或嘴吸式），两对翅均膜质，前翅大，后翅小，有各种图案和脉纹，后翅前缘有 1 列钩刺。头能活动，腹眼大。第 1 腹节并入胸部，成为并胸腹节，除植食性种类外第 2 腹节变细成"腰"。完全变态。幼虫为多足型或无足型，蛹为裸蛹。具群栖习性。

（一）蚁科（Formicidae）

体小，黑色、褐色、黄色或红色。体壁有弹性，光滑或有毛，腹部第1节或第1~2两节成为小形的结。触角呈膝状。上颚发达。翅脉简单。胫节有发达的距，前足的距大呈梳状。跗节5节，筑巢群居，多型性。拱掘土壤，为害草坪根部，对禾草生长很不利，对人们在草地上游息也有妨碍。

六、鞘翅目（COLEOPTERA）

此目有27万种以上，我国记载约有7 000种，在为害草坪的昆虫中，属种类数量较多的一个类群。虫体体壁坚硬，前翅特化成角质，无翅脉，称为鞘翅。后翅膜质，静止时折叠于前翅下。少数种类无后翅。口器咀嚼式。触角10节或11节，形状变化很大，除线状外，有的是锯状、锤状、膝状或鳃叶状等。一般没有单眼。在发达的前胸后面，常露出三角形的中胸小盾片。跗节5节或4节，很少3节。腹部末后数节常退化，缩在体内，可见的腹节常在10节以下。全变态，其中有部分为复变态。卵呈卵圆形或球形，外壳一般无花纹。幼虫的形状一般狭长，头部发达，口器咀嚼式。无腹足，从外形上大体可分为肉食甲型、金针虫型、蛴螬型、象虫型、钻蛀虫型等类型。蛹为裸蛹，在荫蔽的场所或茧中化蛹。多数是植食性的。大多有趋光性，并且几乎都有伪死性。为害种类的体形大小变化较大，很多种类为害草坪草的地下部分，严重时可造成草坪的斑秃。

（一）叩头虫科（Elateridae）

成虫多为暗色种类，体狭长，末端尖削，略扁。头小，紧镶在前胸上。前胸背板后侧角突出成锐角刺。前胸腹板中间有一尖锐的刺，嵌在中胸腹板的凹陷内，前胸和中胸间有关键，能有力地活动，当虫体被压住时，头和胸能作叩头状的活动。触角长，多为锯齿状。足短，跗节5节。后足基节扁，能盖住腿节，腹部可见5节。幼虫称为"金针虫"，身体细长，圆柱形，略扁；体壁光滑坚韧，头和末节特别坚硬，颜色多数是黄色或黄褐色。没有上唇，上颚没有磨区，腹部气门二孔式即每个有2裂孔。生活在土壤中，取食植物。生活史长，2~5年才完成1个世代。成虫期较短，危害不重，主要以幼虫咬食种子、幼苗、根，在草坪为害须根、主根和分蘖节，也可钻入根茎内，使幼苗枯萎甚至死亡。

1. 沟金针虫（*Pleonomus canaliculatus*）

成虫雌雄异形。雄虫体长14~18mm，宽3.5mm。触角12节，丝状细长，鞘翅长为前胸长的5倍，其上纵沟较明显。3对足较细长。雌虫体长16~17mm，宽4~5mm，身体扁平，深栗色，密被金黄色细毛。头顶有三角形凹陷，密布刻点。触角11节，锯齿状。前胸发达，前窄后宽，宽大于长，背面拱圆，密布点刻，中部有细小纵沟。鞘翅纵沟不明显。卵近椭圆形，色乳白。初孵幼虫体乳白色，头及尾部稍带黄色，体长约2mm；末龄幼虫体长20~30mm，宽4mm，全体金黄色稍扁平，坚硬，有光泽。头前端暗褐色。体背中央有1条细纵沟，生有同色细毛。尾节黄褐色，背面有近圆形的凹陷，密生细刻点，每侧外缘各有3个角状突起，末端分两叉。裸蛹，黄色，纺锤形，雌蛹长16~22mm，雄蛹长15~19mm。翅达第3腹节，腹部细长，尾端自中间裂开，有刺状突起。3年发生1代，以成、幼虫越冬。翌春当10cm土温达 6.7℃时，越冬幼虫开始活动；当土温达 9.2℃时，幼虫开始为害；当土温达 19℃以上时，幼虫又潜入地下深处隐蔽；当土温降至 18℃时，幼虫又返回地表层为害；当土温降至 1.5℃以下时潜入深处越冬。一般在第 3 年秋季幼虫老熟方在土表下化蛹。成虫羽化后当年不出土，在土里越冬，第 2 年成虫为害，雄虫交配后 3～5d、雌虫产卵后相继死去。卵期 5～6 周，幼虫 10～11 龄，幼虫期长，成虫寿命 220d 左右。雌虫无飞翔力，有假死性；雄虫飞翔力强，有趋光性。生活史很长，世代重叠严重，在生长季节，几乎任何时间均可发现各龄幼虫。

2. 细胸金针虫 (*Agriotes fusicollis*)

成虫体长 8～9mm，宽约 2.5mm，体细长，暗褐色，密被灰色短毛，有光泽。头、胸部黑褐色。触角红褐色，第 2 节球形。前胸背板略呈圆形，长大于宽，后缘角伸向后方。鞘翅长约为头胸长的 2 倍，暗褐色，密生灰黄色细毛，其上有 9 条纵列刻点。足赤褐色。卵圆球形，乳白色。老熟幼虫体长 23mm，宽约 1.3mm，体细长，圆筒形，全体淡黄色，有光泽。头部扁平，口器深褐色。尾节圆锥形，背面前缘有 1 对褐色圆斑，其下面有 4 条褐色细纵纹，末端呈红褐色小突起。蛹长 8～9mm，纺锤形，初期乳白色，后期色变深，羽化前复眼黑色，口器淡褐色，翅芽灰黑色。2 至 3 年 1 代，少数每年 1 代，极少数 4 年 1 代，以成虫或幼虫在土中越冬。

(二) 金龟甲总科 (Scarabaeoidae)

中型至大型甲虫，触角鳃叶状，通常 10 节，末端 3～5 节向一侧扩张成瓣状，能合起来成锤状，少毛。前足开掘式，跗节 5 节，后足着生位置接近中足而远离腹部末端。腹部有一对气门露在鞘翅外。爪有齿，大小相等。上唇与上颚为唇基所盖住，从背面看不见，可见腹板 5 节。幼虫称为蛴螬，身体柔软，体壁皱，多细毛。腹部末节圆形，向腹面弯曲。上唇和上颚都发达。没有磨区，胸足 4 节。气门弯曲。生活在土壤中。生活史较长，常需 1～2 年才完成 1 个世代，有些种类长达 4～5 年。卵短，椭圆形，孵化前常膨大成圆球形。金龟甲成、幼虫均可为害植物。在草坪以蛴螬为害为主。蛴螬栖息在土壤中，取食萌发的种子，造成缺苗，还可咬断幼苗的根、根茎部，造成地上部叶片发黄、萎蔫甚至枯死。因蛴螬口器上鄂强大坚硬，咬断植物的部位断口整齐，发生数量多时，常使大片草坪枯死。成虫可蚕食叶片和嫩茎，发生数量多时，甚至可将草坪叶片吃光。在草坪上见报道的有数十种之多。侵害草坪的多数金龟甲生命周期为 1 年，6～7 月份产卵、孵化；夏末、秋初在移至更深土壤越冬之前，造成最大的为害。草坪黑色鳃金龟在一些地区每年完成 2 个世代，其他种类的部分种群（如欧洲金龟和东方金龟），或在北部分布范围界限中的一些种类（如日本丽金龟）可能需要 2 年完成发育。鳃角金龟的生命周期依种类和地域不同，1～4 年不等。在冷季型草坪中，大多数的生命周期为 3 年。

1. 华北鳃角金龟 (*Holotrichia oblita*)

成虫体长 17～21mm，宽 8～11mm，长椭圆形。初羽化时红褐色，逐渐黑褐色至黑色，有光泽。胸部腹面被有黄色长毛。唇基横长，近似半月形。触角 10 节。前胸背板密布粗大刻点，侧缘向外弯，有褐色细毛，前缘有少数缺刻，凹下处有少数细毛。前翅表而微皱，肩凸明显，密布刻点，缝肋宽而隆起，另有 3 条纵肋可见。前足胫节外缘有 3 齿，各足有爪 1 对，爪下有 1 齿。各腹节的中央界限几乎消失，臀板隆起，末端圆尖，两侧上方各有一圆形小坑。末节前腹板中间具明显的三角形凹坑。雌虫臀板较长，末端圆钝。雄虫的外生殖器阳茎侧突下突分一粗一细两分叉，中突片 1 个。卵初产时长椭圆形，白色略带黄绿光泽，后期为圆球形，近孵化时为黄白色。幼虫头部红褐色，坚硬，前顶刚毛每侧3根。胴部向腹面弯成马蹄形，柔软多皱，乳白色。腹部末端肛门孔三裂，肛腹板刚毛区只有散生刚毛，而无刺毛列。蛹为离蛹，化蛹初期为白色，后变黄色，7d后变黄褐至红褐色。复眼亦由白色渐变深色，最后呈黑色。腹末具1对叉状突起。

2. 东北大黑鳃角金龟 (*Holotrichia diomphalia*)

与华北鳃角金龟是近似种。东北大黑鳃角金龟腹末前腹板后中部的凹坑较宽，雄外生殖器阳茎侧突下突两分叉间距较宽，呈凵形。其他几乎相同。多数为2年1代，少部分个体1年可以完成1代，以成、幼虫交替越冬。以幼虫越冬的，翌年春季为害重；以成虫越冬的，夏、秋季为害重。成虫昼伏夜出，晚上出土、取食、交尾。性诱现象明显，趋光性不强，雌虫几乎无趋光性。初孵幼虫先取食土中腐殖质，以后取食草的地下部分。

大黑鳃角金龟在北方地区各虫态平均历期为：卵期12~22d,幼虫期340~380d,蛹期10~27d,成虫期150~420d,1个世代695~730d。成虫昼伏夜出，具假死性。对厩肥和腐烂的有机物有趋性。成虫需补充营养。一生可交配多次，产卵期平均20d,每雌产卵平均192粒。孵化后的幼虫期均在土壤中度过。初龄幼虫先食卵壳，幼虫喜食黑麦草、早熟禾等，将须根截断、咬食一空，造成植株成片死亡。幼虫在土壤中的活动情况与土壤温、湿度有密切关系。土壤温度直接影响其在土中的垂直活动，土壤湿度是影响幼虫生长发育的主导因子。土壤含水量不足10%，可引起幼虫大量死亡；含水量大于30%则向土壤深处迁移；含水量为15%~25%时，最适于其生存。

3. 棕色鳃金龟 (*Holotrichia titanus*)

成虫体长17.5~24.5mm,长卵形，全体棕色。头部较小，唇基短宽，前缘中间明显凹入，前侧缘上卷。触角10节，赤褐色。前胸背板横宽，前侧角为钝角，后侧角近似直角，侧缘外扩，中纵线光滑微突，前胸背板除后缘中段外均具边框，侧缘边框不完整，呈锯齿状，并生有褐色细毛。小盾片三角形，有少数刻点。鞘翅较长，纵肋4条，肩凸显著。胸部腹面被黄白色长毛，足棕褐色具光泽，前胫节外缘具3齿，后腔节细长，端部喇叭状，爪中位生1锐齿。腹部圆大有光泽，臀板呈扇面状，雄性顶端变钝，末端中间隆起，刻点稀；雌性呈扁平三角形，顶端稍长，刻点密。雄外生殖器呈筒状。卵与大黑鳃金龟的相似。老熟幼虫体长45~55mm。头部前顶刚毛每侧3~5根一纵列。肛腹板刚毛区中间的刺毛列2列。其他与大黑鳃金龟幼虫相似。裸蛹，棕红色，腹部1~4节气门圆形，深褐色，隆起。1~6节背中央具横脊，尾节近方形，两尾角呈锐角叉开。在北方多数为2年1代，亦有3年1代的，以成、幼虫隔年交替越冬。成虫昼伏夜出，出土时间短。趋光性弱。雌虫活动性弱，仅做跳跃式飞行或短距离爬行，活动范围小，呈现局部发生的特点。成虫一般不取食，主要以幼虫为害地下根、根茎。一般粗沙土壤的草坪发生较多。

4. 暗黑鳃金龟 (*Holotrichia parallela*)

成虫体长16~22mm,长椭圆形，初羽化时为红棕色，后逐渐变为红褐色、黑褐色或黑色，无光泽，被黑色或黑褐色绒毛。前胸背板侧缘中间最宽，其前缘具沿并有成列的边毛，前角钝弧形，后角直且尖。小盾片为宽弧状的三角形。鞘翅两侧缘近平行，尾端稍膨大，每侧4条纵肋不明显，两肩有稀的褐色长缘毛。前腔节3外齿，顶部与中部齿靠近。腹部腹面具青蓝色丝绒色光泽。雄外生殖器阳茎侧突上部呈尖角突。下部不分叉。卵同大黑鳃金龟卵。老熟幼虫体长35~45mm。头部前顶刚毛冠缝侧多1根。肛腹板刚毛区钩状刚毛分布不匀，上端中间具裸区，中间无刺毛列。蛹体长20~25mm,宽10~12mm,尾节三角形，两尾角呈锐角叉开。1 年 1 代，多数以老熟幼虫、少数以成虫越冬。以幼虫越冬的，一般春季不为害，经化蛹、羽化变为成虫，7 月至 8 月中旬为产卵期，秋季幼虫为害。成虫趋光性较强，飞翔力亦强。有定时出土交尾的习性。

5. 黑玛绒金龟 （*Maladera*（*Serica*）*orientalis*）

成虫体长 7～8mm，宽 4.5～5mm，卵圆形，全体黑色或黑褐色，有天鹅绒闪光。唇基油亮，前缘上卷，微突，刻点密，有皱纹。触角 9 节，少数 10 节，黄褐色。前胸背板宽为长的 2 倍，侧缘外阔，前侧角锐，后侧角直，外缘有稀疏刺毛。小盾片盾形，有细刻点和短毛。鞘翅略宽于前胸，上有刻点及绒毛，每鞘翅还有 9 条纵沟纹，外缘有稀疏刺毛。胸部腹面刻点粗大，有棕褐色长毛。腹部光滑，臀板三角形。雌雄触角异形，雄虫棒状部细长，柄节有一瘤状突起，雌虫棒状部粗短，柄部无突起。雄外生殖器阳茎侧片小，端部尖而弯曲，左右不对称，中片长而尖。卵椭圆形，乳白色有光泽，孵化前变暗。幼虫体长 14～16mm。头部前顶刚毛每侧 1 根。上唇基部横列两组刚毛。肛腹板刚毛区布满钩状刚毛。蛹体长 8～9mm。触角雌雄同型，均为鞭状，近基部有向前伸的突起。腹部 1～6 节各节背板中央具横向峰状锐脊，尾节近方形，两尾角很长。在北方 1 年 1 代，以成虫在土中越冬。翌年 4 月上旬越冬成虫出土活动，4 月中旬为盛期，成虫昼伏夜出，喜取食三叶草、苜蓿等叶片，严重时可食成光杆。具趋光性和假死性。一般在湿度较高、降雨较多的情况下有利于成虫的盛发。5 月下旬为交尾盛期。6 月上旬，在植株根部附近约 5～10cm 的土中产下大量的卵，卵聚产成堆，孵化的幼虫取食寄主的根或土中的腐殖质。6 月中下旬至 9 月上旬是幼虫为害期。幼虫期平均 76d，老熟幼虫潜入 20～30cm 深的土中筑土室化蛹。蛹期平均 19d，成虫于 9 月下旬羽化，羽化后的成虫当年不出土，在原处越冬。

6. 鲜黄鳃金龟 （*Metabolus tumidifrons*）

成虫体长 13～14mm，宽 7.3～7.5mm，椭圆形，体表光滑无毛，鲜黄色。头部黑褐色有光泽，复眼大，球形，黑褐色，复眼间隆起。触角 9 节。前胸背板具边框，前、后角均为钝角，前角稍尖，后角略呈弧形，侧缘锯齿状，具稀疏的细长毛。小盾片略呈半圆形，具少量点刻。鞘翅最宽处位于翅后端。前腔节外缘 3 齿，中齿基部对面具一内缘距。爪在中部深裂。中、后股节中段有一完整的具刺横脊。臀板略呈三角形。末端稍圆并有细毛排列，具棕色细边，雄性外生殖器阳茎侧突达阳茎端部。初产卵椭圆形，乳白稍绿，中期后圆球形，孵化前淡黄色。老熟幼虫体长 18～20mm，头部前顶刚毛每侧 1 纵列 4 根。肛腹板有由不同长度的针状刺毛组成的刺毛列，每列 21～23 根。初蛹为白色，1d 后淡黄色，7d 后黄褐色。触角雌、雄异形，腹部 1～4 节气门椭圆形褐色，明显隆起，1 对尾角呈锐角岔开。在北方 1 年 1 代，以老龄幼虫越冬。翌年 5 月上中旬活动上升，5 月下旬化蛹，6 月中旬至下旬羽化，羽化后 2～3d 出土交配，产卵盛期在 7 月上中旬，7 月至 10 月中下旬为幼虫为害期，老熟幼虫入土越冬。产卵前期 7～9d，卵期平均 11.5d，1 龄幼虫平均 29.7d，2 龄 24.5d，3 龄 240～250d（包括越冬期），蛹期 12～24d。成虫在 20～22℃时出土活动，有间歇式飞行的习性。雄虫趋光性强。成虫可多次交配。幼虫春、秋两季对草坪为害严重。

7. 黄褐丽金龟 （*Anomala exoleta*）

成虫体长 15～18mm，宽 7～9mm。全体红黄褐色，有光泽。头小，复眼黑色，触角 9 节，淡黄褐色，棒状部雄虫大雌虫小，唇基长方形前侧缘上卷。前胸背板深黄褐色，有边框，前缘向内弯，后缘中央向后弯，两侧缘弧形。小盾片三角形，在小盾片前方和前胸背板后缘，密生黄色细毛。每鞘翅具 3 条不明显的纵肋。胸部腹面及足均淡黄褐色并密生细毛。卵椭圆形，初产乳白色，表面光滑，后渐变淡黄色。老熟幼虫体长 25～35mm。头部前端刚毛每侧 5～6 根，一排纵列。肛腹片后部刺毛列纵排两行，肛背片后有圆形臀板。裸蛹，长 18～20mm，黄褐色。在北方 1 年发生 1 代，以幼虫在土中越冬。越冬幼虫于翌年 3 月上旬活动，3 月中旬至 4 月在土壤表层为害寄主根部。5 月上中旬幼虫化蛹，蛹期 7～8d。5 月下旬成虫出现，1 周后开始产卵，6 月下旬至 7 月底为产卵盛期，卵期平均 16d。孵化后 1 龄幼虫平均 20d，2 龄平均 27.5d，3 龄达 275d，整个幼虫期为大于 300d，以 3 龄幼虫越冬。成虫昼伏夜出，有趋光性。多发生在土质脊薄、地势较高、排水良好的沙壤土中。

8. 铜绿丽金龟（*Anomala corpulenta*）

成虫体长 15～19mm，背面铜绿色，有金属光泽，边缘黄褐色。唇基短阔，梯形，前缘上卷。触角 9 节，黄褐色。前胸背板发达，前缘呈弧形内弯，侧缘呈弧形外弯，前角锐，后角钝。鞘翅纵肋不明显。体腹面黄褐色，密生细毛。足黄褐色，胫、跗节深褐色，前胫节外缘 2 齿，内侧有缘距。前足和中足上的 2 个爪，1 个分叉，1 个不分叉，后足的爪均不分叉。臀板三角形黄褐色，雌虫腹面乳白色，末节有 1 个棕黄色的横带。初产卵椭圆形，长径约 2mm，乳白色，孵化前近圆球形，表面光滑。老熟幼虫体长约 30mm，末节腹面肛毛呈 2 纵行，每行 15～18 根。蛹长 18～22mm，长椭圆形，土黄色，稍弯曲。气门黑色，体背中央有 1 条纵沟。在臀节腹面，雄蛹有四裂的疣状突起，雌蛹无此突起。在北方 1 年发生 1 代，以幼虫越冬。翌春越冬幼虫开始活动，5 月下旬至 6 月中下旬为化蛹期，7 月上中旬至 8 月是成虫期，7 月上中旬是产卵期，7 月中旬至 9 月是幼虫为害期，10 月中旬后，少数以 2 龄幼虫、多数以 3 龄幼虫越冬。成虫羽化后 3d 才出土，昼伏夜出，出土后先行交配，然后再取食，黎明前入土。成虫有假死性，趋光性很强。雌虫分批产卵，散产。幼虫为害禾本科草坪的根、茎，以春秋两季为害最烈。幼虫老熟化蛹时，脱皮从体背部裂开脱下，脱皮不皱缩。成虫寿命约为 25～30d，卵期 7～12d，幼虫期 1 龄 20～28d，2 龄 23～28d，3 龄 265～279d（含越冬期），蛹期 7～11d。

9. 四斑丽金龟（*Popillia quadriguttata*）

成虫体长 7.5～12mm。青铜色，有闪光，鞘翅黄褐色，两翅的合缝为绿或墨绿色。头部具细密刻点，唇基梯形，前缘上卷。触角 9 节，棕褐色。前胸背板拱隆，密布小刻点，两侧中段有一小凹窝，两侧缘中部弧状外扩，后段稍平直，前缘角突出，后缘两侧具边框。小盾片三角形。鞘翅宽短，后方收窄，肩突发达，每翅表面有 6 纵条平行的刻点沟，两侧缘从 1/2 处起到合缝处具膜质饰边。臀板外露，基部具 2 个白色毛斑，腹部 1～5 节侧面有白色毛斑。前胫节外缘 2 齿，1 齿大而钝，另一齿对面下方具内缘距 1 根。前、中足的粗大爪分叉，细长爪不分叉，后足爪均不分叉，中足基节间有一胸腹突。雄性外生殖器阳茎侧突下缘端部尖锐向内弯。初产卵椭圆形，后变圆球形。老熟幼虫体长 8～10mm。头部前顶刚毛每侧 5～6 根一纵列。肛腹板有呈"八"字形岔开的两行刺毛列，每侧刺毛 5～8 根。肛门孔横裂状。蛹，体长 9～13mm，中胸腹突指状。腹部每节侧缘均具链状突起。尾节近三角形，端部呈双峰状，其上有褐色细毛。在北方 1 年发生 1 代，以 3 龄幼虫越冬。翌年 4 月幼虫开始活动，4～6 月为害草坪根、茎部，6 月中旬至 7 月上旬化蛹，6 月底至 7 月成虫羽化，7 月中下旬开始产卵，可一直延续到 8 月，8 月至 10 月幼虫在土中为害，3 龄后越冬。成虫白天活动，夜间潜伏，出土初期分散、后期群集活动或迁移。雌虫可多次交配，卵多产于表土层的卵室中。当 10cm 土温达 19.7℃以上、气温达 18.2℃以上时，成虫才能出土，均温在 20℃以下，月均降水在 47mm 以上，发生数量显著下降。20～26.5℃为成虫活动适宜温度，高于 29.5℃，则静伏不动。成虫寿命平均 22.5d，卵期平均 11d，幼虫期 322d，蛹期 12.6d。

10. 赤脚青铜金龟 （*Anomala cupripes*）

成虫体长 22～30cm，鲜绿色。头盾、前胸之两侧、体之下方、足及末腹节之尖端，带鲜红色。幼虫乳白色，头橙黄或黄褐色，体圆筒形，整个身体常呈 C 字形卷曲，胸足 3 对，密生棕褐色细毛。每年发生 1 代，以幼虫越冬，成虫出现于 5～11 月间，但发生最盛期为 6～8月。成虫取食新芽嫩叶，严重时仅留主脉；幼虫钻孔取食自土表 3～5cm 之草根，严重为害时，可破坏根系，使得受害草坪变得像海绵一样，草坪有时也可以像地毯一样被卷起来。在台湾 1 年发生 1 代。成虫取食多种植物叶片，严重时仅留下主脉。成虫产卵于土中，蛴螬栖息于土壤内，幼虫期大于 200d，取食腐殖质或植物根。蛴螬经 3 个龄期后，在土中化蛹。大多数蛴螬在第 3 龄期食量大增，为害最为严重（苏宗宏，1995；高穗生等，1995）。

11. 台湾青铜金龟 （*Anomala expansa*）

成虫体长 22～27cm。体背面青绿色，有光泽；腹部蓝绿色，有光泽；胸部和足蓝黑色稍暗，全体散布点刻。头盾略成方形，头部宽与长比为 2：1。翅鞘略成长方形，有蓝绿色边缘，在后外角，成三角形的翼片突起。成虫在台湾于 4～10 月份出现，最盛期为 6～7 月。卵产于土中，卵期为 13～19d。幼虫在 9 月份以后在地下取食为害根部，到 11 月和 12 月大部分老熟并在根部作蛹室，于其中越冬，翌年 3 至 5 月化蛹。但发育较晚的幼虫，于 3 月和 4 月仍继续为害根部，到 4 月和 5 月间才化蛹。蛹期 14～19d，羽化后约经 3～11d 脱出蛹室，再经 5d 左右开始交配。产卵期 3～8d，每雌产卵 45～87 粒，平均 68.9 粒（高穗生等，1995）。

（三）拟步甲科 （Tenebrionidae）

体形不一，多为扁平、坚硬、暗色的种类。头狭，紧嵌在前胸上。前胸背板大，比鞘翅狭或一样阔，鞘翅盖不住整个腹部。后翅多退化，不能飞翔。外形和步甲科很相似，但足的跗节为 5-5-4 式。前足基节圆球形，基节窝闭式。腹部可见腹板 5 节。幼虫与金针虫的区别为头有上唇，上颚有磨区，气门简单圆形。成虫食性杂，以取食草坪幼苗的幼嫩叶片为主，幼虫多在 4cm 以上土层栖息活动，可取食幼苗嫩茎、嫩根，且能钻入根颈内取食，造成幼苗枯萎以至死亡。以草坪禾草受害最重，发生数量多时可将草坪叶食光，或因幼虫蛀食根茎造成叶部枯黄致死。

1. 砂潜 （*Opatrum subatatum*）

成虫体长 6.4～8.7mm，体宽 3.3～4.8mm，椭圆形。羽化初体色乳白，后逐渐加深，最后呈黑褐色。头部扁，触角棒状 11 节。前胸发达，其上生细沙状小点刻，前缘凹陷两侧拱凸，后缘较平。鞘翅近长方形，有翅不能飞，每鞘翅有 7 条纵隆线。各足均有距 2 个，均生有黄色细毛。腹部背面黄褐色，肛上板黑褐色，密生点刻。卵椭圆形，乳白色，表面光滑。初孵幼虫乳白色，老熟时深灰黄色，体细长似金针虫。足 3 对发达，腹部末节较小，纺锤形，背面前部稍突起成一横沟，沟前部有褐色钩形纹 1 对，末端中央有褐色的隆起，末端边缘共有刚毛 12 根，其中中央 4 根。蛹的腹部末端有 2 个刺状突起，整个乳白色略带灰色，羽化前深黄褐色，裸蛹。在东北和华北每年发生 1 代，以成虫在土中缝隙、洞穴或枯草落叶下越冬。成虫食性杂，不能飞，在地面爬行，寿命很长。幼虫食性亦杂，6～7 龄，老熟后做土室化蛹，蛹期 7～11d。成虫羽化后，多在草坪根部越夏，秋季再活动为害，至 11 月陆续潜土越冬。性喜干旱和较粘性的土壤，有孤雌生殖现象。

2. 蒙古土潜 (*Gonocephalum reticulatum*)

成虫体长 6～8mm，全体暗黑褐色。头部向前突出，呈倒梯形，腹眼较小，中间有凹陷，白色，触角棒状 11 节。前胸背板前缘新月形凹陷，两侧向外呈弧形，前缘角较锐，背板表面有小点刻。鞘翅长方形后部较圆，其上布满小点刻、纵纹和黄色细毛，后翅膜质。腹部 5 节，密布点刻，末节腹板有黄色短毛。前足腿节、股节发达，跗节很小，爪极发达，后足胫节长。卵椭圆形，乳白色，表面光滑。老熟幼虫圆筒形，12 节。前胸发达，前足长而极大。腹部末节很小，纺锤形。初孵幼虫乳白色，后渐变灰黄色。幼虫 6 龄。蛹乳白色，略带灰黄色，复眼红褐色至褐色。羽化前，足、前胸和尾部变浅褐色。在河北 1 年发生 1 代，以成虫在 2～10cm 土层、寄主根际等处越冬。成虫活跃善飞，趋光性强，可出土取食草坪幼苗、嫩根。卵散产于表土层，卵期 18～20d，温度高卵期亦缩短。幼虫活泼，惊动后可快速前进或后退，孵化后即在表土层取食嫩草根和茎，老熟后入土做土室化蛹。

3. 草原拟步甲 (*Platyscelis sulcata*)

成虫长椭圆形，黑色。雌虫体长 16mm，宽 8mm；雄虫体长 14mm，宽 6mm。触角 11 节。复眼横向前缘，微凹。上颚有尖锐强大的并列双齿。前胸背板宽度大于长度，前缘略狭于后缘，鞘翅隆起，假缘折宽，缘折窄。爪强大，跗式 5：5：4 式。腹部 5 节。卵长圆形，乳白色。幼虫初孵化体长 3mm，乳白色，头黄褐色，经数次脱皮体色逐渐变黄。老熟幼虫体长 32～36mm，土黄色，头及前胸背板暗褐色。前胸长度略短于中、后胸之和。躯体呈圆筒状，前足特别发达。腹节 9 节，末节呈三角形。尾突延长向上翘起，两侧各有刺 3 枚。裸蛹，黄色。3 年完成 1 代，世代重叠。幼虫在整个生长期间，除取食外均居于土中，1 穴 1 虫。越冬幼虫深夜爬出洞口，用前足抱住萌发的嫩草，咬断后拖回洞中。秋季再次为害再生草坪。以大龄和老熟幼虫造成为害最大。成虫取食嫩草和幼茎，造成草坪成片枯黄。

(四) 象甲科 (Curculionidae)

体型大小和颜色各异，但共同特点是，成虫呈黑色，头有一部分延伸成象鼻状或鸟喙状，长 0.6～2.1cm，咀嚼式口器生在延伸部分的端部。触角在多数种类弯曲成膝状，10～12 节，末端 3 节成锤状。身体坚硬。跗节 5 节。腹部可见节 5 节。幼虫身体柔软，呈白色，肥胖而弯曲，光滑或有皱纹。头发达，呈橙褐色，背部黑色，体长 1.5～2.4cm，没有足。气门二孔式。3 月随着天气转暖，开始以草为食，并在草坪草根茎或周围地上产卵；卵经 5～15d 即孵化成幼虫。取食草坪草根和茎部，夏天受害的植株变棕褐色，在取食处出现铁屑状的虫粪。晚上最活跃，可到地面取食，使草坪变得稀疏。

1. 早熟禾谷象 (*Sphenophorus parvulus*)

腿节中间最宽，下面有齿 2 个，相离较远。前胸背板宽大于长，具细的中隆线。小盾片具黑色绵毛。鞘翅短，端部缩成喙状，具金色鳞片束，在鞘翅上，黑色鳞片束排列成行。以成虫越冬。成虫在草坪草茎、叶鞘和根颈上取食、产卵；幼小的幼虫钻入茎和根颈，稍大后的幼虫进入土壤化蛹，在化蛹前于根上取食，秋季羽化。在春季，大量的迁移成虫可铺满邻近草坪表面。

2. 狩猎谷象 (*Sphenophorus venatus*)

以成虫越冬。成虫在草坪草茎、叶鞘和根颈上取食、产卵；幼小的幼虫钻入茎和根颈，稍大后进入土壤化蛹，在化蛹前于根上取食，秋季羽化。在春季，大量的迁移成虫可铺满邻近草坪表面。

3. 象虫 (*Listronotus maculicollis*)

每年完成 2 个世代,部分地区可有 3 个世代。成虫主要在半保护区域越冬,春季迁移扩展至修剪高度为 2.5～4.0cm 的低矮管理的早熟禾区域,在那里于 4 月中旬至 4 月末开始产卵于禾草叶鞘中。孵化后,初孵幼虫马上开始取食,残留禾草侧茎用于第 1 次的少量蜕皮。幼虫在 4～6 周内完成 4 次蜕皮;5(末)龄幼虫严重为害草坪草,其取食结果造成大范围早熟禾死亡。幼虫在 6 月中旬至 6 月末化蛹。初羽化成虫出现在 6 月末或 7 月初,在 7 月中旬开始交配产卵。成虫的危害不显著,白天具有趋阴蔽的习性。在温暖的夏季,该虫的第 2 代至 8 月中旬完成发育,一些个体化蛹、羽化为成虫,并产卵开始第 3 代。而在凉爽的夏季,第 2 代在 8 月末前不能完成发育,不能开始第 3 代 (Vittum 等,1987)。

(五) 叶甲科 (Chrysomelidae)

成虫有的具有金属光泽,外形常呈卵圆形或长形。触角丝状,或末端稍膨大,11 节,长不及体长之半。跗节隐 5 节。成虫食害草坪禾草叶片,造成孔洞、缺刻或呈白色条斑状;幼虫自禾草近地面处蛀茎为害,造成枯心苗或食害根部,剥食根部表皮,在根表蛀成许多环状虫道。成、幼虫均造成危害,使草坪破碎不堪,或因生长不良枯黄死亡。

1. 粟茎跳甲 (*Chaetocnema ingenua*)

成虫体长 2～6mm,略呈卵圆形,全体青蓝色有光泽。触角 11 节。前胸背板呈梯形,两侧缘微向外拱突,鞘翅上有由刻点排列而成的纵线,足黄褐色,各足基节及后腿节黄褐色,后足腿节肥大发达,善于跳跃,其胫节外侧具有凹刻,并生有整齐的毛列。腹部腹面金褐色,散生粗刻点。卵长椭圆形,米黄到深黄色。老熟幼虫呈长筒形,头、尾两端渐细。头部黑色,前胸盾和臀板褐色,其余各节污白色,胸足褐色。裸蛹,乳白略带灰黄色,腹部末端有 2 个刺。在北方每年发生 1～3 代,以成虫在土中越冬。成虫善飞且有假死性。孵化后幼虫即钻入近地面的茎部,向上蛀虫道,造成枯心苗。各虫态平均历期为卵期 11.5d,幼虫期 14～15d,前蛹期 3～9d,蛹期 4～11d。

2. 黄条跳甲 (*Phyllotreta vittata*)

成虫体长约 2mm,卵圆形,黑色有光泽,触角基部 3 节及跗节深褐色。前胸背板及鞘翅上有许多点刻,且排列成行。鞘翅中央各有 1 个黄色曲条。后足腿节膨大,善于跳跃。卵椭圆形,淡黄色,半透明。老熟幼虫体长圆筒形,黄白色。头部和前胸盾及腹末臀板呈淡褐色,胸部及腹部均乳白色,各节均有不显著的肉瘤,其上生有细毛。蛹椭圆形,乳白色。头隐于前胸下面,胸部背面有稀疏的褐色刚毛,腹末 1 对叉状突起,叉端褐色。在北方每年发生 2～6 代,以成虫越冬。成虫善跳,对黑光灯有趋性,耐饥力很弱,世代重叠现象较明显。幼虫孵化后即为害根,经 3 龄老熟。卵期 4～9d,幼虫期 11～16d,前蛹期 2～12d,蛹期 3～17d。

七、半翅目 (HEMIPTERA)

此目近 3 万种,我国记载有 1 200 种,已报道在草坪上造成为害的种类约 20 种。体型有小有大,体壁坚硬而身体略带扁平。口器刺吸式,具分节的喙,喙由头的腹面前端伸出,弯向下方,触角丝状或棒状,3～5 节。单眼 2 个或无。前胸背板发达,中胸小盾片发达,前翅基部加厚皮革质,端部膜质,称为半鞘翅。半鞘翅可分基半部的革区、爪区和端半部的膜区 3 个部分,有的种类还有楔区,亦有少数种类前翅质地均一,或退化。膜区上有不同的脉纹图案。翅不用时平放在腹部背面，其末端互相重叠。跗节通常 3 节。很多种类在胸部腹面后足基节旁具臭腺开口，能分泌挥发性油，散发出类似臭椿的气味。渐变态。若虫经过 5 个龄期；有的种类若虫有臭腺 1～3 条，分布在腹部背面第 4 至 6 节上。卵有鼓形和长卵形或长肾脏形两个类型。大多数属植食性昆虫。

（一）长蝽科（Lygaeidae）

小型或中型，狭长。有单眼。触角 4 节，着生在头侧的下方，位置比复眼低。喙 4 节。前翅没有楔片，膜片上有 4～5 条简单的翅脉。跗节 3 节。

1. 麦长蝽（Blissus leucopterus leucopterus）

成虫或若虫常以刺吸式口器吸取草坪草茎叶汁液，使茎叶松软、易卷、死亡，受害草坪一块块变成淡灰褐色。扒开将死的草坪，可见到许多小型的、有光泽的橙黄色昆虫，背上具有发育不完全的翅。麦长蝽在垃圾杂物、灌木篱以及留存的草坪枯草里越冬。

2. 多毛长蝽（Blissus leucopterus hirtus）

体小形，头下倾，复眼接触或几乎接触前胸背板前缘。触角短，第 4 节常短于第 2 节，最多与之等长。头部无粉被。前胸背板长方或梯形，表面略拱起而不平整，遍布刻点，没有界限明显的光滑胝部，后缘几平直。小盾片极横宽，中央有大的"T"形圆脊。侵害冷季型草坪草和结缕草。若虫和成虫聚集在茎和根冠上吸汁，造成区域性损害，严重时连成大的草坪坏死和干枯斑。在沙壤草坪和充足的日照条件下危害严重。以成虫越冬，在安大略南部每年完成 1 个世代（Potter 等，1991）。在东北部每年发生 2 个完整的世代。第 1 代成虫量最大，从 8 月末开始与 2 代早期成虫重叠（Niemcayk 等，1992）。

（二）蝽科（Pentatomidae）

体小型到大型，触角 5 节。通常有 2 个单眼。喙 4 节，半鞘翅分革区、爪区、膜区三部分。爪区末端尖，当翅收起时不在小盾片后形成缘缝。膜区上有多数纵脉，多从一基横脉上分出。中胸小盾片很大。跗节 2～3 节。一般为植食性，也有捕食性种类。以成、若虫刺吸寄主叶片、茎秆的汁液。禾草受害后，叶片变黄，植株萎缩，若心叶受害，则不能正常生长，甚至造成枯萎死亡。

1. 稻绿蝽（Nezara viridula）

成虫体长雄 12～14mm，雌 12.5～15.5mm，全体青绿色，体背色较浓，腹面色较淡。复眼黑色，单眼暗红，触角第 4、5 节末端黑色。小盾片基部有 3 个横列的小黄白点，前翅膜区无色透明。稻绿蝽还有黄肩型和点绿型的个体，其区别为黄肩型两复眼间之前及前胸盾片两侧角间之前的前侧区均为黄色，其余部分为青绿色；点绿型体背黄色，前胸盾片（背板）前半部有 3 个横列绿点，小盾片基部亦有 3 个横列小绿点，端部还有 1 个小绿点并与前翅革片中央的各 1 个小绿点排成 1 横列。卵圆形，顶端有卵盖，卵盖周缘有白色小刺突，初产时黄白色，中期赤黄色，后期红褐色。若虫初龄黄褐色，后逐渐变为黑褐色。在浙江 1 年 1 代，在广东可发生 3～4 代。以成虫在禾草及其他杂草丛中、土壤缝隙中越冬，翌春回暖后活动为害。产卵于叶背，卵均排列成行，孵化后若虫先群集，后分散为害。

2. 麻皮蝽（Erthesina fullo）

雌成虫体长 19～23mm，雄成虫体长 18～20mm，黑褐色，头部背面黑色，前胸背板布满白色小点，其前缘和前侧缘黄白色，中央有一条黄白色纵纹。前翅棕褐色有黄色斑点，膜质部稍长于腹面。腹面黄白色。若虫体扁平，黑褐色，胸部背面中央有淡黄色纵线。每年发生2~3代，以成虫越冬。越冬后的成虫于3月中下旬开始活动，4~5月产卵于叶背，卵期4~6d。孵化后，若虫先群集静止在卵块附近，过一段时间后在卵块附近取食，2龄后若虫分散活动。若虫共5龄，约经2个月后变成成虫，6月出现第1代成虫，8~9月出现第2代成虫，如条件适宜，可在10月出现第3代成虫。吸食叶片汁液，使叶片枯黄。

3. 黄根土蝽 (*Stibaropus flavidus*)

成虫雌虫体长4.5~5.5mm，雄虫4~5mm，略呈椭圆形，后部稍宽，体棕褐色，有光泽。头部黄褐色，额中央有纵凹陷，头顶边缘具1排褐色小刺18~20个，头上有刻点和疣状突起。喙4节。触角5节，念珠状。前胸背板侧缘弧形，后缘两侧各具1黑褐色斑。前足腿节粗，胫节细，末端尖锐似爪，跳节退化，中足胫节呈长半月形，后足腿节膨大，胫节呈马蹄形，其上环生整齐的刺状刚毛，侧面突出褐色的刺。前翅黄褐色，有刻点。腹部7节，上生细毛，末端有乳状突起。卵椭圆形，初产乳白色，后逐渐变深，略带灰色。若虫共5龄，老熟若虫棕黄色，背线明显。腹部白色，腹背中部具3条黄线即臭腺。初孵若虫乳白色。不同区域发生代数不等，以成、若虫在土中越冬。刺吸寄主根部汁液，破坏幼根，使植株草枯或苗黄、瘦小，生长缓慢或停滞。同时，还可分泌臭液，对草坪和绿地造成污染。

（三）缘蝽科 (Coreidae)

体一般较狭长，两侧缘略平行。触角4节。喙4节。中胸小盾片小，三角形，不超过爪区的长度。前翅膜区有多数分叉纵脉，从一基横脉上分出。跗节4节。刺吸寄主叶片、茎秆，禾草受害后，叶片变黄，植株萎缩，若心叶受害则不能正常生长，甚至造成枯萎死亡。

1. 大稻缘蝽 (*Leptocorisa acuta*)

雄成虫体长15~16mm，雌成虫16~17mm，体细长，茶褐色带绿或黄绿。头部向前伸出，喙4节，黑褐色，触角细长4节。前胸背板长大于宽，布深褐色刻点，中央有1个刻点细小的纵纹。小盾片三角形，足细长，淡黄褐稍带绿色。卵椭圆形，底面圆平，无明显的卵盖，前端有1个小白点，初产卵淡黄褐色，中期赤褐色，后期黑褐色并有光泽。若虫初龄淡绿色，触角及足赤红色。在广西1年发生4~5代。以成虫在禾草及其他杂草丛中、土壤缝隙中越冬，翌春回暖后活动为害。产卵于叶面，卵均排列成行，孵化后若虫先群集，后分散为害。

（四）盲蝽科 (Miridae)

小型或中型昆虫，触角4节，无单眼，喙4节。前胸背板前缘常有横沟划出1个狭的区域。前翅分为革区、楔区、爪区、膜区四部分，膜区基部翅脉围成2个翅室，其余翅脉消失。同一种类常有长翅型、短翅型及无翅型。植食性，也有捕食性。

1. 绿草盲蝽 (*Lygus lucorum*)

成虫体长5mm左右，体黄绿至绿色，较扁平。复眼红褐色，触角淡褐色，前胸背板多微细黑色刻点。前翅绿色，膜质部淡褐色。卵长口袋形，黄绿色，卵盖奶黄色，中央凹入。若虫体绿色，复眼灰色，体表多黑色细毛，翅芽达腹部第四节。初孵化的若虫体短而粗。每年发生4~5代，以卵越冬。成虫和若虫大都比较隐蔽，但又甚活跃，爬行迅速，喜湿。为害草坪嫩叶，叶片被害后，出现不规则黑色斑和孔洞。

2. 赤须盲蝽 (*Trigonotylus ruficornis*)

成虫雄虫体长5~5.5mm，雌虫体长5.5~6.0mm，全体绿色或黄绿色。头部略呈三角形，顶端向前突出，头顶中央有1纵沟，前伸不达顶端。复眼黑色半球状，紧接前胸背板前角。触角红色，细长，4节。喙4节，后伸达后足基节处，第4节端部黑色。前胸背板梯形，前缘低平，两侧向下弯曲，后缘两侧较薄，近前端两侧有2个黄色或黄褐色较低平的胝。小盾片三角形，基部不被前胸背板后缘所覆盖。前翅革质部与体色同，膜质部透明。体腹面淡绿或黄绿色，腹部腹面有疏生浅色细毛。足黄绿色，胫节末端及跗节黑色，生有稀疏黄色细毛，跗节3节，覆瓦状排列，爪黑色，中垫片状。卵口袋形，卵盖上有不规则的突起，初产时白色透明，孵化前呈黄褐色。初龄若虫体绿色，足黄绿色。老熟若虫全身黄绿色，触角红色，足胫节末端跗节及喙末端均黑色。每年3代，以卵在禾草茎、叶上越冬。4月下旬均温达12℃以上时，禾草返青后卵即开始孵化。5月初若虫开始为害，5月下旬为成虫羽化并交配产卵。6月上旬卵开始孵化，7月上旬第2代成虫羽化，7月下旬第3代成虫出现，并以这代成虫的卵越冬。因产卵期不整齐，有世代重叠现象。成、若虫均刺吸嫩茎、叶和生长点，受害部分先是褪绿变黄，或叶子先出现黄色小斑点，后逐渐扩大成黄褐色大斑并皱缩，而后逐渐凋萎，最后枯干脱落，严重影响草坪的生长和观赏使用。

八、缨翅目（THYSANOPTERA）

体型微小，狭长略扁，一般只有1~2mm，黑色、褐色或黄色。表面光滑或有网状纹或皱纹，有的除刺毛外，还有细毛。头略带后口式。复眼发达。两对翅狭长，翅缘有长的缨状缘毛，脉纹最多只有2条。触角念珠状，6~9节，其上有感觉器。跗节1~2节，有1~2爪，足的末端无爪有泡状中垫。雌性腹部末节圆锥形，腹面有锯齿状产卵器或圆柱形产卵器。过渡变态，卵小，肾脏形。若虫形状和成虫相似，但触角节数较少，不如成虫活泼，通常白色、黄色或红色。裸蛹为拟蛹。成、若虫锉吸寄主的嫩芽、嫩叶，使其生长缓慢、停滞、萎缩，被害嫩叶、嫩芽呈卷缩状。产卵于主叶脉和叶肉中，若虫孵化后，叶片呈褐色斑点，造成叶片逐渐枯黄萎缩甚至成片死亡，严重影响草坪的观赏价值。

（一）皮蓟马科（Phlaeothripidae）

黑色或暗褐色，翅白色、烟煤色或有斑纹。触角8节，少数种类7节，有锥状感觉器。下颚须与下唇须各2节。腹部第9节宽过于长，比末节短，末节管状，后端狭，生有较长的刺毛，无产卵器。翅表面光滑无毛，前翅没有翅脉。

1. 麦单皮蓟马（*Haplothrips tritici*）

成虫体长1.5~2.0mm，宽0.25~0.34mm，体细长，全体黑色。头部略呈长方形，与前胸相连。触角8节，念珠状。前翅仅有1条不明显的纵脉，翅表面光滑无微毛。腹部末节延长成尾管，其末端有6根细长的尾毛，其间各生短毛1根。卵一端较尖，乳黄色。初孵若虫淡黄色，随着龄期的增长，逐渐变为橙色至鲜红色，但触角和尾管始终略呈黑色，末龄不食不动，触角紧贴于头的两侧。在西北和内蒙古地区每年发生1代，以2龄红色若虫在土中、寄主近根部越冬。春季当平均气温达8℃时，越冬若虫开始活动，当旬均温达15℃时，若虫即进入伪蛹盛期。在北疆，成虫一般于5月上中旬开始羽化，初羽化的成虫常小群集中于植株上部叶片或心叶产卵，每雌产卵约20粒，卵由胶质粘固，呈不规则的块状。卵期7~8d。孵化后的若虫锉吸禾草心叶和叶片，草坪剪割时可被震落于土中或根部周围、叶鞘中隐藏，经越夏后秋季再取食一段时间后进入越冬状态。

2. 稻管单蓟马（*Haplothrips aculeatus*）

雌成虫体长 1.8～2.2mm，雄成虫 1.7～1.9mm。体黑褐色，触角 8 节。前翅无色透明，纵脉消失，翅中央稍收缩，后缘近端部有间插缨 5～7 条。腹末节呈管状，其长度略短于头长，末端有毛 6 条。卵长椭圆形，初产白色略透明，后期橙红色。若虫除无翅或有短翅芽外，其余与成虫相似。每年发生 10 余代，以成虫在草丛中越冬，4～5 月开始为害，卵多产于叶片卷尖内，散产。成虫活泼，畏光。

九、其他有害动物

（一）蜱螨目（Acarina）

体通常为圆形或卵圆形，红色，一般由 4 个体段构成，即鄂体段、前肢体段、后肢体段、末体段。鄂体段的附肢只有口器。口器由 1 对螯肢和 1 对足须组成，有刺吸式和咀嚼式两种类型。肢体段生有 4 对足。足由基节、转节、腿节、膝节、胫节及跗节组成。末体段生有肛门和生殖孔。多系两性卵生繁殖，发育阶段雌雄有别。幼虫有足 3 对，繁殖迅速，变态经过为卵、幼螨、若螨和成螨等阶段。主要有叶螨、根螨和甲螨。叶螨以为害叶部为主，根螨以为害根部为主，甲螨以为害茎干为主。

1. 叶螨科（*Tetranychidae*）

体长 1mm 以下，圆形或长圆形。口器刺吸式，背毛有刚毛状、棒状、扇状等不同形式。没有生殖吸盘。身体背面通常有体毛 15 对。植食性。通常生活在草坪草的叶片上，刺吸汁液。卵生，孤雌生殖或两性生殖。有的能吐丝结网。

（1）苜蓿苔螨（*Bryobia praetiosa*）　雌螨体长 841μm，宽 576μm。体椭圆形，褐红或褐绿色。卵红色，圆形。以成螨或若螨为害草坪草茎叶。

（2）二斑红蜘蛛（*Tetranychus urticae*）　雌螨体长 529μm，宽 323μm。体椭圆形，体色淡黄或黄绿色，体躯两侧各有黑斑 1 块，外侧 3 裂形。卵白色。以成螨和若螨为害狗牙根叶片，造成叶片白色花斑，草坪失绿。

2. 叶爪螨科（*Penthaleidae*）

（1）麦圆叶爪螨（*Penthaleus major*）　成螨为稍椭圆的圆形，深红褐色。背面中央有一浅淡色的背肛（门）。足 4 对，各足端部无粘毛。卵椭圆形，表面皱缩，中央有凹沟 1 条，初产暗红色，后渐变淡红色。幼螨有足 3 对，几乎等长，全体红褐色，取食后身体变草绿色，足红色。若螨足 4 对，体形似成虫，体色深红色。每年发生 2～3 代，北方以成虫和卵越冬，在南方冬季亦可活动为害。1 代历期平均约 50d。一般只有雌性个体，营孤雌生殖。每雌平均产卵期约 21d，卵聚成堆或成串。性喜阴凉湿润，有群集性、遇惊动即坠落或向下爬。一般在盛发期以上午 9 时前和下午 4 时后活动最盛，而中午常潜伏较低处，但阴天中午活动亦强。不耐高温，当气温达 17℃以上时，成虫即死亡，而冬季旬平均气温降至 −11.8℃时，成螨仍然正常存活而无不利影响。以刺吸式口器吸食叶片汁液，叶片被害后，初期苍白失绿，并逐渐变黄枯萎。

（二）软体动物

软体动物属软体动物门腹足纲肺螺亚纲柄眼目。身体分头、足、内脏囊 3 部分。头部发达，有两对可翻转缩入的触角，前对触角小，具嗅觉功能，后对触角大，其顶端各有 1 个眼。足左右对称着生在腹面的两侧，具宽阔的面。通常有外套膜分泌的贝壳 1 个，亦有退化或缺如的。口腔腭片唇舌发达，不同种类形态差异较大。绝大多数生活在陆地上，外套膜上密生血脉网，营呼吸作用。雌雄同体，生殖孔为共同孔，卵生。主要有蜗牛和蛞蝓。均为多食性。初期食量较少，仅为害叶肉，留下表皮或吃成小孔洞，稍大后可用唇舌刮食叶、茎，造成大的孔洞和缺刻，严重时可将叶片食光或将苗咬断，造成缺苗。排出的粪便还可污染草坪，造成菌类侵入伤口，致使坪苗腐烂。在遮荫潮湿的草坪发生较重。

1. 蜗牛

蜗牛属于夜出性软体小动物。头部有口和 2 对触角，眼位于第 2 对触角的顶端，生殖孔位于右触角的基部，口内有齿舌可磨碎植物。其性喜阴湿，白天躲在砖石下面，傍晚爬出来破坏草坪草根茎。对草坪造成危害的有同型巴蜗牛（*Bradybena similaris* Ferussac）和灰巴蜗牛（*Bradybena Ravida* Bens.）两种。

2. 蛞蝓

（1）野蛞蝓（*Agriolima agrestis*）　成体体长 20～25mm，爬行时体长达 30～36mm，无外壳，身体柔软，暗灰色，有的灰红色或黄白色。触角暗黑色，前对触角短，有感觉作用，后面 1 对触角长，眼在其顶端，黑色。头前端是口，口腔内有 l 对角质的齿舌。体背前端 1/3 具外套膜，其边缘稍卷起，内有盾板。尾脊钝。虫体具腺体，可分泌无色透明的黏液。卵椭圆形，淡黄白色透明，有卵核。初孵幼虫体淡黄褐色，体形与成体相似。在我国各地 1 年发生 2～6 代，以成体或幼体在草坪草根部湿土下越冬。白天潜伏，夜间出来取食嫩叶。怕光怕热，耐饥力强，喜阴暗场所。

（三）鼹鼠（*Scalopus acquaticus*）

能消灭许多蛴螬和多种虫蛹，但在草坪上拱起难看的土堆。同时，草坪遭破坏后，根系干枯，影响周围景观。鼹鼠会沿着鼹鼠洞咬食草坪草根茎。

（四）鸟类

鸟类在草坪上取食昆虫的同时，撕破草皮而造成为害。

第二节　草坪害虫的综合治理

草坪已成为使用十分广泛和精细管理的都市栽培植物，草坪虫害的治理也成为日益重要的事务。随着杀虫剂负面影响的增长，特别是对地下水的污染和对人类健康潜在的损害，人们对高质量草坪的要求日显突出。因此，草坪管理者试图使用更多可供选择的害虫防治方法。就目前而言，使用最多且较成熟的仍为化学防治法，可随时参考相关报道。为此，本节将把侧重点放在生物防治上，以促进草坪害虫综合治理体系的形成。

一、草坪害虫的取样、监测和风险评估

这是任何其他管理措施的基础。草坪昆虫通常很少被人们注意，直到其取食危害变得明

显，或更活跃的、可见的成虫阶段出现后才被注意。草坪昆虫种群调查技术包括土壤取样（通常使用高尔夫球洞器或机动草皮刀具）、浮选、刺激浸透、坑捕、网捕或吸引取样、声捕、从芜枝层和土壤中热提取等（Potter 等，1991）。这些技术对于研究是有用的，但在实际应用中，通常禁止毁坏性的和耗时的技术。而且，在确定技术的取舍时，往往因缺乏危害阈值而受到限制。高穗生等（1995）确定的危害阈值为在一般草坪中夜蛾类 11.11 只/m^2，高尔夫果岭 1.19 只/m^2，金龟类 22.22～55.56 只幼虫/m^2。

已鉴定出一些重要草坪昆虫（包括日本丽金龟、草地夜蛾、粘虫、越蔓桔草螟、西部草蛾、小地老虎和早熟禾草螟等）的外激素或性引诱剂，并逐步用于捕捉害虫。捕捉害虫的方法还有黑光灯捕捉夜间飞行种类、食物诱饵和黏性塑料页等。化学信息物质和其他捕捉方法的应用，对害虫防治时间的确定、害虫种群的监测与评价、大量捕杀的直接抑制作用、性通讯的破坏等具有重要的意义。

McCarty 等（1990）描述了一种从传统的害虫综合治理（IPM）策略中改良的草坪信息与害虫搜寻（turfgrass information and pest scouting，简称 TIPS）系统，强调在草坪的养护实践中收集有关背景资料，如刈割、施肥、浇水和施用农药等，调查害虫发生情况和不适宜的农艺措施，以 10d 为一周期完成 1 次资料采集。该系统包括：鉴定和使用搜寻技术，以确定害虫的发生及演变；预先确定农药使用方法，通过适宜的管理使草坪草植株处在最健康的状况，以保持可接受的草坪外观；利用计算机技术和间接分析技术，加强高尔夫球场上信息确定和植株问题的管理。推荐的管理措施有：培训草坪管理人员识别重要的害虫，确定对害虫的防治时期及防治药剂的选择，而不是简单地完成预先的处理计划；借助计算机技术，记录和图示害虫、草坪有问题区域；提供区域性图片，正确分析存在问题及修正处理方案；改善代理商、专家和草坪管理人员的通信渠道；提供研究和推广需要的定点研究和示范区域。

二、草坪害虫的化学防治

目前使用杀虫剂仍是害虫防治的有效途径，方便的杀虫剂是草坪害虫防治的主要依靠，对它们的作用经常有报道。

（一）化学杀虫剂

高效持久的环二烯类杀虫剂，包括氯丹、狄氏剂、艾氏剂和七氯，在 20 世纪 50～60 年代使用非常有效，一次施用通常能维持几年的防治效果。到 70 年代初，环二烯类的有效性因受增强的昆虫抗性限制，并且还有药剂残留含量问题，被取消在草坪上应用。其次，有机磷种类（如毒死蜱、二嗪农、敌百虫、虫线磷和三唑磷）、氨基甲酸酯类（包括多虫灵和西维因）成为草坪上常用的化学杀虫剂。其应用受残留毒性和在不同土壤条件下有时表现不一致所限制。地虫畏是一种在土壤中具有相对长残留毒性的有机磷种类，在 20 世纪 80 年代被广泛使用。而人工合成的拟除虫菊酯类——甲氟菊酯和氟氯氰菊酯，近来更常被指定在草坪上使用。对有机磷或氨基甲酸酯类的抗性，在长蝽、麦二叉蚜以及蛴螬上已有报道。由于市场相对较小，很少有新的杀虫剂的目标是用于草坪。因此，草坪管理者可参考其他作物相关害虫的用药有选择性地加以使用。

1. 施药方法研究

不适宜地经常重复施用一种或同一类杀虫剂，造成杀虫剂对害虫的持续选择压力，可能很快导致害虫对杀虫剂产生抗性。选择适宜的施药时间，不仅可以有效地杀灭害虫，还可以避免重复施药以提高土壤中杀虫剂的水平。Ng 等（1983a，b）在明确日本丽金龟蛴螬在土壤中种群空间分布的基础上，探讨了运用顺序取样方法，快速、准确地评估 2 龄蛴螬的种群密度，区分需要进行防治和不需要进行防治的种群密度。结果在 5% 和 10% 的风险水平下，推荐的经济危害阈值水平为：当 2 龄蛴螬的平均密度为大于或等于 33.33 只/m² 时，需进行防治；当 2 龄蛴螬的平均密度为小于或等于 11.11 只/m² 时，不需要进行防治。

蛴螬的地下栖息习性，使它们特别难以防治。Ozkan 等（1989）比较了将杀虫剂施于草坪表面下蛴螬活动主要区域的 3 种注射方法。这些方法能够成功地将药剂施到草坪下土壤，而不损害草坪，比喷雾施药方法减少农药在草坪表面的残留达 38%～95%，而对蛴螬的防治效果与通常采用的草坪表面施药方法相同或更好。使用改良滚筒型肥料点注射器（深施机）组合成的一个系统，将杀虫剂注射到草坪表面下，可降低为防治草坪蛴螬而造成的广谱性杀虫剂的污染。但可能由于药剂在土壤中的扩散性差，而影响对蛴螬的防治效果（Ozkan 等，1990）。花生壳颗粒可以作为农药的一种载体材料，在草坪上以普通型旋转撒布机施用，能获得理想的撒布结果（Paris，1992）。

2. 防治效果研究

Cowles 等（1994）对日本丽金龟进行化学防治试验，结果表明，用三唑磷、多虫灵和毒死蜱处理后，日本丽金龟末龄蛴螬的死亡率最高；西维因的处理效果较差；土壤中的有机质含量可影响毒死蜱和多虫灵的防效；pH 值对西维因和三唑磷的影响较大。Ali 等（1990）用毒死蜱防治北美毛蠓幼虫，结果表明，1.1kg a. i. /hm² 剂量的毒死蜱，对北美毛蠓幼虫没有影响；2.2kg a. i. /hm² 剂量处理后 4d，对幼虫的防效可达 89%，但处理后 7d 防效下降 24%。Lauren 等（1990）比较 4 种土壤处理杀虫剂对褐新西兰肋翅鳃角金龟的防治效果，结果表明，林丹对成熟幼虫的防治无效果，但在成虫出现前处理，可使次代害虫数量减少85%～95%；三唑磷和丰索磷对防治成虫无效，但均可对未成熟或成熟幼虫产生影响；呋喃丹没有效果；叶面施用氯氰菊酯乳油，可使次代害虫数量减少 60%～69%。Cranshaw 等（1989）的研究表明，西维因、毒死蜱、敌百虫、多虫灵、二嗪磷和三唑磷等 6 种杀虫剂对云斑鳃金龟和鳃角金龟的末龄幼虫的防治效果均大于 60%。

翁启勇、何玉仙等（1994）在福州登云高尔夫球场草坪上对灰翅夜蛾等害虫进行防治研究，结果表明，以 10% 多来宝悬浮剂 2 000 倍液或 20% 三唑磷水剂 1 000 倍液喷雾，药后第2d 防效达 95%，药后 7d 防效达 100%；以 20% 三唑磷水剂 1 000 倍液或 25% 扑虱灵 1 500 倍液定期喷雾，可有效抑制飞虱、叶蝉、蚜虫等的虫口密度。

3. 草坪地下害虫化学防治的主要影响因素

草坪的地下害虫化学防治的惟一要素，是必需使杀虫剂抵达根区土壤层。土壤有机物质对常用杀虫剂有很强的吸附作用，草坪特有的有机物质层——芜枝层，往往阻碍了杀虫剂进入芜枝层以下的土壤层。一般在施用杀虫剂防治草坪地下害虫时，均推荐使用大量的水兑药剂，并在处理后进行灌溉，以利于药剂穿透芜枝层。但 Sears 等（1979）的研究表明，即使在薄芜枝层和高土壤湿度的最佳条件下，杀虫剂也几乎没有向下移动。在以持效性土壤杀虫剂氯丹作为对照的研究中，他们发现：①氯丹在处理后 56d，有相当于最初施用量的 60% 仍存留于草坪芜枝层中；而在毒死蜱、二嗪磷和三唑磷 3 种有机磷杀虫剂中，毒死蜱是持效期最长的种类，其在施用后 56d，有最初施用量的 9% 仍存留在芜枝层中；二嗪磷和三唑磷降解迅速，在施用后 14d 内就几乎完全消失。②施用杀虫剂并随后进行灌溉，仅 2%～8% 的杀虫剂沉积在根区和1cm的土壤表层中。杀虫剂从芜枝层到根区的移动明显被限制。处理后56d，在根区仍存在有9%的氯丹和2%的毒死蜱残留。二嗪磷和三唑磷的挥发和降解迅速，在处理后14d，根区仅存在最初施用量的1%或更少。③杀虫剂从芜枝层和最初的根区移动到土表下2.5cm土层的量极微。施用56d后，仅有低于1%最初浓度的氯丹和毒死蜱在该层土壤中被检测到；低于1%的三唑磷和二嗪磷在处理后14d还存留于该土层。Niemczyk等（1987b）的研究同样表明，施用三唑磷乳剂后立即进行大量水灌溉，或在药剂处理后的8h、24h和36h进行灌溉，应用气相色谱分析原状草皮柱中的芜枝层发现，芜枝层含有96%～99%的杀虫剂残留。在药剂处理后立即进行灌溉，14d内芜枝层样品中的残留显著地提高。在8周的样品中，第1个2.5cm土层样品和第2个2.5cm土层样品中的残留分别为0.002～0.04μg/g和0.024到低于0.001μg/g。在第36周，芜枝层中的残留≤0.045μg/g，第1个2.5cm土层样品和第2个2.5cm土层样品中的残留分别为≤0.003μg/g和≤0.001μg/g。处理后进行灌溉尽管对将禾草叶片上的杀虫剂移到芜枝层中是有用的，但对将杀虫剂移到土壤中则无显著的效果。

Kuhr等（1978）在用毒死蜱、二嗪磷的颗粒剂和液剂进行的研究中发现：①杀虫剂的剂型影响药剂到达土壤中的量。不论是毒死蜱或二嗪磷，施用液剂均比施用颗粒剂在禾草上产生的残留大。②浇水对毒死蜱在叶片和土壤间的分布影响极小；但二嗪磷不论是哪种剂型，从叶片上移动到土壤中的量均比毒死蜱多。③杀虫剂在1.3cm的土层下的移位非常小。二嗪磷颗粒剂处理在浇水小区和未浇水小区中无差异，仅0～0.36μg/g的微量残留被检测到；以液剂处理，则在浇水小区中产生更多的残留，但也未超过1.44μg/g。毒死蜱颗粒剂仅偶尔出现在较深的土层中，其量仅0～0.09μg/g，并且在小区间无差异；液剂处理，浇水小区的残留量比干燥小区高，分别为0.09～0.35μg/g和0.02～0.10μg/g。

Vittum（1985）实验了不同施用时间对地虫畏、三唑磷和二嗪磷防治日本丽金龟蛴螬效果的影响。结果表明，在8月份施用药剂，特别是以液体形式施用通常能够快速地达到90%的满意防治效果；而相反地，在9月份施用，大多数药剂则从来没有达到90%的防治效果。夏季施用3种药剂中的任何一种，均能显著地降低秋季的蛴螬种群；春季施用地虫畏或三唑磷，同样能显著地降低秋季的蛴螬种群。然而，通常春季施用对秋季种群仅能产生48%～79%的防治效果。因此，在这种情况下，高品质管理的草坪中，可能需要在夏末再施用另外一种杀虫剂。

可见，影响药剂防治效果的因素有施用时间、施用后不适宜的灌溉或降雨、杀虫剂被束缚在芜枝层中、土壤和气候因子、杀虫剂在水中的可溶性、管理方法、药剂剂型、昆虫的抗药性和微生物对杀虫剂的降解作用等。

（二）昆虫生长调节剂等

有效的昆虫生长调节剂、几丁质抑制剂和其他称为第3代杀虫剂的种类，也被开发用于防治草坪害虫。0.28和0.56kg a. i. /hm² 剂量的除虫脲，在处理后7d，对北美毛蠓的成虫分别具有58%～71%和76%～81%的防治效果，烯虫酯对北美毛蠓没有效果（Ali等，1990）。

非类固醇蜕皮激素促进剂——RH5849（2′—苯甲酰—1′—特丁基苯甲酰肼），是一类新的昆虫生长调节剂。其在土壤中仅有1μg/g的浓度，即可有效防治日本丽金龟蛴螬。毒性特征包括失色、体重减轻、呈现神经毒性影响、停止进食、发育早熟；在更大的剂量下，产生致死性蜕皮。在越冬3龄幼虫上产生亚致死影响。在田间对2龄幼虫的作用，与三唑磷的效果接近。取食了 RH5849 处理过的美洲檫木叶片的雌甲虫，其产卵量减少 66%～74%，但卵孵化出的后代不受影响。以 30μg/g 或 100μg/g 剂量喷雾处理苇状羊茅草坪，使得在该草坪上取食或活动的草地夜蛾幼虫提早成熟蜕皮并造成 100% 的死亡。该药剂能够同时防治取食草坪草叶片和根部的害虫（Monthean 等，1992）。

（三）使用杀虫剂带来的问题

1. 昆虫抗药性

抗药性即生物通过发展阻止化学品到达靶位的途径，或者改造靶位使它对化学品的敏感性降低来抵抗有毒化学品的作用。在传统的农业中没有农药使用，尽管人们作了很大的努力，但作物病虫害仍会突然蔓延，造成很大的危害。从表面来看，农药成了人类减轻、甚至消除作物病虫害的救星。并且，由于农药在使用上具较大的灵活性，是一种简单、实用的防治病虫害的方法，因此倍受人们的青睐。然而，实际上简单、卓效、广泛用途及暂时的经济效益等优点，本身也引起一系列的消极影响，包括抗药性问题在内的环境污染、农药在食物中的残留、潜在的慢性毒性、非靶标生物受到干扰、害虫和潜在害虫虫口回升等问题。而抗药性的产生使许多杀虫剂丧失了应用的实际价值。

在美国，氯丹和环二烯类杀虫剂一直是防治日本丽金龟蛴螬的理想药剂。但由于随后该虫对环二烯类杀虫剂产生抗性，以及由于其潜在的危险，这种长效期的杀虫剂已被政府禁止使用。低持效的有机磷化合物，如毒死蜱、二嗪磷和敌百虫已替代了环二烯类杀虫剂，用于防治蛴螬等地下害虫。但随着有机磷杀虫剂使用时间的延长，日本丽金龟蛴螬也对有机磷化合物产生抗性（Ahmad 等，1981；Ng 等，1979）。

2. 非靶标影响

在施用杀虫剂防治目标害虫时，往往不可避免地会对处于同一生态环境中的非防治对象产生有益的或有害的影响，即非靶标影响。在施用杀虫剂时，对天敌昆虫的伤害即是这方面的例子。关于农药的非靶标影响将在本书的第五章详细介绍。

三、草坪害虫的生物防治

已报道的草坪害虫生物防治因子共 8 大类，约 63 种（图 8）。以捕食性、寄生性昆虫的种类最多，但以昆虫病原性线虫的研究和应用最广泛。

（一）线虫的利用

昆虫病原性线虫包括索科（Mermithidae）、新垫刃科（Neotylenchidae）和异小杆科（Heterorhabditidae）等。昆虫病原性线虫是特指侵染期幼虫能携带共生细菌，引起寄主昆虫产生败血病的一类昆虫寄生性线虫，包括斯氏线虫和异小杆线虫等。已报道用于草坪害虫生物防治的线虫种类，基本上均为斯氏线虫和异小杆线虫，防治对象主要是蝼蛄幼虫和蛴螬。

1. 昆虫病原性线虫在草坪床土中的分布

Schroeder 等（1993）在种植禾草的土壤平板中，研究日本丽金龟和昆虫病原线虫嗜菌性异小杆线虫（*Heterorhabditis bacteriophora*）的 Oswego 品系的分布情况。结果表明，在没有线虫存在的情况下，蛴螬均匀地散布在平板的所有区域；在有线虫的平板中，蛴螬大部分集中在线虫释放点附近或平板的中心区域。线虫一般散布到平板的所有区域，但在有蛴螬的平

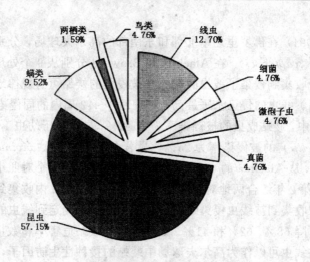

两栖类 1.59%
鸟类 4.76%
线虫 12.70%
螨类 9.52%
细菌 4.76%
微孢子虫 4.76%
真菌 4.76%
昆虫 57.15%

图 8　草坪害虫生物防治因子数量结构组成

板中，线虫的散布更迅速。

Stuart 等（1994）在新西兰西南部的几个区域，从富含昆虫病原性线虫的位点，长条形地取土样进行调查。结果表明，异小杆线虫的分布较广泛，存在于 100％ 的有线虫位点和 83.3％ 的有线虫土样中；斯氏线虫种类的分布较窄，在有线虫位点和土样中，格氏线虫（*Steinernema glaseri*）仅分别存在于 25％ 位点和 11.1％ 的土样中；费氏线虫为 16.7％ 位点和 5.6％ 土样；小卷蛾线虫（*S. carpocapsae*）为 16.7％ 位点和 2.8％ 土样。异小杆线虫在有线虫位点的不同土样中分布差异显著，而且通常异小杆线虫在草坪草和杂草寄主中的分布均等，但在靠近森林的荫蔽、无线虫记录的区域中显著减少。Stuart 等（1994）的研究表明，在间隔 4m 的继代土壤样品中，线虫的发生在统计学上是相互独立的；空间多样性是昆虫病原性线虫种群生物学的一个基本方向，是种群动态、种群遗传和群体结构的一个重要分支。

2. 昆虫病原性线虫在防治上的应用

昆虫病原性线虫应用于防治草坪害虫有许多成功的报道，但也有一些研究的结果表明防治的效果不理想。但作为草坪害虫的一类生物防治因子，特别是对地下害虫的防治，积累了许多实验数据，取得了许多实际应用的成功经验。

（1）施用条件　小卷蛾线虫、格氏线虫和棉铃虫异小杆线虫（*H. heliothidis*）施用后，至少需要浇灌 0.64cm 的水，以促进线虫在土壤中建立种群。在施用后进行灌溉并保持土壤适当的湿度，12.35×10^9 只线虫/hm^2 剂量的小卷蛾线虫和棉铃虫异小杆线虫，对高尔夫球场中的日本丽金龟蛴螬的防效可分别达 53％ 和 73％（Shetlar 等，1988）。在给草坪浇水的时候，可以方便地将嗜菌性异小杆线虫 HP88 品系一起喷施到草坪，对鳃角金龟蛴螬的防效可达 66％（Daar，1989）。

（2）防治效果　小卷蛾线虫在农业害虫的生物防治中，是研究最深入、应用最广泛的种类，其不同品系广泛分布于世界各大洲。在草坪害虫的生物防治研究和应用中，也有较多的报道。Georgis 等（1992）以金龟子和蝼蛄为靶标寄主开展的研究表明，小卷蛾线虫对非靶标影响更趋向于鞘翅目和直翅目昆虫，对蚯蚓、捕食性昆虫、捕食性螨或脊椎动物不造成伤害。该线虫的活跃温度为 15～35℃，最佳温度为 25～35℃，可引起位于土表下 10cm 的北方圆头犀金龟和 5cm 下的猴面蝼蛄死亡。以 2.5×10^9 只/hm^2 施用侵染期线虫幼虫，可成功地降低猴面蝼蛄的数量。

Parkman 等（1994）在佛罗里达中北部和东南部的高尔夫球场，分别接种施用昆虫病原线虫的蝼蛄线虫（*S. scapterisci*）。在 Alachua 和 Broward 分别从 9 个处理小区的 8 个和 6 个处理小区的 5 个中，收集到侵染了线虫的蝼蛄。被侵染的蝼蛄可有规律地从两个球场上收集到，在春季（3～6 月）线虫的侵染水平最高。处理后 1～12 周内的周侵染率为 0～100％。在 Alachua 的处理小区中，蝼蛄成虫的被侵染率为 25.2％，显著大于幼虫 1.2％的被侵染率；蝼蛄（*Scapteriscus borellii*）的被侵染率为 25％，显著大于蝼蛄（*S. vivinus*）11.0％的被侵染率。处理后的第 2 年，从 Alachua 的 4 个对照小区、Broward 的 1 个对照小区均收集到被线虫侵染的蝼蛄。处理后第 2 年综合两地对照和处理小区的结果，24h 内收集到的蝼蛄数量显著减少。在处理小区，曾收集到被线虫侵染蝼蛄的对照小区和未测定到线虫的对照小区，第 2 年蝼蛄的捕捉量分别下降 68％、62％和 41％。处理小区的蝼蛄危害率和数量在处理后的第 2 年显著下降。认为蝼蛄线虫可以作为高尔夫球场中蝼蛄的接种性生防因子，能够相对迅速地抑制害虫种群。要使蛴螬的死亡率达到 100％，斯氏线虫的剂量必须高于 10 万只侵染性幼虫/m^2（Koizumi 等，1988）。同时说明，生物防治因子除了可针对目标区域害虫发挥作用外，其优于化学农药之处在于其自身可再繁殖，并具主动扩散、迁移和进攻能力。

蝼蛄线虫在 50m^2 的实验小区中施用 1 年后，可降低 *Scapterisus* 属的蝼蛄种群 85％。4 年中这些小区中的蝼蛄种群保持为 5％或少于处理前的数量。该线虫在施用后的 1h 内即可在草坪中定栖，从这些小区中捕捉到的蝼蛄，有 35％～60％被线虫侵染（Smart 等，1991）。

Gaugler 等（1994）的研究表明，蝼蛄线虫的不同品系对不同寄主的防治效果存在一定的差异。筛选出的 S20 品系和野生品系 A11，对日本丽金龟蛴螬的防治效果均为 25％～30％；在盆栽中进行的室内防治玛绒金龟（*Maladera matrida*）试验中，也具有类似的结果。但所筛选的 S20 品系在蛴螬上的定栖能力，比 A11 和 HP88 品系更强。S20 品系提高了对二氧化碳的化学敏感性，具有趋向寄主气孔的能力。不同种类的昆虫病原性线虫对日本丽金龟蛴螬的防治效果也存在一定差异，小卷蛾线虫（A11 品系）、费氏线虫（27 和 980 品系）、格氏线虫和 HP88 品系在秋季的田间防治效果为 0～81％，以 24.7×10^9 只/hm^2 剂量的格氏线虫处理日本丽金龟蛴螬的死亡率最高；以 24.7×10^9 只/hm^2 剂量的小卷蛾线虫处理草坪黑色鳃金龟，防治效果为 94％。

在室内试验中，格氏线虫的 NJ-43 和 SI-12 品系对日本丽金龟蛴螬的毒力，明显地强于 NC 品系和丽金龟线虫的 Ryazan 品系、斯氏线虫种类的 RGv 品系。在田间实验中也获得类似的结果，NJ-43 和 SI-12 品系可分别造成 66％和 65％的蛴螬种群减退率；NC 品系只能造成 44％的蛴螬种群减退率；Ryazan 和 RGv 品系的效能与格氏线虫的 NC 品系类似（Salvan 等，1994）。

Thurston 等（1993）的研究表明，日本甲虫芽孢杆菌（*Bacillus popilliae*）可以增加犀金龟（*Cyclocephala hirta*）蛴螬对嗜菌性异小杆线虫感染性幼虫的敏感性。单用病原性线虫，线虫在蛴螬中肠中出现的时间为 0.1～1.3h；受日本甲虫芽孢杆菌侵染的蛴螬，线虫在蛴螬中肠中出现的时间为 0.1～0.6h。但日本甲虫芽孢杆菌不影响线虫进入蛴螬体内的数量。

在秋季施用线虫后 34d，嗜菌性异小杆线虫的 NC 品系降低日本丽金龟种群高达 60％；到次年春季，防治效果可增至 96％，并且对第 2 代蛴螬的防治效果可达到 93％～99％。小卷蛾线虫施用 34d 后对蛴螬的最大防效为 51％，第 2 年春季（处理后 290d）可达 90％，386d 后达到 100％。在另一组实验中，春季施用嗜菌性异小杆线虫的 NC 品系 28d 后，防效为 68％；

对秋季第 2 代蛴螬（处理后 138d）的防效为 67%。春季施用嗜菌性异小杆线虫的 HP88 品系 28d 后，防效达 100%；对秋季第二代蛴螬的防效为 93%～97%。线虫可在蛴螬上繁殖，长时间地影响靶标寄主，而对非靶标生物不产生影响（Klein 等，1992）。

在美国新泽西草坪上进行的研究表明，嗜菌性异小杆线虫（HP88、HNJ 和 NJ-2 品系）和格氏线虫（NC、SNJ 和 NJ-43 品系）可获得与多虫灵相当的防治日本丽金龟蛴螬的效果。不同的线虫品系和种类对日本丽金龟蛴螬种群的平均下降水平无显著差异。嗜菌性异小杆线虫的 HP88 和 NJ-2 品系处理的蛴螬种群，平均分别下降 51.0% 和 71.6%；格氏线虫的 NC 和 NJ-43 品系处理的分别下降 50.4% 和 70.1%。在 3 周的实验后，线虫在田间的寄生和向下迁移程度，在种类和品系间无差异。在室内试验中，相对于其他品系，HNJ 和 SNJ 品系可造成蛴螬更高的死亡率，至少高出 10 个百分点。在格氏线虫品系中，NJ-43 的每只侵染性幼虫比 NC 品系具有更多的共生细菌（*Xenorhabdus* spp.），前者为 0.2～19.5 个细菌/只侵染性幼虫，后者为 0.06～4.9 个细菌/只侵染性幼虫；而且 NJ-43 携带有细菌的线虫比例也比 NC 品系高，两者分别为 77% 和 55%。但在嗜菌性异小杆线虫的品系中无此现象（Selvan 等，1993）。以 1×10^5 只侵染性幼虫/m² 剂量施用的异小杆线虫，对云斑鳃金龟和鳃角金龟可达到 48%～66% 的防治效果（Cranshaw 等，1989）。

费氏线虫的所有品系和棉铃虫异小杆线虫以 19.4～310.0 只线虫/cm² 的量施用表明，棉铃虫异小杆线虫比费氏线虫对欧洲鳃角金龟 3 龄蛴螬具有更好的防治效果。对距离线虫施用位点 30～60cm 蛴螬的防治效果，与施用位点中心的防治效果无显著差异。用棉铃虫异小杆线虫处理后 25d，19.4 只线虫/cm² 的剂量施用对蛴螬可达到 94% 的防治效果。在田间草坪防治日本丽金龟和欧洲鳃角金龟蛴螬混合种群的实验中，310.0 只线虫/cm² 剂量的棉铃虫异小杆线虫处理后 47d，可达到 60% 以上的防治效果，相当于毒死蜱、敌百虫和地虫畏商品标签上推荐使用量的防治效果（Villan 等，1988）。

（3）与常规杀虫剂比较　相对于化学农药，昆虫病原性线虫制剂具有可比的实用价值。Georgis 等（1992）的研究证明，以格氏线虫、蝼蛄线虫和相关细菌（*Xenorhabdus* spp.）所形成的制剂 B-326 和 B-319，在以地虫畏（2.50kg a. i. /hm²）、二嗪磷（2.25kg a. i. /hm²）和多虫灵（2.50kg a. i. /hm²）为对照的草坪田间试验中，2.5×10^9 只侵染性线虫幼虫/hm² 剂量的格氏线虫产品，对日本丽金龟的防治效果相当，达到 79.4%～11.5%；基于相同的剂量，蝼蛄线虫产品可达到相当于地虫畏（2.25kg a. i. /hm²）、乙酰甲胺磷（1.80kg a. i. /hm²）或丙线磷（4.5kg a. i. /hm²）的防治效果。在模拟的草坪环境中，格氏线虫是防治日本丽金龟的最有效处理，其次是毒死蜱，多虫灵的防治效果较毒死蜱的差（Cowles 等，1994）。1×10^5 只线虫/m² 的 HP88 剂量，可降低鳃角金龟蛴螬的种群达 66%，杀虫剂西维因可降低 82%，氟氯菊酯可降低 40%，毒死蜱、二嗪农和三唑磷的效果居这些药剂的中等水平（Daar，1989）。

（4）影响病原性线虫应用效果的因素　Forschler 等（1991）将小卷蛾线虫和棉铃虫异小杆线虫用于防治草坪和牧场草地上的蛴螬。在草坪试验中，使用了 0.25、0.5 或 1.0×10^7 线虫/m² 的剂量，在所有 3 个试验剂量中，仅有 12% 的蛴螬被杀死。在牧场草地试验中，将 0.5 或 1.5×10^7 线虫/m² 剂量单独施用，或与 2.25kg a. i. /hm² 剂量的二嗪磷混合施用，结果表明 2 种剂量下线虫种群均发生显著减退的现象。以 1.5×10^7 线虫/m² 剂量施用时，线虫种群仅可保持 8 周时间。在处理和非处理小区均发现食线虫真菌，但施用线虫后这些真菌的繁殖体数量无显著增加。在一试验中，发现施用线虫后捕食性螨的种群显著增加，而这些螨的许多种类被认为是嗜线虫的。

1984~1988 年在 82 个田间实验的 380 个处理中，以淹没释放嗜虫性线虫方法，实验防治日本丽金龟蛴螬的效果。结果表明，大多数实验的失败是由于所施用线虫品系或环境条件不适宜造成的。小卷蛾线虫在任何条件下均表现仅适合致弱被寄生的蛴螬；而在固体培养基上生产的 HP88 品系，在适宜的季节（秋季）、土壤温度（>20℃）、土壤类型（沙粘土）、灌溉频率（1~4d 间隔）和芜枝层厚度（<10mm）的条件下，具有与化学杀虫剂可比的防治效果（Georgis 等，1991）。

草坪草芜枝层对向下移动的小卷蛾线虫（Breton 和 A11 品系）、费氏线虫和异小杆线虫的 HP88 品系是一个障碍。在 48h 内进行 3 次灌溉（0.32 和 0.64cm）处理后，施用到草坪表面的线虫，仅分别有 6.0%~14.6% 和 10.4%~17.3% 可在滤出液中被发现。但费氏线虫和异小杆线虫的 HP88 品系，在灌溉率从 0.32cm 增加到 0.64cm 时，可观察到线虫的芜枝层穿透率显著增加。采用提高线虫穿透芜枝层的方法，可增加线虫防治害虫的效能。

Zimmerman 等（1990）实验了小卷蛾线虫、费氏线虫和异小杆线虫的 HP88 品系对 9 种草坪常用农药的敏感性，认为昆虫病原性线虫在总体上表现出适应大多数所实验的草坪农药，尽管前期长久地施用无机杀菌剂可能有碍于线虫的应用。杀菌剂百菌清、苯菌灵、五氯硝基苯和除草剂敌草威对这些线虫均无毒性。氨基甲酸酯类杀虫剂西维因和多虫灵对异小杆线虫的 HP88 品系有高毒，但对小卷蛾线虫低毒。费氏线虫比其他种类线虫对毒死蜱有更高的敏感性。二嗪磷仅对异小杆线虫的 HP88 品系具显著毒性（暴露 48h）。无机杀菌剂氯化汞，对所有实验中的种类均有高毒，异小杆线虫的 HP88 品系特别敏感。

寄主个体间的差异，在一定程度上影响线虫的寄生率。Hudson 等（1989）将猴面蝼蛄的蛹按其大小分成 8 种类型，研究证明斯氏线虫对不同类型的蛹有不同的寄生率；但对成虫不显著。

土壤中的有机物含量，可影响格氏线虫对日本丽金龟末龄蛴螬的防治效果（Cowles 等，1994）。线虫品系的选择和施用后将线虫冲离禾草表面，是在草坪中获得有效控制日本丽金龟的重要因素（Selvan 等，1994）。

（二）草坪害虫天敌的利用

天敌昆虫是害虫生态系统中的一个重要因素，对害虫具长期作用力。选择优势天敌，采用人工辅助措施，可充分发挥其抑制害虫的作用，具有农药所代替不了的优越性。

草坪害虫天敌种类很多，已见报道的有赤脚青铜金龟蛴螬的长腹土蜂（Campsomeris annulata）、蟾蜍（Bufo marinus）；台湾青铜金龟蛴螬的小长腹土蜂、雌红大食虫虻（Microstylum spectrum）、大豹步行虫（Scarites salcatus）、乌秋（Dicrurus macrocerus hartert）和白头翁（Halcyon chloris albicilla）等；斜纹夜蛾幼虫的刺突厉蝽（Cantheconidea furcellata）、侧刺蝽（Andrallus spindens）、同刺突厉蝽（Eocanthecona furcellata）、浑光步甲（Calleida splendidula）、天猫步甲（Chlaenius lynx）、爪哇屁步甲（Pheropsophus javanus）、蓝蝽（Zicrona coerulea）、丽管螺甲腹茧蜂（Chelonus formosanus）、反足绒茧蜂（Apanteles antipoda）、螟蛉绒茧蜂（Apanteles ruficrus）、马尼拉小茧蜂（Snellenius manilae）、摄景蝇（Gonia Cinerascens）、麻蝇（Sarcophage sp.）、姬蜂〔Metopius（Ceratopius）rorogawanus〕等（高穗生等，1995）；草皮网螟卵的大头蚁（Pheidole tysoni Forel）、窃蚁（Solenopsis molesta Say）、红蚁（Myrmica brevinodis Emery）、巨螯螨（Macrocheles sp.）、Snartia sp.、下盾螨（Hypoaspis sp.

s. lat.)、广厉螨（*Cosmolaelaps* sp.）、寄螨（*Parasitus* sp.）、斑步甲（*Anisodoctylus rusticus* Say）、暗步甲（*Amara cupreolata* Putzeys 和 *Amara familiaris* Duftschmidt）、梳步甲（*Calathus opaculus* LeConte）、狭胸步甲（*Stenolophus rotundata* LeConte）等（Cockfield 等，1984）。因此，充分利用天敌，对害虫生防具有重要意义。如在美国，由泥蜂（*Larra bicolor*）、寄生蝇（*Euphasiopteryx depleta*）、屁步甲（*Pheropsophus aequinoctialis*）等组成捕食性天敌田间多元组合，能提高蝼蛄蛹的死亡率。

（三）其他生物防治因子的应用

Kaya 等（1993）研究了日本甲虫芽孢杆菌（*Bacillus popilliae*）和日本立克次氏体（*Rickettsiella popilliae*）对多毛犀金龟种群的影响。荷兰在草场和运动场草坪上，使用苏云金芽孢杆菌制剂，防治大蚊（*Tipula paludosa*）和 *T. oleracea*（Smits，1991）。其他生防因子，如昆虫病毒、沙门氏杆菌、苏云金杆菌、绿僵菌、白僵菌等，也可用于防治草坪上的相应害虫。

四、草坪害虫的物理防治及其他

尽管蝼蛄可能为自然声录制或电子合成的雄性叫声所吸引，但通过声音进行捕捉的种群防治未被证实有效。事实上，通过声音引诱蝼蛄，可能增加引诱源附近的种群数量（Potter 等，1991）。黑光灯诱杀措施，对蛾类、金龟、蝼蛄等许多种类的成虫均十分有效。有些种类昆虫对某种颜色有趋色性，如可利用黄色诱虫板诱杀双翅目害虫。

赤脚青铜金龟对红麻特别嗜好，有计划地种植红麻作为陷阱植物，诱集成虫后用杀虫剂将其毒杀，可减轻危害（高穗生等，1995）。

利用各种昆虫的相应性诱剂，诱集后杀灭，也是一种可取的方法。Clark 等（1990）用含有 20∶1 性诱剂（Z）-11-hexadecenal 和（Z）-9-hexadecenal 条的具橡胶隔诱饵粘陷阱，捕捉早熟禾草螟雄成虫的效果，显著地比含 200∶3、2∶1、1∶1 或单独使用的性诱剂条的更好，但比例不能超过 20∶3。雄虫可以对 0.1～3mg 剂量范围的 20∶1 性诱剂条产生反应。这种性诱剂条同样可以用于监测或取样目的。另外，曾有对危害商业草坪的越蔓桔草螟和西部草蛾使用性诱剂的报道。

五、草坪害虫的栽培防治

草坪害虫的栽培防治措施，是基于草坪建植、草坪草生长需要，以及草坪拥有者对使用功能的要求等，结合常规的栽培管理，恶化害虫的生存条件或直接清除虫卵、幼虫和蛹等。其一般不需要增加额外的费用，且有利于保护草坪生态环境，提高草坪草品质。具体内容将在本书第四章中介绍。

六、利用寄主植物的抗性

某些草坪草品种本身具有抗（耐）性基因，或含有内生菌，使得它们可在一定程度上不需要药剂的保护，即可抵御有害生物的危害。选择应用这些品种进行草坪的建植，无疑为今后的草坪养护打下良好基础。关于这方面的内容，将在本书第四章中介绍。

第三节　草坪害虫分目检索表

1. 有翅或仅有翅芽 ･･･ 2

1′. 无翅或有退化的翅痕 ･･ 12

2. 翅 1 对 ･･ 3

2′. 翅 2 对 ･･･ 5

3. 刺吸式或舐吸式口器；后翅呈平衡棒状 ･････････････････････････････････････ 4

3′. 咀嚼式口器；后翅不呈平衡棒。前胸背板向后延伸超过腹部；前翅呈小鳞片状 ･･･････
　　 ･･･ 直翅目 (Orthoptera)

4. 有尾丝；前翅翅脉呈叉状（介壳虫♂虫） ･･････････････････ 同翅目 (Homoptera)

4′. 无尾丝 ･･ 双翅目 (Diptera)

5. 前后翅极窄，缺翅脉，密生长缘毛 ････････････････････ 缨翅目 (Thysanoptera)

5′. 翅不极窄，前后翅或后翅有翅脉；头不延长，如延长，前翅不为膜质 ･･･････････ 6

6. 口器吸收式，细长，管状或卷曲 ･･ 7

6′. 口器咀嚼式，一般不细长 ･･･ 9

7. 翅覆鳞片或毛，翅面着生鳞片 ･････････････････････････ 鳞翅目 (Lepidoptera)

7′. 翅膜质光滑 ･･･ 8

8. 喙起于头的前部；翅端部膜质，基部革质 ･････････････････ 半翅目 (Hemiptera)

8′. 喙起于头的后部；前翅均有膜质 ･･･････････････････････ 同翅目 (Homoptera)

9. 前后翅构造不同 ･･ 10

9′. 前后翅构造相同，膜质。触角显著；尾须 1 对，短且不明显，翅脉简单；前足第一跗节不
　　 膨大；前胸不细长。前翅角质或革质。前翅大于后翅；前胸不缩小；腹基部常缩细；跗节
　　 一般 5 节 ･･･ 膜翅目 (Hymenoptera)

10. 前翅角质或革质 ･･･ 11

10′. 前翅皮纸状，有翅脉；体圆，不呈棒状或叶片状；前胸不覆盖头部；前足不适于捕获；后
　　 足适于跳跃或前足适于开掘 ･････････････････････････････ 直翅目 (Orthoptera)

11. 有 1 对尾铗；翅短 ･････････････････････････････････････ 革翅目 (Dermaptera)

11′. 无尾铗；一般翅长 ･････････････････････････････････････ 鞘翅目 (Coleoptera)

12. 有明显的头和足 ･･ 13

12′. 无明显的头和足，常不能活动；体覆鳞片或蜡质；吸吮口器，线状；固着于植物上（介
　　 壳虫♀虫） ･･･ 同翅目 (Homoptera)

13. 口器咀嚼式 ･･ 14

13′. 口器吸收式 ･･･ 17

14. 有尾须或尾铗；体不被鳞片，无中尾丝；腹部无小形腹刺与弹跳器 ･･･････････ 15

14′. 无尾须或尾铗 ･･･ 16

15. 尾须或尾铗无节；尾须铗状 ･･･････････････････････････ 革翅目 (Dermaptera)

15′. 尾须有节；头部不成喙状；体不呈棒状或叶片状，前足跗节不膨大，不适于捕获；后足
　　 发达，适于跳跃 ･･･････････････････････････････････････ 直翅目 (Orthoptera)

参考文献

1. 张青文、刘开建、王刚主编，《草坪全景——草坪虫害》，中国林业出版社，北京，1999.

2. 中科院中国动物志编委会主编，中国经济昆虫志，鳞翅目——螟蛾科，科学出版社，北京，1980.

3. 中科院中国动物志编委会主编，中国经济昆虫志，鞘翅目——叶甲总科，科学出版社，北京，1996.

4. 中科院中国动物志编委会主编，中国经济昆虫志，鞘翅目——金龟总科幼虫，科学出版社，北京，1984.

5. 赵养昌、陈元清编著，《中国经济昆虫志》第二十册，鞘翅目——象虫科（一），科学出版社，北京，1980.

6. 陈一心编著，《中国经济昆虫志》第三十二册，鳞翅目——夜蛾科（四），科学出版社，北京，1985.

7. 张广学等编著，《中国经济昆虫志》第二十五册，同翅目——蚜虫类（一），科学出版社，北京，1983.

8. 萧采瑜等编著，《中国蝽类昆虫鉴定手册（半翅目异翅亚目）》第二册，科学出版社，北京，1981.

9. 张雅林著，《中国叶蝉分类研究（同翅目：叶蝉科）》，天则出版社，杨陵，1990.

10. 严彩霞，乔建国，徐茂华等，冷季型草坪害虫——淡剑袭夜蛾生物学特性研究. 河北林果研究，1999，14（4）：358～361.

11. 郭佩联，张德林. 国槐及草坪主要害虫综合防治的研究（总报告）. 园林科技通讯，1991，（22）：34～41.

12. 中国科学院动物研究所主编，《中国农业昆虫（下册）》，农业出版社，北京，1987.

13. 中国农业百科全书——昆虫卷，农业出版社，北京，1990.

14. 甘肃农业大学编，草原保护学（牧草昆虫学），北京农业出版社，北京，1984.

15. 商鸿生等编著，草坪病虫害及其防治，中国农业出版社，北京，1996.

16. 王凤葵等，云南栽培牧草害虫调查初报，中国草地，1997，3：66～68.

17. 何玉仙等，狗牙根草坪害虫灰翅夜蛾生物学及防治，福建农业学报，1998，13（1）：45～48.

18. 苏宗宏，高尔夫球场害虫之种类及防治，兴农杂志，1995，（322）：13～17.

19. 罗涣荣等，本特草在广东的生育习性及病虫害防治观察，广东农业科学，1994，1：25～27.

20. 陈培昶等，上海地区草坪新害虫——水稻切叶野螟和灰翅贪夜蛾，昆虫知识，1998，35（5）：273～274.

21. 孙秀珍等，先农坛体育场草坪地下害虫的发生及防治，昆虫知识，1991，28（5）：287～288.

22. 翁启勇等，登云高尔夫球场草坪病、虫、杂草防除，草业科学，1997，14（4）：48～51.

23. 徐荣，草坪草抗虫性试验及其昆虫调查与防治，草业科学，1994，11（1）：64～66.

24. 高穗生等，本省草坪害虫现况及防治，兴农杂志，1995，（314）：50～58.

25. 崔鲜一等，草坪草主要食枝虫害的发生及其综合防治，四川草原，1995，2：34～36.

26. 郭佩联等，淡剑袭夜蛾生物学特性观察，昆虫知识，1993，30（2）：103～106.

27. 黄莹，桂林市草坪主要病虫害与防治，广西植保，1998，2：27～28.

28. 彭玉梅等，草坪草主要地下虫害的发生及综合防治，四川草原，1996，2：42～44.

29. 韩烈保等，北京地区草坪害虫种类的初步调查，中国草地，1997，3：75～79.

30. 韩丽娟，草坪种子检疫性病虫及检测方法，植物保护，1998（2）：43～45.

31. 鲁挺等，贵州高原威宁草地地下害虫的初步研究，草业科学，1991，2：35～38.

32. 程建武，细叶结缕草害虫——斜纹夜蛾，中国草地，1991，5：74.

33. Ahmad S. et al. Further evidence for chlorpyrifos tolerance and partial resistance by the Japanese beetle (Coleoptera；Scarabaeidae). J. N. Y. Entomol. Soc. 1981，89：34-39.

34. Ali A. et al. Preliminary evaluations of methoprene，diflubenzuron，and chlorpyrifos against *Psychoda alternata* Say (Diptera；Psychodidae) in turf. Journal of the Florida Anti Mosquito Association，1990，61 (1)：4-8.

35. Alm S. R. et al. Biological control of Japanese，Oriental，and black turfgrass ataenius beetle (Coleoptera；Scarabaeidae) larvae with entomopathogenic nematodes (Nematoda；Steinernematidae，Heterorhabditidae). Journal of Economic Entomology，1992，85 (5)：1660-1665.

36. Antonelli A. L. et al. The European orane fly：a lawn and pasture pest. Extension Bulletin Cooperative Extension，College of Agriculture and Home Economics，Washington State University，1991，EB0856，p. 4.

37. Busey P. et al. Southern chinch buy (Hemiptera；Heteroptera；Lygaeidae) overcomes resistance in St. Augustinegrass. J. Econ. Entomol. ，1987，80 (3)：608-611.

38. Clark J. D. et al. Sex attractant for bluegrass webworm (Lepidoptera；Pyralidae). J. Econ. Entomol. ，1990，83 (3)：856-859.

39. Cockfield S. D. et al. Predation on sod webworm (Lepidoptera；Pyralidae) egg as affected by chlorpyrifos application to kentucky bluegrass turf. J. Econ. Entomol. ，1984，77：1542-1544.

40. Cowles R. S. et al. Soil interactions with chemical insecticides and nematodes used for control of Japanese beetle (Coleoptera；Scarabaeidae) larvae. Journal of Economic Entomology，1994，87 (4)：1014-1021.

41. Cranshaw W. S. et al. Biological，mechanical and chemical control of turfgrass-infesting scarabs in Colorado. Southwestern Entomologist，1989，14 (4)：351-355.

42. Daar S. Biological and mechanical control for lawn grubs. IMP-Practitioner，1989，11 (6/7)：12.

43. Falk J. H. Response of two turf insect，*Endria inimica* and *Oscinella frit* to mowing. Environ. Entomol. 11：29-31.

44. Forschler B. T. et al. Field efficacy and persistence of entomogenous nematodes in the management of white grube (Coleoptera；Scarabaeidae) in turf and pasture. Journal of Economic Entomology，1991，84 (5)：1454-1459.

45. Gange A. C. et al. Spatial distribution of garden chafer larvae in a golf tee. Journal of the Sports Turf Research Institute，1991，67：8-13.

46. Gaugler R. et al. Laboratory and field evaluation of an entomopathogenic nematode genetically selected for improved host-finding. Journal of Invertebrate Patholog，1994，630 (1)：68-73.

47. Gaylor M. J. et al. The relationship of rainfall to adult flight activity；and of soil mositure to oviposition behavior and egg and first instar survival in *Phyllophaga crinita*. Environ. Entomol. ，1979，8：591-594.

48. Georgis R. et al. Predictability in biological control using entomopathogenic nematodes. Journal of Economic Entomology，1991，84 (3)：713-720.

49. Georgis R. et al. *Steinernema* B-326 and B-319 (Nematoda)：new biological soil insecticides. Proceedings，Brighton Crop Protection Conference，Pests and Diseases，1992 Brighton，November 23-26，1992，73-79.

50. Glen D. M. et al. Impact of the field slug *Deroceras reticulatum* on establishment of ryegrass and white clover in mixed swards. Annals of Applied Biology，1991，119 (1)：155-162.

51. Hudson W. G. et al. Biological control of *Scapteriscus* spp. Mole crikets (Orthoptera；Gryllotalpidae)

in Florida. Bulletin of the Entomological Society of America, 1988, 34 (4): 192-198.

52. Hudson W. G. et al. Infection of *Scapteriscus vicinus* (Orthoptera: Gryllotalpidae) nymphs by *Neoaplectana* sp. (Rhabditida: Steinernematidae). Florida Entomologist, 1989, 72 (2): 283-284.

53. Johnson-Cicalese J. M. et al. Biology, distribution, and taxonomy of billbug turf pests (Coleoptera: Curculionidae). Environ. Entomol., 1990, 19: 1037-1046.

54. Kaya H. K. et al. Impact of *Bacillus popilliae*, *Rickettsiella popilliae* and entomopathogenic nematodes on a population of the scarabaeid, *Cylocephala hirta*. Biolcontrol Science and Technoligy, 1993, 3 (4): 443-453.

55. Klein M. G. et al. Persistance of control of Japanese beetle (Coleoptera: Scarabaeidae) larvae with steinernematid and heterorhabditid nematodes. Journal of Economic Entomology, 1992, 85 (3): 727-730.

56. Koizumi C. et al. Preliminary field tests on white-grub control by an entomogenous nematode, *Steinernema* sp. Journal of the Japanese Forestry Society, 1988, 70 (9): 417-419.

57. Kuhr R. J. et al. Distribution and persistence of chlorpyrifos and diazinon applied to turf. Bull. Environ. Contam. Toxicol. 1978, 20: 652-656.

58. Ladd T. L. Jr. et al. Japanese beetle: influence of larval feeding on bluegrass. yields at two levels of soil moisture. J. Econ. Entomol., 1979, 72 (3): 311-314.

59. Lauren D. R. et al. Control of grass grub (*Costelytra zealandica*) adults with soil insecticides. New Zealand Journal of Agricultural Research, 1990, 33 (1): 165-171.

60. Malcolm C. S. et al. Controlling Turfgrass Pests. Prentice-Hall, Inc, 1987.

61. McCarty L. B. et al. TIPS: an integrated plant management preject for turfgrass managers. Journal of Agronomic Education, 1990, 19 (2): 155-159.

62. Mohanasundaram M. et al. Mites infesting the grasshoppers occurring in different ecosystems in Coimbatore. Journal of Biological Control, 1989, 3 (1): 28-30

63. Monthean C. et al. Effects of Rh 5849, a novel insect growth regulator, on Japanese beetle (Coleoptera: Scarabaeidae) and fall armywarm (Lepidoptera: Noctuidae) in turfgrass. Journal of Economic Entomology, 1992, 85 (2): 507-513.

64. Morris R. F. et al. An update on the spread of the antler moth, *Cerapteryx graminis* (Lepidoptera: Noctuidae), in Newfoundland. Canadian Field Naturalist, 1991, 105 (1): 78-81.

65. Murdoch C. L. et al. Economic damage and host preference of *Lepidopterous* pests of major warm season turfgrasses of Hawaii USA. Proceedings of the Hawaiian Entomological Society, 1990, 30: 63-70.

66. Mutambara A. Entomology notes: lawn caterpillar (*Spodoptera cilium*). Zimbabwe Agricultural Journal, 1986, 83 (5): 169.

67. Ng Y. S. et al. Resistance to dieldrin and tolerance to chlorpyrifos and bendiocarb in a northern New Jersey population of Japanese beetle. J. Econ. Entomol., 1979, 72: 698-700.

68. Ng Y. S. et al. Spatial distribution of the larval populations of the Japanese beetle in turfgrass. J. Econ. Entomol., 1983a, 76: 26-30.

69. Ng Y. S. et al. Sequential sampling plans for larval populations of the Japanese beetle (Coleoptera: Scarabaeidae) in turfgrass. J. Econ. Entomol., 1983b, 76 (2): 251-253.

70. Niemczyk H. D. et al. Evidence of enhanced degradation of isofenphos in turfgrass thatch and soil. J. Econ. Entomol., 1987a, 80 (4): 880-882.

71. Niemczyk H. D. et al. Persistence and mobility of isazofos in turfgrass thatch and soil. J. Econ. Entomol., 1987b, 80 (4): 950-952.

72. Niemczyk H. D. et al. Physiological time-driven model for predicting first generation of the hairy chinch bug (Hemiptera: Lygaeidae) on turfgrass in Ohio. Journal of Economic Entomology, 1992, 85 (3): 821-

829.

73. Ozkan H. E. et al. Subsurface placement of turfgrass insecticide. Paper American Society of Agricultural Engineers, 1989, No. 89-1609, p. 11.

74. Ozkan H. E. et al. A subsurface point injector applicator for turfgrass insecticides. Applied Engineering in Agriculture, 1990, 6 (1): 5-8.

75. Parish R. L. Distribution of peanut hull granules with commercial turf applicators. Applied Engineering in Agriculture, 1992, 8 (1): 13-14.

76. Parkman J. P. et al. Inoculative release of *Steinernema scapterisci* (Rhabditida: Steinernematidae) to suppress pest mole crickets (Orthoptera: Gryllotalpidae) on golf courses. Environmental Entomology, 1994, 23 (5): 1331-1337.

77. Pass B. C. et al. Biology and control of the spittlebug *Prosapia bicincta* in coastal bermuda grass. J. Econ. Entomol. , 1965, 58 (2): 275-278.

78. Polivka J. B. Grub population in turf varies with pH levels in Ohio soils. J. Econ. Entomol. , 1960, 53 (5): 860-863.

79. Potter D. A. Influence of feeding by grubs of the southern masked chafer on quality and yield of Kentucky bluegrass. J. Econ. Entomol. , 1982, 75 (1): 21-24.

80. Potter D. A. et al. Susceptibility of *Cyclocephala immaculata* (Coleoptera: Scarabaeidae) eggs and immatures to heat and drought in turf grass. Environ. Entomol. 1984, 13: 794-799.

81. Potter D. A. et al. Ecology and Management of Turfgrass Insects. Annu. Rev. Entomol. , 1991, 36: 383-406

82. Schroeder P. C. et al. Behavioral interactions between Japanese beetle (Coleoptera: Scarabaeidae) grubs and an entomopathogenic nematode (Nematoda: Heterorhabditidae) within turf microcosms. Environmental Entomology, 1993, 22 (3): 595-600.

83. Sears M. K. et al. Persistence and movement of four insecticides applied to turfgrass. J. Econ. Entomol. , 1979, 72: 272-274.

84. Selvan S. et al. Efficacy of entomopathogenic nematode strains against *Popillia japonica* (Coleoptera: Scarabaeidae) larvae. Journal of Economic Entomology, 1993, 86 (2): 353-359.

85. Selvan S. et al. Evaluation of steinernematid nematodes against *Popillia japonica* (Coleoptera: Scarabaeidae) larvae: species, strains, and rinse after application. Journal of Economic Entomology, 1994, 87 (3): 605-609.

86. Shettlar D. J. et al. Irrigation and use of entomogenous nematodes, *Neoaplectana* spp. and *Heterorhabditis heliothidis* (Rhabditida: Steinernematidae and Heterorhabditidae), for control of Japanese beetle (Coleoptera: Scarabaeidae) grubs in turfgrass. Journal of Economic Entomology, 1988, 81 (5): 1318-1322.

87. Smart G. C. Jr. et al. Biological control of mole crikets in the genus *Scapteriscus* with the nematode *Steinernema scapterisci* Nguyen and Smart, 1990. Rencontres caraibes en lutte biologique. 1991, 151-155, In Proceedings of the Caribbean meetings on biological control, Guadeloupe, 5-7 November 1990.

88. Smits P. H. The biological control of leatherjackets with *Bacillus thuringiensis israelensis*. Gewasbescherming, 1991, 22 (1): 21.

89. Stuart R. J. et al. Patchiness in populations of entomopathogenic nematodes. Journal of Invertebrate Pathology, 1994, 64 (1): 39-45.

90. Thurston G. S. et al. Milky disease bacterium as a stressor to increase susceptibility of scarabaeid larvae to an entomopathogenic nematode. Journal of Invertebrate Pathology, 1993, 61 (2): 167-172.

91. Tolley M. P. et al. Seasonal abundance and degree-day prediction of sod webworm (Lepidoptera: Pyralidae) adult emergence in Virginia. J. Econ. Entomol. , 1986, 79: 400-404.

92. Tuttle D. M. et al. A new Eriphyid mite infesting bermuda grass. J. Econ. Entomol. , 1961, 54 (5): 836-838.
93. Villan M. G. et al. Entomogenous nematodes as biological control agents of European chafer and Japanese beetle (Coleoptera: Scarabaeidae) larvae infesting turfgrass. J. Econ. Entomol. , 1988, 81 (2): 484-487.
94. Vittum P. J. et al. Seasonal activity of *Listronotus maculicollis* (Coleoptera: Curculionidae) on annual bluegrass. J. Econ. Entomol. , 1987, 80 (4): 773-778.
95. Vittum P. J. Effect of timing of application on effectiveness of isofenphos, isazophos, and diazinon on Japanese beetle (Coleoptera: Scarabaeidae) grubs in turf. J. Econ. Entomol. , 1985, 78 (1): 172-180.
96. Zimmerman R. J. et al. Compatibility of three entomogenous nematodes (Rhabditida) in aqueous solutions of pesticides used in turfgrass maintenance. Journal of Economic Entomology, 1990, 83 (1): 97-100.
97. Zimmerman R. J. et al. Short term movement of *Neoaplectana* spp. (Rhabditida: Steinernematidae) and *Heterorhabditis* "HP-88" strain (Rhabditida: Heterorhabditidae)through turfgrass thatch. Journal of Economic Entomology, 1991, 84 (3): 875-878.

第三章　草坪杂草

杂草是指生长在不适宜区域的植物。任何与栽培植物竞争，或在一些方面干扰栽培植物主要正常活性的植物，均被视为杂草。草坪杂草的界定，依据草坪拥有者或使用者的要求而异。例如，开花时的小阔叶植物增加了大型开阔空间草坪、休息草坪或观赏草坪的情趣，而它们在运动场或小的规范园地草坪中却不能被接受。一种草坪草若夹杂在另一种匀一、精细草坪草建植的草坪中，可能会被视为杂草；而在仅作为绿地覆盖的、稍加管理的野生、自然草坪中，则可允许多种禾草，甚至是阔叶草存在。在我国南方的冬季，早熟禾占据裸露地表，并提供一种比其他禾草覆盖更有价值的自然绿色覆盖，因此常被加以保护利用。草坪杂草是涉及面广，但又往往被忽视的问题。由于草坪消费者和拥有者来自于社会不同行业，普及草坪杂草防治知识工作，比在农作物杂草方面更复杂。因此，草坪杂草的防治工作应重视草坪建植时的前期处理及管理，同时要提高草坪管理的社会化服务水平。

第一节　草坪杂草的来源

草坪杂草主要是来源于草坪草种苗（籽）、床土、风、水和有机肥等的携带和传播，以及草坪杂草本身产生的种子和营养繁殖体。

夹杂在草坪草种子中的杂草种子，会带来一定程度的杂草危害。但一般商品化销售的种子，纯度均较高，不会带来严重的杂草问题。以种苗建植的草坪，往往携带入异地的杂草种子和（或）杂草的营养繁殖体（根、茎），尤其在以草皮铺植的草坪中，携带杂草种子是不可避免的，但应避免携入多年生恶性杂草的根、茎。

床土是草坪杂草的最主要来源。无论是使用拟建草坪原有区域的表土还是使用异地移入的表土作为床土，都存在大量的杂草种类。一般来说，从土壤表层到深达数米处都可能有杂草种子分布，但大部分分布于地表15cm的耕作层中，而且垂直分布数量从浅至深递减。蚯蚓等动物的活动可将深层种子带至土表。Phillips等（1993）研究表明，在亚沙土中，土表为狗牙根杂草严重侵害的情况下，该杂草的根在表层至20cm深土层中均有分布，而近一半的匍匐根分布在表层5cm土层中，90％的匍匐根分布在15cm土层内；研究中同时将新鲜的匍匐根样品切成具有1~3个芽的根段，分别埋于5、10、15和20cm的亚沙土层中，埋于10cm以下的匍匐根中，很少有发芽；芽的数量不影响发芽率。说明位于土壤表层的多年生杂草的匍匐根和根，对草坪的影响较大。大型草坪的建植，如高尔夫球场草坪，一般需移入大量的土壤作为床土，这样床土杂草的种类和群落结构更为复杂。

风、水、有机肥和人为活动等的携带和传播均可造成杂草为害。大部分杂草种子或果实都具有特殊的传播种子结构。有些种子重量轻，易被风吹走；蒲公英、黄鹌菜等果实具冠毛，酸模等具气囊，均可借助风力传播。苍耳、鬼针草等果实具刺状结构，可随人或动物传播。在暴风雨的作用下，可能从草坪周围的高地冲刷带入杂草种子。一般情况下，使用有机肥不会加重杂草为害，只有在使用未经完全发酵腐熟的有机肥时，才有可能带来杂草为害。

第二节　草坪杂草的种类和发生

明确草坪杂草的种类和发生，是开展草坪杂草防除的工作基础。一般来说，适于旱地生长的杂草，大多都会在草坪上发生。Marletto 等（1992）对杂草的生物气候学数据进行了模型分析，按 7 阶段生物气候学特点，收集了 56 种杂草种类的开花数据，建立了气温与生物气候之间的线性函数模型；开始日期（在此之前温度不影响开花发育）、基础温度和积温 3 个参数用于定义线性模型，对杂草的发生进行科学的预测。但草坪杂草的发生种类和群落结构及演替，除了与草坪所处地区的气候条件有关外，与其所处的地理位置、床土质地、草坪功能、建坪时间长短、建植质量和养护管理水平等也有密切的关系。同时，杂草群落的主要特征表现为一定的种类组成，以及种的密度、覆盖度、频度、优势种数量等数量特征。了解这些特征有助于明确杂草构成危害的主要特点和对危害过程的分析，为制定防治对策和除草剂配方提供依据。

一、草坪杂草的鉴别

草坪杂草防治的最初步骤，是正确鉴别杂草种类和掌握它们的数量。我国旱地杂草常见的有 200 余种，水田杂草常见的有 100 余种。由于草坪建植的土壤类型或耕作类型变化较大，许多杂草种类均有可能成为草坪杂草；再加上不同地区的气候条件、草坪的管理质量要求等因素影响，不同地区不同功能草坪的杂草种类、分布和群落组成的差异较大。一些杂草种类本身的生长、形态特点，使其在一定生长时期易与草坪草混淆。禾本科杂草因为与草坪草种类近似，特别难以鉴别，尤其是苗期，它们的特征受生长环境的影响很大（Fermanian 等，1989）。鉴于此，Fermanian 等（1989）试图建立草坪杂草的计算机鉴别系统，以帮助未经训练的人能够进行杂草识别。但纯粹从对草坪杂草的防治角度出发，没有必要对每一种杂草都精确鉴别到种。从防治的观点出发，根据杂草形态特征、生物学特性进行分类，再掌握不同地区草坪类型的主要杂草种类，对草坪杂草的防治具有较强的实用性。

（一）以形态特征区分

在杂草的化学防除中，首要区分的是单子叶与双子叶杂草。叶片及生长类型的差异，决定了杂草与草坪草的竞争能力和将使用的防治措施。芽、叶片、叶舌、舌基、叶耳、叶鞘和根，是鉴定单子叶杂草的主要特征部位。花、叶片、子叶、根和茎，是鉴定双子叶杂草的特征部位。

单子叶杂草的胚有 1 个子叶，通常叶片窄而长，平行叶脉，无叶柄。其中，禾本科的叶鞘张开，有叶舌，茎圆或扁，节间中空，有节；莎草科的叶鞘包卷，无叶舌，茎三棱，通常实心，无节。

双子叶杂草的胚有 2 片子叶，草本或木本，叶脉网状，叶片宽，有叶柄。不同科的双子叶杂草形态特征变化较大。

（二）以生物学特性区分

按生物学特性区分，可分为一年生杂草（如马唐、藜等）、越冬杂草（如米瓦罐、雀舌草等）、二年生杂草（如山莴苣、田蓿菊等）和多年生杂草（如白茅、车前、香附子、酢浆草等）。根据杂草的各种生长、发育特点，可进行防治药剂和防治时期的选择。

结合形态学特征，可分为以种子和营养体繁殖的多年生阔叶杂草和多年生禾本科杂草；种子直径大于 2mm 的大粒一年生阔叶杂草和大粒一年生禾本科杂草，以及种子直径小于 2mm 的小粒一年生阔叶杂草和小粒一年生禾本科杂草。相应地，多年生和大粒种子杂草的防治，宜选用内吸性茎叶处理剂；小粒种子杂草的防治，可选用土壤处理剂或茎叶处理剂。

二、草坪杂草分科检索表

根据国内外已报道的草坪杂草种类，将国内有记录的 122 种杂草所隶属的 29 科列成检索表，以供检索参考。

1. 没有花和果实，用孢子和根茎繁殖。茎直立；叶鳞片状，下部联合成鞘；孢子囊穗顶生
………………………………………………………………………… 木贼科（Equisetaceae）

1′. 有花和果实，用种子或营养器官繁殖。非寄生植物，植株绿色
……………………………………………………………………………………………… 2

2. 草质藤本植物，茎攀援、缠绕或匍匐 ……………………………………………………… 3

2′. 非藤本植物，茎直立、斜升或平卧 ……………………………………………………… 8

3. 植株具卷须。叶为羽状复叶，有托叶；卷须生于叶顶 ……………………………………
………………………………………… 豆科（Leguminosae）〔野豌豆属 (*Vicia* spp.)〕

3′. 植株无卷须 ……………………………………………………………………………… 4

4. 叶轮生；茎四棱形，棱上有小倒刺 …… 茜草科（Rubiaceae）〔猪殃殃属 (*Galium* spp.)〕

4′. 叶互生 …………………………………………………………………………………… 5

5. 单叶 ……………………………………………………………………………………… 6

5′. 复叶，小叶 3 或 5 ……………………………………………………………………… 7

6. 具托叶鞘；花小，花被单层；瘦果 ……………………………………… 蓼科（Polygonaceae）

6′. 无托叶鞘；花大，花冠漏斗状；蒴果 ……………………………… 旋花科（Convolvulaceae）

7. 茎缠绕；叶全缘；花序总状 …………………………………………… 豆科（Leguminosae）

7′. 茎匍匐；叶缘有齿；花单生于叶腋 ……………………………………… 蔷薇科（Rosaceae）

8. 叶具网状脉；多有向下直伸的主根 …………………………………………………… 9

8′. 叶具平行脉或弧状脉；根为须根，无向下直伸的主根 ……………………………… 40

9. 叶柄基部膨大形成叶鞘或托叶成鞘状包围茎部 ……………………………………… 10

9′. 叶柄基部无叶鞘或托叶鞘 ……………………………………………………………… 11

10. 具叶鞘；花有花萼与花冠之分；多为复伞形花序，极少为单伞形花序或头状花序 …
……………………………………………………………………… 伞形科（Umbelliferae）

10′. 具托叶鞘；花具单层花被；花序穗状、圆锥状、头状或数花簇生于叶腋 ……………
……………………………………………………………………… 蓼科（Polygonaceae）

11. 叶全部基生，无茎生叶 ………………………………………………………………… 12

11′.具茎生叶,基生叶有或无 ·· 13

12.花密集成有总苞的头状花序;植株含乳汁 ····························

··················· 菊科(Compositae)〔蒲公英属(*Taraxacum* spp.)〕

12′.花序不成头状;植株亦不含乳汁。花序穗状,花小而密集,干膜质;叶脉近弧形 ······

····················· 车前科(Plantaginaceae)

13.复叶 ·· 14

13′.单叶(全缘、羽状裂或掌状裂) ···························· 20

14.三出复叶 ·· 15

14′.羽状复叶。茎直立或斜伸 ······························ 17

15.小叶倒心形,全缘;蒴果 ···················· 酢浆草科(Oxalidaceae)

15′.小叶非倒心形,有齿或有裂 ···························· 16

16.小叶边缘具细锯齿;花序总状或密集成头状;荚果 ········ 豆科(Leguminosae)

16′.小叶 3 裂或 2 裂;花序聚伞状;聚合瘦果近长圆形 ···················

··················· 毛茛科(Ranunculaceae)〔茴茴蒜(*R. chinensis*)〕

17.具托叶 ·· 18

17′.无托叶 ·· 19

18.小叶全缘;荚果 ···························· 豆科(Leguminosae)

18′.小叶有齿或有裂;瘦果 ···················· 蔷薇科(Rosaceae)

19.小叶 3 或 5(7);花密集成有总苞的头状花序;瘦果 ······· 菊科(Compositae)

19′.小叶 5～9,花序总状;角果 ············ 十字花科(Cruciferae)

20.肉质草本;茎平卧或斜伸;叶片楔状长圆形或倒卵形;花黄色 ···············

··················· 马齿苋科(Portulacaceae)

20′.非肉质草本 ·· 21

21.叶对生 ·· 22

21′.叶互生 ·· 29

22.植株含乳汁。茎平卧或斜伸;花单性,雌雄同序,无花被,花序腋生;蒴果 ·········

··················· 大戟科(Euphorbiaceae)

22′.植株不含乳汁 ·· 23

23.叶全缘 ·· 24

23′.叶缘有裂 ·· 26

24.花单生或对生于叶腋,白色;叶条形 ································

··················· 茜草科(Rubiaceae)〔白花蛇舌草(*H. diffusa*)〕

24′.花多数集成花序 ·· 25

25.头状花序腋生,花白色,苞片干膜质 ··········· 苋科(Amaranthaceae)(莲子草属)

25′.花序非头状。雄蕊生于花托上;茎节通常膨大 ··········· 石竹科(Caryophllaceae)

26.花密集成有总苞的头状花序;瘦果 ···················· 菊科(Compositae)

26′.花序非头状 ·· 27

27.果实为 4 小坚果;茎方形 ···························· 28

27′.蒴果;花单生于叶腋或为总状花序 ·············· 玄参科(Scrophulariaceae)

28.轮伞花序或小聚伞花序排列成圆锥花序;唇形花冠 ·············· 唇形科(Labiatae)

28′. 穗状花序细长,顶生或腋生;花小,非唇形花冠 ············ 马鞭草科(Verbenaceae)

29. 花密集成有总苞的头状花序;瘦果 ····························· 菊科(Compositae)

29′. 花序非头状 ·· 30

30. 花被单层或无花被 ·· 31

30′. 花有花萼与花冠 ··· 34

31. 植株含乳汁;无花被,杯状聚伞花序,蒴果 ·············· 大戟科(Euphorbiaceae)

31′. 植株不含乳汁;有花被 ·· 32

32. 花单性。雌花生于叶状苞内;叶椭圆形、椭圆状披针形或卵状菱形,叶缘有钝齿;蒴果
　　·· 大戟科〔铁苋菜属(*Acalypha* spp.)〕

32′. 花两性或兼有雌性 ··· 33

33. 花有干膜质苞片;叶背脉显著突出 ······················· 苋科(Amaranthaceae)

33′. 花无干膜质苞片;叶背脉不突出 ························· 藜科(Chneopodiaceae)

34. 花瓣分离 ··· 35

34′. 花瓣合生。花冠喉部无小鳞片 ·· 38

35. 角果;总状花序;雄蕊 6,稀 2～4,花瓣 4,极少退化为丝状 ····· 十字花科(Cruciferae)

35′. 蒴果、分果或瘦果;花单生于叶腋或排列成聚伞状 ···················· 36

36. 雄蕊 4～10;花瓣 4～5;蒴果圆柱形 ······················ 柳叶菜科(Onagraceae)

36′. 雄蕊多数;花瓣 5 ·· 37

37. 雄蕊花丝结合成单体雄蕊;叶有毛;蒴果或分果 ··············· 锦葵科(Malvaceae)

37′. 雄蕊分离;叶无毛;聚合瘦果长圆形 ······················ 毛茛科(Ranunculaceae)

38. 浆果或蒴果;叶常有裂或齿,被短柔毛或无毛 ················ 茄科(Solanaceae)

38′. 蒴果 ··· 39

39. 子房上位,2 室 ·· 玄参科(Scrophulariaceae)

39′. 子房下位,3 室 ·· 桔梗科(Campanulaceae)

40. 花无花被或极小。叶长条形或无叶片 ·································· 41

40′. 花具花被。具茎生叶。叶披针形,具平行脉;萼片与花瓣区别明显 ················
　　··· 鸭跖草科(Commelinaceae)

41. 茎节明显;叶二列,叶鞘多在一面开口,叶片和叶鞘间具叶舌或缺;颖果
　　··· 禾本科(Gramineae)

41′. 茎通常为三棱形;叶三列;非棒状穗状花序 ··············· 莎草科(Cyperaceae)

三、草坪杂草种类

　　一般来说,草坪上大量存在的杂草是一二年生杂草(图 9),恶性多年生杂草多在缺乏管理的草坪上出现。不同来源的床土,如生荒地、熟荒地、果园、菜地、河塘的土壤和河沙等,形成不同的原生杂草源种类;种苗(籽)、风、水和有机肥等的携带和传播,可能引发新的杂草种类。在 29 个科的草坪杂草中,菊科的种类数量最大,其

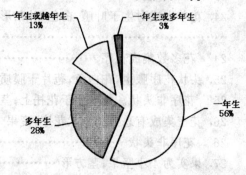

图 9　不同生活史的草坪杂草种类组成比率

次是禾本科，蓼科与玄参科的种类数量排在第 3 位（图 10）。

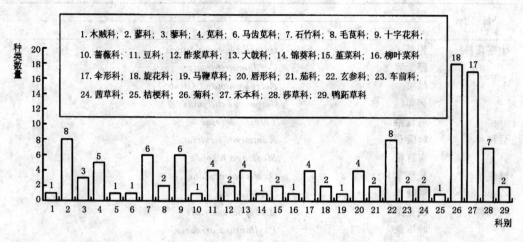

图 10　草坪杂草种类数量结构比较

在福建 22 个不同功能、不同生态条件、不同草坪草种类（品种）的草坪中，共发现了杂草 94 种，隶属 26 科（见表 8），其中禾本科 16 种，菊科 15 种，莎草科和玄参科各 6 种，蓼科、石竹科和十字花科各 5 种。一年生杂草种群占 79.8%，多年生杂草占 20.2%；种子繁殖种群占 85.1%，营养体繁殖种群占 6.4%，种子兼营养体繁殖种群占 8.5%。常见杂草有 63 种，危害严重的杂草近 40 种（王青松等，1996）。

表 8　福建草坪杂草种类

科　名	种　名	
	中 文 名	拉 丁 学 名
蓼科	萹蓄	*Polygonum aviculare*
	酸模叶蓼	*P. lapathifolium*
	绵毛酸模叶蓼	*P. lapathifolium* var. *salicifolium*
	西伯利亚蓼	*P. sibiricum*
	皱叶酸模	*Rumex crispus*
藜科	藜	*Chenopodium album*
	小藜	*C. serotinum*
	土荆芥	*C. ambrosioides*
苋科	凹头苋	*Amaranthus ascendens*
	刺苋	*A. spinosus*
	皱果苋	*A. viridis*
	莲子草	*Alternanthera sessilis*
番杏科	粟米草	*Molliugo pentaphylla*
马齿苋科	马齿苋	*Portulaca oleracea*
石竹科	簇生卷耳	*Cerastium caespitosum*
	米瓦罐	*Silene conoidea*
	牛繁缕	*Malachium aquaticum*
	繁缕	*Stellaria media*
	雀舌草	*S. alsine*
毛茛科	茴茴蒜	*Ranunculus chinensis*

续表

科　名	种　名	
	中文名	拉丁学名
十字花科	荠菜	*Capsella bursa-pastoris*
	碎米荠	*Cardamine hirsuta*
	蔊菜	*Rorippa motana*（*diuba*）
	臭荠	*Coronopus didymus*
	遏蓝菜	*Thlaspi arvense*
豆科	鸡眼草	*Kummerowia striata*
	南苜蓿	*Medicago hispida*
酢浆草科	酢浆草	*Oxalis corniculata*
	铜锤草	*O. corymbosa*
大戟科	铁苋菜	*Acalypha australis*
	叶下珠	*Phyllanthus urinaria*
	飞扬草	*Euphorbia hirta*
	小飞扬草	*E. thymifolia*
锦葵科	赛葵	*Maluastrunm coromandelianum*
堇菜科	梨头草	*Viola japonica*
	紫花地丁	*V. phikippica* Cav. spp. *munda*
柳叶菜科	丁香蓼	*Ludwigia prostrata*
伞形科	积雪草	*Centella asiatica*
	破铜钱	*Hydrocotyle sibthorpioides* var. *batrachium*
	窃衣	*Torlis scabra*
马鞭草科	马鞭草	*Verbena officinalis*
唇形科	风轮菜	*Clinopodium chinense*
	荔枝草	*Salvia plebeia*
茄科	毛酸浆	*Physalis pubescens*
	龙葵	*Solanum nigrum*
玄参科	通泉草	*Mazus japonicus*
	窄叶母草	*Lindernia angustifolia*
	母草	*L. crustacea*
	陌上菜	*L. procumbens*
	蚊母草	*Veronica peregrine*
	阿拉伯婆婆纳	*V. persica*
车前科	车前	*Plantago asiatica*
茜草科	猪殃殃	*Galium aparine*
	白花蛇舌草	*Hedyotis diffusa*
桔梗科	半边莲	*Lobelia chinensis*
菊科	三叶鬼针草	*Bidens tripartita*（*pilosa*）
	石胡荽	*Centipeda minima*
	小飞蓬	*Conyza canadensis*
	野塘蒿	*C. bonariensis*
	鳢肠	*Eclipta prostrata*
	鼠曲草	*Gnaphalium affine*
	梁子菜	*Erechtites hieraciifolia*
	豨莶	*Siegesbeckia glabrescens*

续表

科　名	种　名	
	中文名	拉丁学名
禾本科	女菀	*Turczaninowia fastigiatus*
	裸柱菊	*Soliva anthemifolia*
	田锸菊	*Cotula semisphaerica*
	山莴苣	*Lactuca indica*
	胜红蓟	*Ageratum conyzoides*
	一年蓬	*Erigeron annuus*
	黄鹌菜	*Youngia japonica*
	看麦娘	*Alopecurus aequalis*
	早熟禾	*Poa annua*
	升马唐	*Digitaria adscendens*
	马唐	*D. sanguinalis*
	光头稗	*Echinochloa colonum*
	无芒稗	*E. crus-galli* var. *mitis*
	蟋蟀草	*Eleusine indica*
	棒头草	*Polypogon fugax*
	狗尾草	*Setaria viridis*
	千金子	*Leptochloa chinensis*
	荩草	*Arthraxon hispidus*
	雀稗	*Paspalum thunbergii*
	白茅	*Imperata cylindrica*
	狗牙根	*Cynodon dactylon*
	铺地黍	*Panicum repens*
	假俭草	*Eremochloa ophiurodies*
莎草科	香附子	*Cyperus rotundus*
	碎米莎草	*C. iria*
	水虱草	*Fimbristylis miliacea*
	夏飘拂草	*F. Aestiualis*
	水蜈蚣	*Kyllinga brevifolia*
	多枝扁莎	*Pycreus polystechyus*
鸭跖草科	鸭跖草	*Commelina communis*
	饭包草	*C. benghlensis*

注：据王青松等，1996。

　　贡伯兴等（1992）调查了无锡的 45 块草坪，发现共有 26 科 76 种杂草。目测优势度评估的杂草优势种依次为：狗牙根（11.6%）、破铜钱（8.3%）、双穗雀稗（3.4%）、马兰（2.2%）、巢菜（2.0%）、水花生（1.8%）、酢浆草（1.7%）、水蜈蚣（1.4%）等。

　　Konnai（1992）认为，日本草坪中的主要杂草种类有 61 种，隶属 18 个科，优势科为禾本科、莎草科和菊科。Raikes 等（1994a，b）的报告指出，英国 130 个职业足球俱乐部和 82% 地方政府的比赛和训练场草坪，主要的杂草是白车轴草、大车前、药用蒲公英和早熟禾。据报道，英国和爱尔兰草坪的主要杂草有 11 科 16 种。Tastan 等（1993）对土耳其 Ankara 公园和政府建筑草坪的观察结果表明，杂草区系有 21 种，占优势的有白车轴草、蒲公英种类和葫芦巴种类；发生量分别为 13.18 株/m²、11.47 株/m² 和 1.54 株/m²，占发生的 100%、90% 和 50%。Srutek 等（1992）报道在朝鲜的结缕草草坪上，鸡眼草和 *Viola mandshurica*（一种堇菜）是最常发现的杂草种类，而酢浆草、问荆和狗尾草则相对较少。据国外文献报道，草坪杂草的主要种类有马唐、早熟禾、车轴草、蟋蟀草、蒲公英和车前草。

我国已见报道的其他草坪主要杂草种类有：车前、黄花蒿、繁缕、蒲公英、藜、荠菜、蟋蟀草、马唐、萹蓄、狗牙根、大叶油草、香附子、小飞杨草、加拿大蓬等，以阔叶类的量最大，其次是禾本科杂草（图 11）。在我国已发现的草坪杂草种类中，属农田重要杂草有看麦娘、马唐、蟋蟀草、狗尾草、香附子、藜、酸模叶蓼、牛繁缕和白茅等；属农田主要杂草有碎米莎草、棒头草、狗牙根、猪殃殃、繁缕、小藜、凹头苋、马齿苋、鸭跖草、萹蓄、荠菜和千金子等。

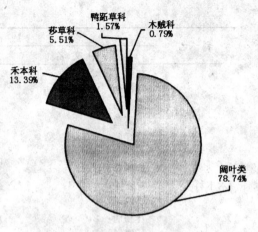

图 11　各类群草坪杂草数量比例

四、草坪杂草的发生

草坪杂草所处生态环境，往往不同于某一作物的田间生态环境。其发生种类、群落组成除了受当地气候条件影响外，同时受到土壤质地、土壤肥力、建植方式、建植历期、草坪功能、管理水平、季相差异、地貌差异、温度湿度、排灌系统、草坪草长势、病虫危害程度等因子的影响。

（一）不同床土构成

即种植层土壤质地的差异。种植层土壤有来自生荒地、熟荒地、果园、菜地、河塘和沙滩等之别，形成原生杂草源丰富、抗逆性不同的杂草种群，伴生组成复杂或较简单的群落。如高尔夫球场的球道区，种植层由来源复杂的混合壤土和一定比例的中目沙组成，其杂草群落组成主要以营养体繁殖的多年生莎草科和禾本科杂草组成，分布密度高达 35.7 株/m^2。发球台和果岭的床土，一般是由单一的中目沙和少量泥炭土、基肥等构成，其杂草种类较少，多为床土携带或风传播、种子繁殖的一年生禾本科和阔叶类杂草组成的群落，分布密度仅有 7.7～14.2 株/m^2。

（二）不同的管理水平

草坪建植和养护管理中的许多措施，直接影响草坪草的竞争生长能力、杂草发生种类与数量。因此草坪建植质量和养护管理标准的高低，是影响草坪草竞生力、杂草种类与危害度的重要因素。在高管理水平的草坪中，杂草发生种类与数量少于管理水平低的草坪是显而易见的。运动场草坪与一般绿化草坪，高尔夫球场中的发球台和果岭草坪与长草区草坪间的杂草差异，与它们管理水平间的差异有密切关系（图 12）。适当的刈割频率、刈割高度，不仅可以抑制、杀灭一些杂

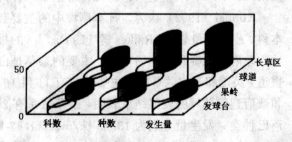

图 12　不同管理水平草坪杂草状况

草种类，而且可以促进草坪草的生长，提高对杂草的竞争力；良好的施肥、浇水措施，同样可以促进草坪草的生长，提高对杂草的竞争力；草坪正常管理中的覆沙（土）措施，也可抑制某些杂草。

作者等对福州登云高尔夫球场草坪不同功能区杂草的研究结果表明：发球台以沙加泥炭构成床土、直播建坪，管理水平较高。杂草发生 8 科 14 种，发生量为 14.2 株/m²，以一年生杂草为主，多年生杂草占 9.8%。群落组成以马唐、雀舌草、早熟禾、雀稗、土荆芥和荠菜为主，种间分布密度分别占 50.0%、16.2%、9.2%、7.0%、6.2%和 2.8%（图13）。发生频率较高的有土荆芥、马唐、雀舌草和荠菜，分别达 50%、30%、25%和 15%（图14）。

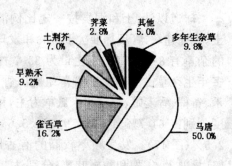

图13　发球台杂草群落组成结构示意图

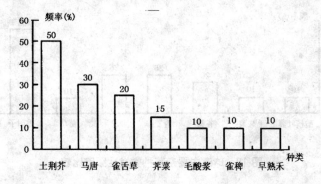

图14　发球台主要杂草种类发生频率比较

果岭床土为纯沙，直播建坪，管理水平较高。发生的杂草有 9 科 16 种，发生量为 7.7 株/m²，其中多年生杂草占 5.2%。群落组成以马唐、雀舌草、狭叶母草、萹蓄、酸模叶蓼和龙葵为主，种间分布密度分别占 31.2%、28.6%、10.4%、6.5%、3.9%和 3.9%（图15）。发生频率较高的有马唐、雀舌草、土荆芥和小飞蓬，分别达 45%、20%、15%和 10%（图16）。主要发生类型为一年生杂草。

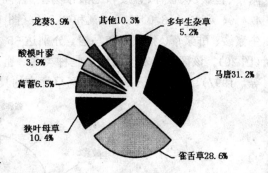

图15　果岭杂草群落组成结构示意图

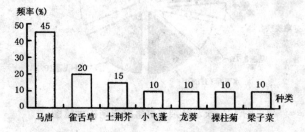

图16　果岭主要杂草种类发生频率比较

球道以沙、土和泥炭按一定比例混合构成床土,直播建坪,管理标准次于果岭和发球台。发生的杂草有 8 科 15 种,发生量为 35.7 株/m²,其中多年生杂草占 75.0%。群落组成以香附子、早熟禾、雀稗、看麦娘、荩草和水虱草为主,种间分布密度分别占 64.7%、10.6%、9.0%、5.6%、4.8%和 2.5%(图 17)。发生频率较高的有香附子、看麦娘、早熟禾、雀稗和酸模叶蓼,分别达 55%、25%、20%和 10%(图 18)。

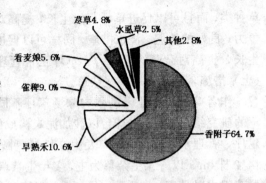

图 17　球道杂草群落组成结构示意图

长草区主要以营养体扦插建坪,床土质地和管理标准较低。发生的杂草有 14 科 32 种,发生量

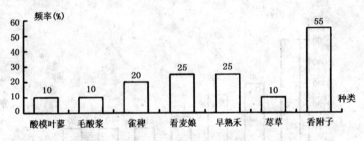

图 18　球道主要杂草种类发生频率比较

为 40.6 株/m²,其中多年生杂草占 12.8%。群落组成以看麦娘、小飞蓬、水虱草、马唐、香附子、猪殃殃、雀稗、繁缕和毛酸浆为主,种间分布密度分别占 26.6%、18.7%、13.8%、8.1%、4.4%、4.4%、3.0%、2.7%和 2.5%(图 19)。发生频率较高的有看麦娘、小飞蓬、萹蓄、牛繁缕、酢浆草、猪殃殃和马唐,分别达 35%、35%、30%、25%、20%、20%和 20%(图 20)。该区杂草发生的特点是种类多、密度大、发生季相复杂、杂草生育期多样(王青松等,1997)。福州登云高尔夫球场草坪中的具体杂草种类及其分布情况见表 9。

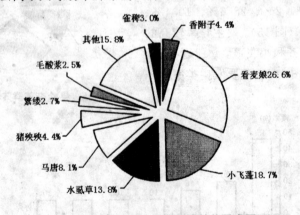

图 19　长草区杂草群落组成结构示意图

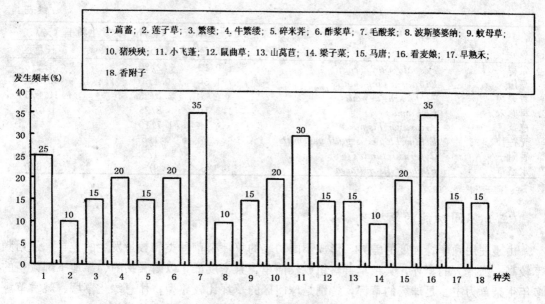

图 20 长草区主要杂草种类发生频率比较

表 9 福州登云高尔夫球场草坪杂草种类及其分布

杂 草	种 类	杂草密度（株/m²）/发生频率（%）			
		发球台	球 道	果 岭	长草区
萹蓄	*Polygonum aviculare*			0.5/5	0.8/25
酸模叶蓼	*Polygonum lapathifolium*		0.1/10	0.3/5	
皱叶酸模	*Rumex crispus*	0.1/5			
土荆芥	*Chenopodium ambrosioides*	0.9/50		0.2/15	0.1/5
小藜	*Chenopodium serotinum*				0.1/5
莲子草	*Alternanthera sessilis*				0.5/10
皱果苋	*Amaranthus viridis*			0.1/5	0.1/5
米瓦罐	*Silene conoidea*				0.1/5
繁缕	*Stellaria media*				1.1/15
牛繁缕	*Malachium aquaticum*		0.1/5		0.5/20
雀舌草	*Stellaria alsine*	2.3/25		2.2/20	
茴茴蒜	*Ranunculus chinensis*				0.1/5
荠菜	*Capsella bursa-pastoris*	0.4/15			0.1/5
碎米荠	*Cardamine hirsuta*	0.1/5	0.1/5	0.1/5	0.4/15
酢浆草	*Oxalis corniculata*		0.1/5		0.5/20
梨头草	*Viola japonica*				0.2/5
毛酸浆	*Physalis pubescens*	0.2/10	0.1/10		1.0/35
龙葵	*Solanum nigrum*			0.3/10	
通泉草	*Mazus japonicus*				0.1/5
阿拉伯婆婆纳	*Veronica persica*				0.1/10
窄叶母草	*Lindernia angustifolia*			0.8/5	0.2/5
蚊母草	*Veronica peregrine*				0.3/15
猪殃殃	*Galium aparine*				1.7/20
小飞蓬	*Conyza canadensis*	0.1/5	0.2/5	0.1/10	7.6/30
鼠曲草	*Gnaphalium affine*	0.2/5			0.2/15
女菀	*Turczaninowia fastigiatus*			0.1/5	0.1/5
裸柱菊	*Soliva anthemifolia*		0.1/5	0.1/10	0.1/5
田襦菊	*Cotula semisphaerica*			0.1/5	0.3/5
山莴苣	*Lactuca indica*	0.2/5		0.1/5	0.5/15
梁子菜	*Erechtites hieraciifolia*			0.2/10	0.3/10

续表

杂　草　种　类		杂草密度（株/m²）/发生频率（%）			
		发球台	球道	果岭	长草区
雀稗	*Paspalum thunbergii*	1.0/10	3.2/20		1.2/5
马唐	*Digitaria sanguinalis*	7.1/30	0.1/5	2.4/45	3.3/20
看麦娘	*Alopecurus aequalis*	0.2/5	2.0/25		10.8/35
早熟禾	*Poa annua*	1.3/10	3.8/25		1.0/15
荩草	*Arthraxon hispidus*		1.7/10		
无芒稗	*Echinochloa crus-galli* var. *mitis*		0.1/5		
香附子	*Cyperus rotundus*		23.1/55		1.8/15
水虱草	*Fimbristylis miliacea*	0.1/5	0.9/5		5.6/5

注：据王青松等，1997。

（三）不同功能的草坪

由于使用频率、强度的差异，形成不同功能的草坪杂草种类和数量发生的差异。使用频率较高、强度大的草坪，其杂草群落组成较简单，且密度低，以耐践踏的、靠地下部繁殖的多年生杂草为主。足球场的草坪，特别是球门区的草坪比较典型；休息绿化草坪、观赏草坪的杂草发生较复杂，且密度大，群落由多年生和一年生杂草的多个种群组成。

（四）不同的地理位置和草坪草种类

在不同地理位置或草坪草种类不同的草坪中，一些特定的杂草种类常形成主要的危害种群。北美的一部分草坪，主要是由草地早熟禾（如区域性著名的肯塔基早熟禾）和剪股颖构成，其易被在持续炎热的夏季萌发、在禾草草坪上广泛生长的一年生马唐种类侵入。这些马唐种类被认为是草坪中最具破坏性的杂草。而海滨雀稗则通常生长在潮湿地区或有积水的高尔夫球场的球道上（Lee，1995）。Guh等（1995）在装备有自动雾发生系统的温室中，研究在有或无雾情况下杂草的发生及对草坪草（结缕草）的影响。在有雾条件下，杂草发生（总鲜重）比无雾条件下更大；在杂草竞争作用增强期间（＞40d）的有雾条件下，草坪草植株的高度、分蘖数量、植株数量和枝条鲜重严重下降。Konnai（1992）认为，在低温条件下，藜、蓼、繁缕、鸭跖草和狗尾草占优势；在中、高温条件下，皱果苋、马齿苋和牛筋草为主要杂草；土壤含水量低时，毛马唐是主要杂草。低温（5～10℃）、高温（40℃）和光照能打破毛马唐种子的休眠，所以多次刈割有利于其种子萌发；毛马唐种子萌发的最低、最高和最适温度分别为10～15℃、40～45℃和30℃。在日本北方4月中旬、在温暖地区3月中旬，平均温度达到13～15℃时，其种子即开始萌发。早熟禾是草坪上另一种主要杂草，其种子在5～18℃下8～16d即可结束休眠状态，以10℃和20℃的温度交替处理，可诱导其种子萌发。光照对种子的萌发也有利。早熟禾种子的萌发主要发生于3cm以内的土层，在草坪则多发生于草皮层，萌发长出的植株在27℃以下均能正常生长。蓼属杂草的种子能在3cm以下的土层中萌发。刈割高度可影响光的强度，进而影响杂草的萌发、生长及杂草的种类，对光不足敏感的杂草依次为马齿苋、莎草、酸模叶蓼、毛马唐和藜。

（五）不同的草坪建植历期

由于植物间存在着自然竞争、弱亡强存作用，杂草的种类和数量随着草坪使用期的延长而演替。而演替的过程和结果，又随着草坪管理水平的不同而形成差异。早期管理水平较高的草坪，随着草坪使用期的延长，杂草发生多为简单的种子繁殖种类，且数量较少；早期管理水平较低的草坪，可能形成后期以多年生恶性杂草危害为主的不良局面。一般情况下，在管理良好的草坪中，随着草坪使用期的延长，草坪杂草将不成为管理中的主要问题；而管理不善的草坪，往往会因杂草问题而废弃或被迫全面更新。

1994 年 3 月调查厦门足球场时，危害杂草仅 16 种，其中一年生和多年生杂草各占一半，分布密度为 16.0 株/m²。而 12 个月后同期调查，危害杂草有 22 种，其中多年生杂草增至 74.1%，分布密度增加 8.5 倍（王青松等，1996）。

在草坪建植过程的各个时期中，杂草的种类和发生也存在一定的差异（图 21）。在福州登云高尔夫球场，草坪建植前造型现场所发生的杂草共有 23 科 81 种，其中多年生和一年生杂草种类分别占 29.9% 和 70.1%。主要杂草有 12 科 37 种，多年生杂草占 24.3%，一年生杂草占 75.7%。群落组成以禾本科、莎草科、菊科、苋科和蓼科杂草为主，分别占 27.0%、13.5%、13.5%、10.8% 和 8.1%，其他 7 科仅共占 27.1%，表现出杂草种类多的特点。在草坪建植期间，危害较严重的杂草有 13 科 32 种，其中多年生和一年生杂草分别占 9.4% 和 90.6%。较造型现场，多年生种类比例明显下降，主要危害类群为一年生杂草。在成坪 4 个月后的调查中

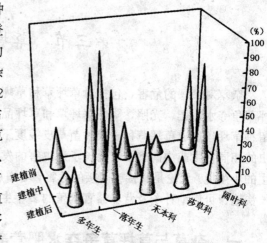

图 21　福州登云高尔夫球场建植前后草坪
杂草发生类群数量比较

发现，球场整体共发现杂草 14 科 39 种。一年生杂草占 74.4%，为主要杂草类群，其中禾本科、莎草科和阔叶类杂草分别为 37.7%、4.3% 和 32.4%；多年生杂草占 25.6%，其中禾本科、莎草科和阔叶类杂草分别为 5.0%、17.2% 和 3.4%（王青松等，1997）。

（六）特定的草坪生态环境

对福建 22 个草坪中的杂草研究发现，草坪的生态环境不同于作物与农田，其杂草发生具有高峰期长、整齐度差、周年性发生、不同发生季型并存、杂草竞生临界不明显等特性。杂草的发生一年内有两个明显的高峰期（图 22），3～6 月为长高峰期，发生种群总数多达 188 种次（包括每月开始发生和继续发生种群数），占全年发生量的 50.5%；9～11 月为短高峰期，发生种群总数为 92 种次，占全年发生量的 24.7%；12 月至翌年 2 月的寒冷季节，发生种群总数有 49 种次，占全年发生量的 13.2%；7～8 月夏季发生种群总数为 43 种次，占全年发生量的 11.6%。杂草群落结构类型有：①一年生禾本科杂草为优势种群组成的群落，其数量占群落总量的 63.8%；②一年生莎草科杂草为优势种群组成的群落，其数量占群落总量的 58.0%；③一年生阔叶类杂草为主组成的群落，其数量占群落总量的 52.7%；④多年生莎草科杂草为主组成的群落，其数量占群落总量的 60.0%；⑤多年生阔叶类杂草为主组成的群落，其数量占群落总量的 58.7%；⑥多年生禾本科、莎草科和阔叶类杂草种群均势发生类型（王青松等，1996）。

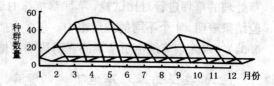

图 22　福建草坪杂草发生动态

（七）不同生长季节

何玉仙等（1995）的调查结果表明，福州登云高尔夫球场草坪的杂草发生种类，具有明显的季节性差异，与当地农田杂草的发生期类似。贡伯兴等（1992）认为，无锡草坪杂草的发生每年有 2 次高峰，冬春高峰在 5 月前后，夏秋高峰在 8～10 月，破铜钱、酢浆草为周年发生的杂草种类。

第三节　草坪杂草的危害

杂草对草坪的危害，包括对草坪草和草坪造成的直接和间接损害。直接损害主要是与草坪草争夺水、肥、光照，降低草坪草和草坪品质，侵占草坪草生长位置，影响草坪景观，对留种草坪还造成草坪草种子或种苗草皮纯度下降等；间接损害主要是杂草作为草坪病原和害虫的相同寄主或中间寄主，助长了病虫害的发生与蔓延，或杂草的存在造成了有利于病虫发生的小生境。无论是直接或间接的危害，均增加了草坪管理费用。通常情况下，株型高大、生长快速、可借助种子及营养器官繁殖的多年生杂草的危害最为严重。

一、杂草与草坪草争夺水肥营养和光照资源

杂草与草坪草之间的竞争，当草坪环境中的营养、水分和光资源不能满足杂草与草坪草的总需求时，突出体现在对资源的争夺。

（一）杂草与草坪草地上部的竞争

地上部分的竞争主要是对光资源的争夺。草坪草一般为禾本科植物，其叶片为窄细条形，加上草坪功能性对草坪草的特殊要求，经选育的草坪草品种一般均较低矮。而一些杂草，特别是阔叶类杂草，或叶片宽大，或植株高，或两者兼之，使得草坪草在竞争中，往往处于不利的位置。如蒲公英、雏菊和大车前等种类。竞争的形式是将禾草遮盖在其低垂的叶片下（Stephens，1982）。此外，以草坪草种子直播建植的草坪，在播种后的早期，往往由于杂草种子的萌发速度比草坪草快，杂草抢先占据了大部分草坪床土表面，并且高于草坪草植株，使得在杂草之后萌发的草坪草，在光、水、肥等资源的利用方面受到抑制。此时由于草坪草的植株较弱小，对杂草的防治措施很难得以实施。即使采用某些方法将杂草除去，也会在床土表面留下秃斑，影响了草坪的建植质量。韩建国等（1995）认为，春季种子直播草地早熟禾建植草坪时，杂草对草地早熟禾植株的密度和盖度都具有很大影响。对经除草处理与未经除草处理的草坪进行对比试验，草坪草植株的成熟叶长、枝条基部直径、分蘖数等平均值的 t 检验结果表明，4 个不同播种量组中，有 3 个播种量组的全部特征差异均达到极显著水平（P＜0.01）。未除杂草组由于杂草的遮荫影响，植株明显细弱，分蘖数少。

（二）杂草与草坪草地下部的竞争

地下部分的竞争主要是对水分和营养资源的争夺。由于草坪杂草均夹杂于草坪草中生长，杂草发达的根系与草坪草的根系纵横交错，根围相互重叠，对床土中同一位置的水、肥资源

展开争夺。一般从土壤进入植株根系的水分，只有1％～3％用于光合作用，97％～99％用于蒸腾作用。由于蒸腾作用是植株输送营养物质的重要手段，因此杂草对水分竞争的结果，不仅影响到草坪草的光合作用，同时也削弱了草坪草对营养物质的利用。

（三）地上部与地下部竞争的相互影响

地上部光资源的竞争结果，直接影响到根系的生长。根容积下降，导致对养分的吸收能力减弱，进而使茎、叶的生长受阻，叶面积变小，茎变细，导致光合作用下降、输导能力减弱。因此，即使是较短时间的杂草竞争抑制作用，也可能对草坪草的生长造成相当一段时期的影响。

（四）杂草的种类数量优势

一般的草坪均由1～3个草坪草品种组成，并且混植（播）草坪中，为追求草坪色泽、质地等的均一性，各个品种的特性一般较接近。而草坪杂草的种类则较复杂，构成了种类数量上的绝对优势。不同种类杂草的生物学特性各不相同，草坪草必须承受来自杂草各方面的竞争压力。某些种类杂草的分蘖、生长能力可能比草坪草强，某些种类杂草营养体繁殖能力比草坪草强，如香附子、空心莲子草等，而另一些杂草种类则可能具有比草坪草更耐贫瘠、耐干旱、耐高温、耐寒等特性。因此，在一年的各个季节中，总有一些杂草可以比草坪草更为迅速地侵占草坪床土，或更为持久地与草坪草争水争肥争光照。

Stephens（1982）认为，特殊区系的禾本科和阔叶类杂草，能够与建植中的草坪草进行强有力的竞争。包括丝状婆婆纳在内的几种杂草，一旦侵入就能够迅速占据草坪。这些杂草不产生种子，但在刈割过程中，细茎被切断并撒播，节上的根能进行有效的增殖和传播。在草坪中，通常有几种侵入性的多年生杂草，如洋菁草、婆婆纳、硬骨草（卷耳）和欧夏枯草等。所有草皮中，最不希望存在玫瑰花样株型种类，特别像车前草在秋后死亡后，在草皮上留下死亡的叶片和裸露的土表。在英国，淡绿色的绒毛草和德国绒毛草破坏了修剪后草坪的深绿色。其他一些被认为是杂草的禾草，产生一种不怕刈割的粗糙禾草致密簇，如生长旺盛和耐旱的多年生鸭茅和一年生鼠麦草等。在紧靠道路和墙的地方，这些杂草生长旺盛，并在夏季和秋季产生难看的花穗。Brede（1991）研究了作为杂草的早熟禾对沼泽翦股颖栽培品种造成的影响，认为早熟禾可对Penncross品种草坪的颜色、叶片覆盖、嫩枝密度和病害发生产生短期的影响。

在国内外的报道中，马唐种类都被认为是草坪上广泛存在且最具破坏性的杂草。而多年生恶性杂草除了具有顽强生命力的根、茎、叶与草坪草竞争营养、光照和生长空间外，同时破坏了草坪的匀一性；丛生性恶性杂草还增加了修剪等管理操作的难度。在杂草竞争期延长时（>40d），草坪草结缕草植株的高度、分蘖数量、植株数量和枝条鲜重均明显下降（Guh 等，1995）。

二、杂草的存在诱导或促进草坪病虫害的发生

除了与草坪草直接竞争造成危害外，一些杂草还是草坪病害的侵染源，或作为病原及害虫的中间寄主，或造成的小生境促进病虫害的发生。草坪及周围的野生狗牙根白化病病株往往成为草坪栽培品种的侵染源（翁启勇等，1997）。灰梨孢菌是引起几种草坪草灰斑病的病原，它同时又可侵染狗尾草。因此，灰梨孢菌极有可能在草坪草和狗尾草之间互为传染。鳞翅目夜蛾科害虫的食性较杂，杂草给这些昆虫提供了从作物到草坪草的中间过渡食物和产卵场所。双线沫蝉具有广泛的寄主，既可以众多的杂草为食，又可为害狗牙根、多花黑麦草和假俭草

等（Pass 等，1965）。杂草的存在，为其提供了过渡寄主和食物。

三、不同杂草种群对草坪的危害程度不同

王青松等（1996）的调查结果表明，危害草坪的杂草，是由多个种群构成的，不同种群有规律地组合，并在环境相似的条件下，有规律地重复出现。杂草危害严重度分析表明，多数草坪以一年生杂草危害最为严重。在所调查草坪中，有 66.7% 受其害，分布密度平均占群落总量的 90.2%，密度为 7.3～3595.9 株/m²，平均达 1037.7 株/m²，危害严重度为禾本科＞莎草科＞阔叶类杂草。其次为多年生杂草，占所调查草坪的 33.3%，分布密度平均占群落总量的 71.5%，密度为 25.0～633.5 株/m²，平均为 163.4 株/m²，危害严重度为莎草科＞阔叶类＞禾本科杂草。其中，多年生禾本科、莎草科和阔叶类杂草均势发生类型危害最严重。

第四节　草坪杂草的防治

是否从人类有了种植作物的行为开始，就有了与杂草抗争的历史尚无法考证。但可以肯定，草坪杂草的防治伴随着草坪业的开始和发展。事实上，草坪杂草是草坪病、虫、杂草三大灾害中的重要危害因子。草坪杂草的有效防治，是高品质专业草坪所必需的。有效的杂草防治，不仅可以改善草坪的匀一整齐度，同时可以减少病、虫的危害。由于杂草本身具有种子量大、繁殖方式多、适应性强和传播途径广的生物学特性，对杂草的治理一般应以预防和控制相结合的手段加以解决。对草坪杂草的治理，可通过在床土构建时清除杂草根、茎，播种前进行诱草灭草，选用不带杂草的草皮移植，在草坪杂草抽穗成熟前进行修剪以减少杂草繁殖体（产生）的数量，使用杂草芽前土壤处理剂以减少杂草出苗的数量，采用刈割、覆沙、药剂处理等手段以削弱杂草对草坪草的竞争等一系列措施。

一、草坪杂草的化学防治

虽然栽培管理或其他非化学防治方法，是抑制和杀灭草坪杂草的有效措施，但在目前的技术水平下，化学防治措施在草坪杂草的防治中仍占据着重要位置。

所有阔叶类草坪杂草都能够用化学方法防治，但用选择性除草剂将这些杂草除去后，可能增加一些不希望出现的问题或禾本科杂草问题。例如，在精细的草坪中，对早熟禾进行选择性防治的同时，难免要损坏其他禾草。在包括运动场在内的许多草坪中，杂草种类繁多，其发生、生长条件与环境密切相关，在形式上极易变化。同时由于草坪特殊的生境和使用目的，一般有一定厚度的芜枝层和较农田土壤更硬的床土，因此，草坪杂草的化学防治与农田杂草的化学防治有一定差异，在掌握有效药剂的同时，还必须掌握一些必要的专业知识。

草坪杂草化学防治的两个主要阶段：

（一）种植前床土处理

刚播种的草坪承受着与作物幼苗一样的、来自于杂草的竞争。因此，给草坪草提供一种无杂草的种床十分重要。种植前床土处理所使用的化学药剂包括杂草芽前和苗后除草剂，不

论使用哪一类型除草剂，都应选择在床土中残效期短的种类。

棉隆或溴甲烷是以往进行种植前床土处理使用较多的芽前除草剂，但由于它们的毒性，在许多情况下已被禁止使用。五氯酚钠是对土表有较好封闭作用的除草兼杀虫杀菌剂，但由于对鱼类的毒性，同样在许多情况下被禁用。根据所种植草坪草的耐药性，利用药剂有效残留期与草坪草萌发的时间差，谨慎选择一些芽前除草剂种类和剂量，用于种植前床土处理是有效的。Griffin 等（1994）认为，当年以 $1.1kg/hm^2$ 剂量施用灭草烟，对仲夏播种的狗牙根栽培品种 Tifway 和普通假俭草仅有很少的损害；对次年春天播种的结缕草栽培品种 Emerald 和钝叶草栽培品种 Raleigh 几乎无药害。

种植前床土的杂草苗后除草剂处理，通常采用诱草灭草的方法，即以适当措施使床土中的一年生或多年生杂草萌发，再用适宜的除草剂除之。可选择无土壤残留的除草剂种类，如灭生性茎叶处理剂草甘膦、克芜踪等，既可增加除草范围和强度，又对随后播种或扦插的草坪草安全。这种技术更适用于秋季播种的禾草。

（二）种植后的选择性除草

草坪杂草防治的长期性，在于草坪建植中和建植后的管理。该时期防除杂草所用的除草剂，一般是选择性茎叶或土壤处理剂。在一些情况下，降低灭生性除草剂的使用剂量，利用时差、位差等防除杂草也十分有意义，但这种情况下的施药技术要求相对高些。全剂量施用灭生性茎叶处理剂，仅在冬季草坪草枯黄休眠时用于防治冬性杂草。灭生性除草剂在草坪管理有特殊用途时也可全剂量使用。如可利用灭生性除草剂对路缘、花坛边缘等的草坪进行灭生除草处理，以达到轧边、修剪的目的。

在掌握选择药剂原则的基础上，认识所使用除草剂的除草范围是十分重要的。生长调节剂类除草剂，如 2，4-D、二甲四氯、盖草能，对阔叶杂草有较强的除草活性，但对禾本科杂草的活性则很低。但同一类型不同种类的除草剂杀草谱也可能有差异（Konnai，1992）。

根据除草目的选择适当的施药方法，对提高药效、避免药害有重要的作用。Bhowmik（1995）曾讨论了 4 种防除杂草的方法：①利用芽前除草剂防治单一生长季节的阔叶和禾本科杂草；②根据杂草类型、位置和环境，在使用芽前或苗后除草剂后，再施用一次芽前除草剂，防治大多数一年生禾本科杂草；③在春季或秋季防治阔叶杂草，在 2～4 叶期防治一年生禾本科杂草；④秋季施药防除次年春季的一年生禾本科杂草，以及冬季和夏季的一年生禾本科杂草。

在实践中，下列几种施药方法较常使用。

1. 相同剂量分次施用，以降低对草坪草的损害

芽前使用地散磷、甲基敌草索、氟落灵、草定完、异噁草胺、噁草灵或芽草平对防治早熟禾都有效，但以半剂量分开应用的效果更好（Stahnke 等，1991）。在防治狗牙根草坪上的铺地黍时，以 $2.2kg/hm^2$ 剂量施用二氯喹啉酸 3 周或 6 周后，复施 $1.1kg/hm^2$ 剂量，可以达到对铺地黍的最好防效，且狗牙根的品质下降最少（McCarty 等，1993）。

以 $0.6kg/hm^2$ 剂量在匍茎翦股颖草坪中施用禾草灵，草坪管理的持续品质的覆盖率比用 $\geqslant 1.1kg/hm^2$ 剂量的更好；以 $0.6kg/hm^2$ 剂量在 6 月份施用禾草灵，并在 7 月份以同样剂量再施用 1 次，比在任何时间以 $1.1kg/hm^2$ 剂量处理，匍茎翦股颖草坪的质量都要更好（Johnson，1994）。

Fermanian 等（1994）在评价三氟二胺对肯塔基早熟禾 Aspen、Trenton、Rugby、Parade 和 Glade 栽培品种的初建草坪的影响时发现，单用 1 次高于 $1.4kg/hm^2$ 剂量的三氟二胺，对

建植期不足 1 年的草坪可产生显著的品质损失影响，而以一半剂量 2 次施用，则未显著降低草坪的品质。

2. 混合施用以提高防效、扩大杀草谱、延长除草时效

将氟硫草定与甲胂一钠、二氯喹啉酸与甲胂一钠混用，以延长药剂对狗牙根和结缕草草坪中马唐防治的持效性（Johnson，1993）。在赛克津与甲胂一钠混用的基础上再加入芽草平，可使对普通狗牙根草坪中马唐的防治效果从低于 73％提高到 96％以上；但用药后 1 周内，草坪表现药害的程度也从 26％提高到 45％～54％；将禾草灵与氟硫草定混用，对牛筋草的防效，从单用时的低于 62％提高到 77％以上（Johnson，1994c）。另一组实验表明，在用低剂量芽前除草剂处理后，再施用苗后除草剂，或两者直接混用，可以较大幅度提高对马唐的防效。于 3 月上旬施用 2.2kg/hm^2 剂量的噁草灵，在 6 月再施用 0.20kg/hm^2 剂量的噁唑禾草灵，到 8 月下旬可获得防治 83％马唐的效果，比单用噁草灵（62％）和噁唑禾草灵（11％）的防效高出 21％～72％；1.7kg/hm^2 芽草平与 2.2kg/hm^2 甲胂一钠、0.28kg/hm^2 氟硫草定与 0.14kg/hm^2 噁唑禾草灵或与 2.2kg/hm^2 甲胂一钠混用，对马唐的防效分别为 92％、98％和 98％，而单用同样剂量的芽草平、甲胂一钠、氟硫草定或噁唑禾草灵的，防效分别为 28％、77％、81％和 55％（Johnson，1994e）。

在防治狗牙根草坪中的铺地黍时，相对于二氯喹啉酸＋甲胂一钠，二氯喹啉酸＋灭草喹可提高防效约 35％，但与单用二氯喹啉酸或与甲胂一钠混用比较，草坪品质下降（McCarty 等，1993）。在狗牙根草坪中，单用 2～3 次甲胂一钠对防治黑穗鼠尾粟无效，但在使用甲胂一钠 2～3 次后施用莠去津或西玛津，可有效防治黑穗鼠尾粟（Nishimoto 等，1994）。0.28～0.56kg/hm^2 剂量的灭草喹与 2.24kg/hm^2 剂量的甲胂一钠混用，比它们以同样剂量单用，对铁荸荠（*Cyperus esculentus*）的防效更好（Johnson 等，1992）。而混用 2, 4-D、百草敌、灭草喹、嗪草酮、甲胂一钠、苯达松、二氯喹啉酸、甲磺隆或灭杀唑，对提高 clopyralid 或使它隆（fluroxypyr）防除高尔夫球场球道和障碍区的钮扣草，无明显作用（Baldwin 等，1991）。

3. 合理选择施药时期

Fermanian 等（1994a）的研究表明，春季以高于 0.4kg/hm^2 的剂量施用三氟二胺防治普通肯塔基早熟禾草坪中的马唐和止血马唐，其效果超过 91％；而在秋季要达到相同的防治效果，则需 0.8kg/hm^2 的剂量。由此可见，不同季节的施药量差异极大。在太平洋西北岸由于早熟禾主要在 8～10 月发芽，推荐在 8 月 15 日前施用地散磷、甲基敌草索、氟落灵、草定完、异噁草胺、噁草灵或芽草平进行芽前防治；苗后防治则在早熟禾至少生长 6 个月期间，于 4～9 月份施用草多索，并在施用前 1 周施肥，防治效果最好；3 月 15 日至 4 月 15 日期间施用整形素，在 9～10 月份进行第二次施用，可抑制早熟禾穗的生长；在抽穗前施用抑长灵，同样可限制穗的发育；在春季第二次修剪后施用调嘧醇，可延缓草坪生长，同时降低了早熟禾与草坪的竞争（Stahnke 等，1991）。砷酸钠对匍茎翦股颖草坪中早熟禾的最好防治效果，是通过定时施药处理加上土壤残留的除草剂总量，与早熟禾在晚冬和早春大量萌发及再生长期的一致性实现的。最佳定时施药，包括秋季和春季的处理。这种处理方式对马唐也有最好的防治效果（Callahan 等，1991）。1.5～2.0kg/hm^2 剂量的利谷隆，可选择性苗后防除成坪后新修剪的草地早熟禾草坪中的早熟禾，施用的最佳时间是 5 月中旬至 6 月中旬（Hall 等，1989）。

4. 选择适当的剂型

根据所选定的除草剂的作用机理选择剂型，以尽量发挥除草剂有效除草活性。选择的原则，是使剂型有助于药剂有效活性组分最大量地到达所作用的部位。如芽草平为选择性土壤

处理剂，其有效活性通过抑制植物茎秆和根部的分生组织而起杀草作用。利用色谱分析施用芽草平颗粒剂和可湿性粉剂的情况表明，可湿性粉剂施用后，平均有54％的药物停留在草坪草的叶片上，而颗粒剂只有9％停留在草坪草的叶片上；同时通过土壤残留分析，肯定了颗粒剂在施用后立即到达土壤表面的量比可湿性粉剂多的结论。因此建植后的草坪在使用土壤处理除草剂时，选择颗粒剂剂型优于可湿性粉剂(Gasper 等,1994)。对马唐种类和牛筋草的防治效果，噁草灵的可湿性粉剂与颗粒剂相当或好于颗粒剂；而氟硫草定乳油的效果则比颗粒剂的高；芽草平由肥料携带比喷雾施用的效果更好。但氟硫草定颗粒剂型可降低药剂挥发、提高到达土壤表面的活性组分，具有比乳油更低的使用量(Johnson 等,1989;Warner 等,1995)。

5. 选择适宜的施药方法

狗牙根、双穗雀稗与细叶结缕草同属禾本科，运用除草剂位差化学防除的原理，可有选择性地除去禾本科恶性杂草，而不伤害禾本科草坪草。在细叶结缕草草坪中防除狗牙根杂草，可将10％的草甘膦以制剂原药或与水1∶5比例混合，用手工以涂抹器将药剂涂抹在狗牙根的顶部，但不要将药液滴到或涂到草坪上，对狗牙根可分别达到90.30％和91.17％的防治效果（贡伯兴等,1992）。人工除草在除去障碍周围的禾草和杂草仍是需要的，如出入口、水池、路标和其他街道设施。但这些地方的草能够运用限幅施用除草剂技术加以防治，如使用内吸传导型颗粒剂窄带撒施，或选用乳剂、水剂在喷头上加罩限制喷幅喷施。

(三) 草坪化学除草剂

1. 适用于冷季型草坪的部分除草剂

（1）对阔叶类杂草　Neal（1990）比较了非苯氧类除草剂与2，4-D对冷季型草坪中阔叶草大车前、药用蒲公英和白三叶的防除使用效果，2，4-D、clopyralid、木草畏、二氯喹啉酸、整形素和敌草威均适用于冷季型草坪；2，4-D能够防治大车前、药用蒲公英，二氯喹啉酸能够防治药用蒲公英，所有非苯氧类除草剂均可防治白三叶，clopyralid＋木草畏是仅有的能够有效防治大车前、药用蒲公英和白三叶的非苯氧类除草剂。$1.12+1.12kg/hm^2$剂量的木草畏＋2，4-D，对药用蒲公英、长叶车前、黑籽车前和白车轴草的防效分别为100％、99％、93％和100％(Pound 等,1994)。2，4-D、二甲四氯或二甲四氯丙酸，只能安全地用于较成熟的禾草草皮上。但碘苯腈能够安全地用于至少有二片叶的大多数禾草幼苗。碘苯腈能够防治多种幼苗期的一般阔叶杂草，但不能防治萹蓄，且仅能使白车轴草萎蔫而不能致死(Stephens,1982)。

（2）对马唐类杂草　氟硫草定对大多数成坪的冷季型和暖季型草坪草是安全的。研究表明，苗前单用氟硫草定乳油有效剂量$0.56kg/hm^2$，可防治马唐属杂草120d，相当于三氟二胺有效剂量$0.84kg/hm^2$、芽草平有效剂量$3.3kg/hm^2$。2年多的多次处理结果表明，间隔45～60d喷雾施用氟硫草定乳油，可降低该乳油1/2使用量，而不降低防治效果（Warner 等,1995）。Watschke 等（1995）在1989～1994年，实验了甲基敌草索、地散磷、三氯二胺、芽草平、氟落灵、噁草灵和Team（氟落灵＋氟乐灵）对草地早熟禾、多年生黑麦草和羊茅属草坪中止血马唐的防治效果，结果表明甲基敌草索、三氯二胺、氟落灵＋氟乐灵和噁草灵均有较好的防治效果。在氟落灵、黄草消、氟乐灵、氟硫草定、棉草芽、噁草灵、芽草平和三氟二胺等几种除草剂中，噁草灵粉剂以$4.5kg/hm^2$剂量施用是惟一对马唐、牛筋草都有防效（＞90％）的除草剂，其他除草剂对这两种杂草的防治效果都低于70％（Johnson 等,1993b）。Spak 等（1995）评估了噁唑禾草灵＋芽草平在芽前和苗后防治冷季型草坪中止血马唐的效果，混合比例为噁唑禾草灵∶芽草平＝1∶34,5月和7月间施用，8月份调查防效；每公顷施用剂量为 1.73、2.31、3.45 和 4.62kg 时的防治效果分别为 74%～98%、80%～100%、80%～100%和91%～100%。相对于苗后施用氟硫草定 $0.56kg/hm^2$，混剂的防效更好。苗后早期施用混剂的防效，比单用噁唑禾草灵好 15%；苗后早期单用芽草平的防效仅为 40%。该混剂对草地早熟禾有小的短期药害。使用 $1.1kg/hm^2$ 芽草平预处理后 6 周，再施用 0.6kg/hm^2 氟硫草定，或在杂草苗后单独施用同样剂量的氟硫草定，在 9 月份对冷季型草坪上的马唐防治效果最好。施用$1.1kg/hm^2$ 芽草平 6 周后，再分别施用 $2.2kg/hm^2$ 氟落灵、1.4/0.7kg/hm^2 的氟落灵/氟乐灵、$8.4kg/hm^2$ 的地散磷、$11.8kg/hm^2$的甲基敌草索、$2.2kg/hm^2$ 的噁草灵、$1.1kg/hm^2$ 的芽草平或 $0.6kg/hm^2$ 的三氟二胺，均比单用 $1.1kg/hm^2$芽草平对马唐的防治效果好，但在杂草生长季节都不能控制足够长的时间 (Reicher 等，1991)。几种药剂在草地早熟禾上，对 3 叶期至分蘖期马唐的苗后防治活性为，二氯喹啉酸＞（高）噁唑禾草灵＞氟硫草定 (Street 等，1994)。二氯喹啉酸和氟硫草定对草地早熟禾、苇状羊茅和多年生黑麦草草坪有较好的安全性，对 2～3 个分蘖期马唐的防效可达 63%～85% (Enache 等，1991)。

（3）对狗牙根杂草 防治苇状羊茅草坪中的普通狗牙根，可使用 0.2＋$1.7kg/hm^2$ 剂量的噁唑禾草灵＋草定完，在 4 月下旬每隔 3～4 周进行施用，共 5 次，防治效果可达 95%～97%，但在处理后 1～2 周，对草坪草造成轻度至中度（＜30%）的损害 (Johnson 等，1995d)。

（4）对早熟禾杂草 Baldwin (1993) 评价了 56 种防除早熟禾的选择性除草剂，认为它们可以分为 4 类，即土壤消毒处理剂、芽前除草剂、苗后除草剂和草坪生长抑制剂。草定完可用于防治多年生黑麦草中的早熟禾；杀草强＋植物育种是目前英联邦防除早熟禾的惟一通用有效方法。Stahnke 等 (1991) 推荐使用地散磷、甲基敌草索、氟落灵和芽草平，在 8 月 15 日前喷雾施用，对早熟禾进行芽前防除，可通过良好的施肥计划促进草坪草生长，抑制早熟禾生长。在多年生黑麦草球道中，施用草定完 $2.2kg/hm^2$ 一次或 $1.1kg/hm^2$ 二次，是对多年生黑麦草安全和防治早熟禾的最好组合 (Dernoeden 等，1988)。每年施用地散磷 $11kg/hm^2$（1月份）＋$6kg/hm^2$（2 月份）＋$6kg/hm^2$（3 月份），全年防除一年生早熟禾的效果可达 97%；但对多年生亚种无效。在 4 年中共施用 $160kg/hm^2$ 的地散磷，沼泽剪股颖表现出很强的耐药性 (Callahan 等，1992)。

（5）对其他杂草 在肯塔基早熟禾草坪上，可以 $0.07kg/hm^2$ 或 $0.14kg/hm^2$ 剂量的甲黄隆和 $0.14kg/hm^2$ 或 $0.28kg/hm^2$ 的阔草脲防除苇状羊茅，防除效果均高于 90%，但可能对草坪草造成药害 (Dernoeden，1990)。甲胂一钠和木草畏可用于防除多年生黑麦草和草地早熟禾草坪中的隐花狼尾草 (Cudney 等，1994)。异噁草胺、黄草消和芽草平均可用于早熟禾和邵氏雀稗草坪，药害不会高于 4% (Grant 等，1990)。三氟二胺、地乐胺、芽草平和氟硫草定乳油适用于苇状羊茅 K-31 品种草坪，以其推荐剂量或 2 倍推荐剂量施用，草坪草的品质或枝条密度未下降 (Johnson，1994a)。在春季芽前以 0.28～$0.84kg/hm^2$ 剂量施用氟硫草定，对果岭沼泽剪股颖叶片和根的损害均为可接受的安全范围 (Dernoeden 等，1993)。

2. 适用于暖季型草坪的部分除草剂

McCarty 等 (1993) 第一个报道用二氟喹啉酸防除狗牙根草坪中的铺地黍。Johnson (1993a) 在普通狗牙根和苇状羊茅草坪上，以 $1.1kg/hm^2$ 剂量间隔 60d 施用噁草灵 2 次，防除马唐的效果高于 93%；同样剂量、相同施药方法，芽草平在狗牙根草坪中，对马唐的防除效果高于 90%。$0.5kg/hm^2$ 剂量的氟硫草定在芽前施用，对升马唐和早熟禾具有好的防效，可持续有效控制升马唐达 145d。结缕草属种类对氟硫草定具有较高的耐药性 (Kasai 等，1987)。异噁草胺、黄草消和芽草平均可用于狗牙根的普通型和 Tifton 419 草坪，造成的药害均低于

4% (Grant 等，1990)。禾草灵、嘧啶黄隆可用于普通狗牙根草坪；甲黄隆、二氯喹啉酸可用于狗牙根 Tifway 栽培品种；嘧啶黄隆、二氯喹啉酸可用于结缕草的 Meyer 和 Korean common 栽培品种(Johnson，1993c)。三氟二胺、地乐胺、芽草平和氟硫草定乳油适用于狗牙根 Tifway 品种草坪，以推荐剂量或 2 倍推荐剂量施用，草坪草的品质或枝条密度未下降 (Johnson，1994a)。以 $2.24kg/hm^2$ 或 $3.36kg/hm^2$ 有效剂量的灭草烟和 $2.24kg/hm^2$ 或 $4.48kg/hm^2$ 有效剂量的草萘胺处理未成坪的假俭草，可造成草坪密度大幅度下降；灭草烟造成绝大多数草坪草的根损伤，影响根密度和根长度。高剂量甲基嘧黄隆（$0.067kg/hm^2$ 有效剂量）施用 4～8 周后，狗牙根和结缕草的根长度和数量显著下降；$0.034kg/hm^2$ 和 $0.067kg/hm^2$ 有效剂量的甲基嘧黄隆可降低假俭草的根产量，但 2 周后不影响根数量。$0.28kg/hm^2$ 和 $0.56kg/hm^2$ 有效剂量的稀禾定可减少狗牙根和结缕草的根数量，但对假俭草无影响。对所有草坪，$0.28kg/hm^2$ 和 $0.56kg/hm^2$有效剂量的灭草喹不影响草坪草根生长，而 $2.24kg/hm^2$ 或 $4.48kg/hm^2$有效剂量的噁草灵则可在施药早期造成一些根损伤 (Sharpe 等，1988)。

使它隆与二甲四氯混用，不仅能有效地防除破铜钱、酢浆草、水花生，还对马兰、巢菜、卷耳、猪殃殃、牛繁缕、通泉草等有较好的防效 (贡伯兴等，1992)。

3. 部分草坪除草剂简介

除草剂除草效果受剂型、持效性、药剂间的相互作用，以及水、气候、施药时间、土壤质地等因素的影响。除草剂的安全性受草坪草种类、品种、生育期、施药时期、施药量、地域环境等因素影响。对除草剂品种、剂型等的选择，应根据具体情况有选择地借鉴前人成功经验。下面列出的除草剂种类，是国内外文献中已报道的、在草坪上使用过的种类，或推荐在草坪上使用的种类。有些种类的试验或应用结果并不很理想，杀草谱中有些杂草种类目前尚无在草坪上发生的报道，仅供参考。

杀草强 (Amitrole)：非选择性芽前除草剂 (土壤及茎叶处理剂)。对香附子、问荆、打碗花、酢浆草、狗牙根、匍匐冰草、乳浆草、看麦娘、西风谷、水包禾、栎叶漆树，以及木贼属、蓟属、酸模属和香蒲属等杂草有效。对水生杂草也有一定的效果。

莠去津 (Atrazine)：选择性芽前或早期芽后除草剂 (土壤及茎叶处理剂)。对稗草、水包禾、繁缕、香附子、马齿苋、豚草、苘麻、野燕麦、田旋花、欧龙牙草、马唐、看麦娘、曼陀罗、蒿蓄、旱花麦、藜、酸模、木贼、马利筋、鸭茅、匍匐冰草、乳浆草、田蓟以及毛蕊花属和车前属杂草有效。

氟落灵 (Benfluralin)：选择性芽前除草剂 (土壤处理剂)。对鸭跖草科、莎草科和菊科以外的当年生杂草和阔叶草有效，如轮生粟米草、繁缕、蒿蓄、蓼、红女草、黍、藜、马齿苋、欧夏枯草、西风古、稗、芒稷和牛筋草等。

地散磷 (Bensulide)：选择性芽前除草剂 (土壤处理剂)，种植前使用。对莎草科杂草有良效，禾本科杂草次之，对阔叶杂草的效果最差。防除止血马唐、马唐、毛花雀稗、看麦娘、秋稷、马齿苋、荠、藜、西风古、水包禾、佛座、牛筋草、早熟禾等。

苯达松 (Bentazone)：选择性内吸除草剂 (土壤及茎叶处理剂)。禾本科植物能够代谢苯达松，降解为无活性代谢物，因而不受损害。可防治水三棱、碎米莎草、扁秆藨草、加州藨草、河藨草、萤蔺、荸荠、莲子草、慈姑、矮慈姑、牛毛毡、泽泻、狭叶泽泻、陌上菜、异型莎草、铁荸荠、耳苋菜、紫水苋菜、马齿苋、节节草、猪殃殃、珍珠菊、欧洲稻槎菜、飘拂草、日照飘拂草等，以及田菊属和春黄菊属杂草。

溴苯腈 (Bromoxynil)：选择性除草剂 (茎叶处理剂)。对繁缕、麦家公、荠冥、千里光、蓼车、荠菜、猪毛菜、藜、荞麦、苦荞麦、银叶茄、野荞麦以及肥皂草属、田菊属和春黄菊属杂草有效。

地乐胺（Butralin）：芽前除草剂。对马唐、约翰逊草、臂形草属、萹蓄、稗、看麦娘、西风古、马齿苋、藜、轮生粟米草、繁缕、蓼车有效。

砷酸钙（Calcium arsenate）：胃毒杀虫剂和除草剂。春、秋季在芽前防除萹蓄、马唐、繁缕和早熟禾。

整形素（Chlorflurecol-methyl）：植物生长抑制剂。高浓度会导致矮壮，低浓度能短暂促进发芽和侧芽的生长。可控制杂草生长，防除阔叶杂草。

氯苯胺灵（Chlorpropham）：选择性芽前除草剂（土壤处理剂）。对禾本科杂草有选择性杀草作用，对蓼科杂草和繁缕有高效。可防治看麦娘、繁缕、雀舌草、水八角、水包禾、碎米荠、芒草、马唐、红辣蓼、水蓼、早熟禾、稗、牛筋草、萹蓄、黑麦草、蓼车、马齿苋、菟丝子、雀麦、荨麻、野燕麦等。

阔草脲（Chlorsulfuron）：选择性除草剂（茎叶和土壤处理剂）。可防除藜、蓼、苋、田旋花、田蓟、珍珠菊、酸模、曼陀罗、猪殃殃等阔叶草，对狗尾草、黑麦草、早熟禾等禾本科杂草也有效，尤其适宜于芽后叶面喷施。

甲基敌草索（Chlorthal-dimethyl）：选择性芽前除草剂（土壤处理剂），播后苗前使用。防除一年生禾本科杂草和某些阔叶杂草，如马唐、止血马唐、大画眉草、看麦娘、水包禾、秋稷、黍、牛筋草、轮生粟米草、萹蓄、西风古、菟丝子、酸模、欧龙牙草、马齿苋、繁缕、早熟禾、毛浅稷、狗尾草、罗氏草、藜，以及酸模属、菟丝子属杂草。

敌草威（Dicamba）：选择性内吸传导激素型除草剂（茎叶和土壤处理剂）。杂草苗后用于禾本科草坪，防除一年生和多年生阔叶杂草，如苋、小酸模、酸模、蒲公英、繁缕、蓼、萹蓄、西风古、水包禾、荠菜、猪殃殃、水苦荬、问荆、苍耳、荞麦蔓、龙葵、酢浆草、刺儿茶、大巢草、藜、苘麻、仙人掌、香附子、约翰逊草、田蓟、细叶钾猪毛草、白花三叶草、一年莲、马唐、田旋花、苣荬菜以及水生杂草。

禾草灵（Diclofop-methyl）：选择性内吸除草剂（茎叶和土壤处理剂）。可防除牛筋草、看麦娘、稗、多花黑麦草、马唐、狗尾草、金狗尾草、秋稷、野燕麦、野黍、雀麦、千金子、阿拉伯高粱、紫画眉草、臂形草、具节山羊草、罗氏草等一年生杂草。

氟硫草定（Dithiopyr）：茎叶和土壤处理剂。可防除稗、升马唐、紫马唐、鸭舌草、异型莎草、节节菜、穿叶泽泻、球序卷耳、零余子景天和腺漆姑草等一年生杂草，但不能防除萤蔺、水莎草、瓜皮草和野慈姑。

甲胂二钠（DSMA）：芽后选择性除草剂（茎叶处理剂）。有一定内吸作用，主要防除马唐、苋、香附子、猪殃殃、看麦娘、约翰逊草、欧龙牙草、稗、黍、牛筋草、蓼、苘麻、藜、繁缕、萹蓄、毛花雀稗、小竹、葛等。

草多索（Endothal）：选择性除草剂和植物生长调节剂。杂草芽前到芽后使用，防除一年生杂草，如地肤、看麦娘、水包禾、马唐、早熟禾、豚草、马齿苋、荠、雀麦属杂草；也可防治水生杂草和藻类。

草定完（Ethofumesate）：选择性除草剂（茎叶处理剂）。可防除早熟禾、蓼车、稗草、马齿苋、野燕麦、繁缕、荠菜、羊茅、西风古、萹蓄、藜、看麦娘和黍。

高噁唑禾草灵（Fenoxaprop-P）：芽后除草剂（茎叶处理剂）。可防除一年生和多年生禾本科杂草。

噁唑禾草灵（Fenoxaprop）：芽后除草剂（茎叶处理剂）。可防除一年生和多年生禾本科杂草。

啶嘧黄隆（Flazasulfuron）：芽后除草剂（茎叶兼土壤处理剂）。对短叶水蜈蚣和香附子防效极佳，可防除稗、狗尾草、具芒碎米莎草、绿苋、早熟禾、荠菜、繁缕等，茎叶处理比土壤处理效果好。

禾草枯（Fluazifop-butyl）：选择性芽后除草剂（茎叶处理剂）。对一年生和多年生禾本科杂草有良好的防效，可防治马唐、狗尾草、稗草、黑麦草、看麦娘、野燕麦、冰草等。

调嘧醇（Flurprimidol）：植物生长调节剂。以 $0.5\sim1.5kg/hm^2$ 施用，可改善冷季和暖季型草皮的质量。

虎威（Fomesafen）：芽后除草剂（茎叶处理剂）。可防除曼陀罗属、藜、苋、大戟属和猩猩草、三叶鬼针草等。

草铵膦（Glufosinate）：非选择性芽后除草剂（茎叶处理剂）。可防除单子叶和双子叶杂草。

草甘膦（Glyphosate）：非选择性芽后除草剂（茎叶处理剂）。对深根多年生杂草、一年生和二年生禾本科杂草以及阔叶杂草有效，如匍匐冰草、约翰逊草、狗牙根、剪股颖、蓟、马利筋、木贼、苘麻、西安风古、豚草、地毯草、野燕麦、藜、曼陀罗、萹蓄、稗、黑麦草、看麦娘、毛花雀麦、车前、早熟禾、蓼车、马齿苋、牧豆栎、酸模、田菁、欧龙牙草、繁缕、艾、羊蹄、酢浆草、白茅、香附子、芒、蕨叶苦竹等。

吡氟氯禾灵（Haloxyfop）：选择性芽后除草剂（茎叶处理剂）。可防除匍匐冰草、野燕麦、旱雀麦、狗牙根、马唐、稗草、芒稷、蟋蟀草、野黍、早熟禾、狗尾草、罗氏草、牛筋草等。

灭草烟（Imazapyr）：选择性广谱芽前、芽后除草剂。可有效防除一年生和多年生阔叶杂草以及苔草和木本植物；芽后施用对莎草科杂草、一年生和多年生单子叶杂草、阔叶杂草有卓越的除草活性。

灭草喹（Imazaquin）：选择性芽前、芽后除草剂。可防除苘麻、刺苞菊、苋草、三叶鬼针草、藜、猩猩草、春蓼、马齿苋、黄花稔、刺黄花稔、苍耳、臂形草、马唐、野黍、狗尾草、止血马唐、西来稗、蟋蟀草、阿拉伯高粱、鸭跖草、铁荸荠等。

碘苯腈（Loxynil）：接触性除草剂（茎叶和土壤处理剂）。防除繁缕、毛茛、野芝麻、矢车菊、蒲公英、千里光、荞麦、蓼车、田菊、车前、荠菜等一年生阔叶类杂草。

异丙隆（Isoproturon）：可防除鼠尾看麦娘、野燕麦、早熟禾和阔叶杂草。

异噁草胺（Ixoxaben）：选择性芽前除草剂（土壤处理剂）。防除母菊、繁缕、蓼、婆婆纳和堇菜等阔叶杂草。

利谷隆（Linuron）：选择性除草剂（土壤和茎叶处理剂）。防除马唐、旱稗、铁苋菜、野苋、马齿苋、鸭趾草、藜等一年生和多年生杂草；对野燕麦、萹蓄、看麦娘、西风古、豚草和香附子也有效。

二甲四氯（MCPA）：激素型选择性除草剂（茎叶处理剂）。杂草苗后用于禾本科草坪，防除一年生和多年生阔叶杂草，如鸭舌草、陌上菜、马齿苋、虻眼、水蓼、车前、刺果泽泻、藜、蒺藜、豚草、卧龙牙草、牛毛毡等多年生阔叶杂草。

二甲四氯丙酸（Mecoprop）：激素型选择性芽后除草剂（茎叶处理剂）。杂草苗后用于禾本科草坪，可防除猪殃殃、豚草、藜、天湖、三叶草、荠菜、西风古、欧洲活血丹、蓼、蒲公英、繁缕、车前和卷耳。

抑长灵（Mefluidide）：植物生长调节剂和除草剂。可用于芽后除草，特别对阿拉伯高粱和大果田菁有效；在草地杂草生长旺盛期使用可控制杂草伸长生长。

嗪唑隆（Methabenzthiazuron）：选择性除草剂。可防除鼠尾看麦娘、西风古、荠菜、牛筋草、稗草、兰堇、鼬瓣花、蓼、宝盖草、野萝卜、苦苣菜、繁缕等。

棉草芽（Metolachlor）：选择性除草剂，主要抑制杂草发芽。可防治稗、牛筋草、萹蓄、黍、看麦娘、香附子、西风古、马齿苋、繁缕、蓼、秋稷、轮生粟米草以及马唐属和狗尾草属等杂草。

赛克津（Metribuzin）：内吸性除草剂，芽前和芽后均可使用，以芽后使用的效果较好。可防除狗尾草、马唐、稗、黍、萹蓄、苘麻、豚草、西风古、藜、轮生粟米草、荠菜、蓼车、田菁、牛筋草、看麦娘、欧龙芽草、曼陀罗等阔叶杂草，对多年生深根杂草的效果较差。

甲黄隆（Methsufuron-methyl）：选择性芽前、芽后除草剂。对风草、黑麦草、蓼、长春蔓、波斯水苦荬有活性，对猪殃殃活性较低。

甲胂一钠（MSMA）：选择性芽后除草剂（茎叶处理剂）。可防除约翰逊草、欧龙芽草、毛花雀稗、香附子、萹蓄、水包禾、牛筋草和蒺藜草。

草萘胺（Napropamide）：内吸性除草剂（土壤处理剂）。防除多数一年生杂草，包括雀麦、野大麦、野黍、早熟禾、萹蓄、稗草、千里光、繁缕、蓼、藜、西风古、马齿苋、马唐、苦苣菜等；对多年生杂草也有效。

黄草消（Oryzalin）：选择性芽前除草剂。防除当年生杂草和阔叶杂草，包括稗草、萹蓄、看麦娘、牛筋草、约翰逊草、西风古、藜、秋稷、龙爪茅、马齿苋、轮生粟米草、蓟、马唐、莎草及苦苣菜。

噁草灵（Oxadiazon）：选择性除草剂。防除轮生粟米草、鼠麴草、鸭跖草、千里光、曼陀罗、藜、西风古、刺黄花稔、马齿苋、蓼车、苦苣菜、龙葵、早熟禾、稗、萹蓄、秋稷、牛筋草、芒稷、臂形草、千金子、铁木叶铁苋菜、雀麦、牛毛毡和香附子。

氟草胺（Oxyfluorfen）：选择性除草剂。用于定植草坪，可防除苦蘵、曼陀罗、藜、西风古、刺黄花稔、美洲豚草、蓼车、宾州蓼、苘麻、秋稷、龙葵、牛筋草、毛线稷、狗尾草、稗草、马唐、萹蓄、繁缕、轮生粟米草、马齿苋、劲直酢浆草和藜芦。

芽草平（Pendimethalin）：选择性除草剂（土壤处理剂）。可防治雀尾看麦娘、稗草、黍、萹蓄、苘麻、藜、马齿苋、止血马唐、牛筋草、羊草、早熟禾、狗尾草、珊状臂形草、芒稷、画眉草、六月禾（苗）、牙买加马唐、湖南稷子、紫狼尾草、粗茎莓系、石茅、野苋、广布苋、小苋、西风古、美花苋、牛舌草、田野勿忘草、大爪草、荠菜、臭荠、荠苨、一年生山锭、细灯心草、红黄鼬瓣花、欧洲活血丹、宝盖草、小野芝麻、丛毛麝香兰、金花菜、黄花野豌豆、虞美人、荞麦蔓、大马蓼、春蓼、海绿、夏侧金盏花、野毛茛、猪殃殃、野斗蓬、婆婆纳、直立婆婆纳、小荨麻、田堇菜和三裂堇菜等。

毒莠定（Picloram）：内吸性除草剂。可防除多种木本植物、一年生和多年生阔叶杂草，但对禾本科杂草的效果差。适用的杂草有田旋花、田蓟、欧洲蕨、酸模、紫苜蓿等。

三氟二胺（Prodiamine）：防除一年生杂草和阔叶杂草，包括稗、秋稷、萹蓄、看麦娘、牛筋草、石茅（幼苗）、轮生粟米草、藜、刺黄花稔、苘麻等。

拿草特（Pronamide）：选择性土壤处理除草剂，杂草芽前使用。防除一年生杂草和一些多年生杂草，如早熟禾、旱雀麦、蓼、稗草、菟丝子、马齿苋、野燕麦、繁缕、匍匐冰草、黑麦草、荠菜、鸭茅和看麦娘等。

二氯喹啉酸（Quinclorac）：选择性芽前、芽后除草剂。可防除稗草、田皂角、田菁等。

喹禾灵（Quinoforp-ethyl）：选择性苗后除草剂（茎叶处理剂）。防除一年生禾本科杂草和苗期多年生禾本科杂草，包括野麦、小糠草、看麦娘、野燕麦、臂形草、狗牙根、马唐、鸭茅、稗、牛筋草、早熟禾、白茅、画眉草、秋稷、狼尾草、六月禾、狗尾草、石茅、高粱等。

稀禾定（Sethoxydim）：选择性内吸除草剂（土壤处理剂）。几乎对所有禾本科杂草有高活性，对阔叶杂草无效。

环草隆（Siduron）：选择性芽前除草剂（土壤处理剂）。不能用于剪股颖属和狗牙根草坪。可防除一年生杂草和某些阔叶杂草，如马唐、看麦娘、扁穗雀麦、旱雀麦、稗、早熟禾、萹蓄、羊茅、小糠草、黍、无芒雀麦、黑麦草、鸭茅、马齿苋、藜等。

西玛津（Simazine）：选择性芽后除草剂（土壤处理剂）。可防除稗、萹蓄、曼陀罗、豚草、西风古、猪毛菜、野燕麦、马唐、具芒碎米莎草、雀舌草、苘麻、狗牙根、繁缕、蓼、藜、马齿苋、早熟禾、麦瓶草、蒲公英、酸模、羊茅、匍匐冰草、苦苣菜、田蓟等。

嘧黄隆（Sulfometuron）：广谱芽前芽后除草剂。防除一年生和多年生禾本科杂草以及阔叶杂草，对阿拉伯高粱有特效。

肟草酮（Tranid）：选择性芽后除草剂（茎叶处理剂）。对禾本科杂草鼠尾看麦娘、风草、燕麦、瑞士黑麦草、狗尾草等有效，对阔叶杂草或莎草科杂草无明显除草活性。

木草畏（Triclopyr）：选择性芽后除草剂（茎叶和土壤处理剂）。适用防除多年生杂草和阔叶杂草。

氟乐灵（Trifluralin）：选择性芽前除草剂（土壤处理剂）。对一年生禾本科杂草和阔叶杂草有效，防除稗、萹蓄、西风古、水包禾、雀麦、稷、猪毛菜、狗尾草、早熟禾、旱雀麦、繁缕、马唐、看麦娘、牛筋草、约翰逊草、藜、蒺藜、马齿苋、细叶钾猪毛菜、千金子、大画眉草、小荨麻等。

杀草畏（Tricamba）：选择性内吸传导激素型除草剂。与麦草畏的杀草谱类似，杂草苗后用于禾本科草坪，防除一年生和多年生阔叶杂草，但其在土壤中的持效期较麦草畏长。

氯酞亚胺（Chlorphthalim）：选择性土壤和茎叶除草剂。可防除一年生杂草，如马唐、牛筋草、稗草、莎草、看麦娘、马齿苋、宝盖草、苍耳、藜等。

芽根灵（Terbutol）：选择性芽前土壤处理除草剂。定植草坪杂草芽前使用，防除一年生禾本科杂草，特别是马唐。

草特膦（Isocarbamid）：触杀型芽前土壤处理除草剂。杂草芽前使用，防除一年生杂草，如马唐、看麦娘、狗尾草、繁缕、蓼、牛筋草、大戟、马齿苋等。

地乐灵（Dipropalin）：选择性芽前土壤处理除草剂。可防除一年生杂草和某些多年生阔叶草。

旱草丹（Orthobencarb）：选择性芽前土壤处理除草剂。不能用于剪股颖草坪。可防除一年生禾本科杂草和某些阔叶杂草，如马唐、看麦娘、早熟禾等。

甲基杀草隆（Methyl-dymrone）：选择性土壤处理除草剂。杂草芽前使用，防除莎草科杂草。

甲氧杀草隆（SK-85）：选择性土壤兼茎叶处理除草剂。杂草芽前使用，防除莎草科杂草。

黄草伏（Perfluidone）：选择性芽前土壤处理除草剂。防除一年生禾本科杂草和阔叶杂草，对香附子有特效。

煤油、柴油、过滤油：灭生性处理，可用于沿栅栏区域的杂草防除和消除草坪草起包。

4. 草坪主要杂草的敏感性除草剂

迄今为止，由于很少有专为防除草坪杂草而开发的除草剂，因此防除草坪杂草多是利用现有的农田除草剂。但并不是在农作物上可应用的除草剂，均可用于防治草坪上的同一种杂草。对选定的除草剂，既要考虑杂草对其的敏感性，又要考虑其对草坪草的安全性。表10、11列出 Klingman 等（1975）推荐的主要草坪杂草的敏感性除草剂，供参考。

表10　草坪除草剂选择指南

防治对象	适用草坪草名称				
	剪股颖	狗牙根	肯塔基早熟禾	细叶羊茅	马蹄金（草坪草）
Echinochloa crus-galli 西来稗	地散磷	氟草胺 地散磷 敌草索（氯酞酸甲酯）	氟草胺 地散磷 敌草索	氟草胺 地散磷 敌草索	地散磷 双苯胺（草乃胺）茅草枯
Cynodon dactylon 狗牙根	—	—	—	—	茅草枯
Convolvulus arvensis 田旋花	2,4-D 百草敌（麦草畏）	2,4-D 百草敌	2,4-D 百草敌	2,4-D 百草敌	—
Poa annua 早熟禾	地散磷	氟草胺 地散磷 芽根灵	氟草胺 地散磷 芽根灵	氟草胺 地散磷	地散磷 双苯胺
Medicago polymorpha var. vulgaris 多型苜蓿	百草敌 二甲四氯丙酸	百草敌 二甲四氯丙酸	百草敌 二甲四氯丙酸	百草敌 二甲四氯丙酸	—
Hypochoeris radicata 斑猫儿菊	2,4-D	2,4-D	2,4-D 2,4,5-涕丙酸	2,4-D	灭草隆
Cerastium vulgatum 金沙草（卷耳属）	百草敌 二甲四氯丙酸	百草敌 二甲四氯丙酸	百草敌 二甲四氯丙酸 2,4,5-涕丙酸	百草敌 二甲四氯丙酸	—
Stellaria media 繁缕	百草敌	百草敌	百草敌	百草敌	—
Trifolium repens 白车轴草	百草敌 二甲四氯丙酸	百草敌 二甲四氯丙酸	百草敌 二甲四氯丙酸 2,4,5-涕丙酸	百草敌 二甲四氯丙酸	灭草隆
Digitaria sanguinalis & D. ischaemum 马唐，止血马唐	地散磷 甲胂二钠 胂草铵（甲胂一胺）	氟草胺 地散磷 敌草索 芽根灵 甲胂二钠 胂草铵	氟草胺 地散磷 敌草索 芽根灵 甲胂二钠 胂草铵	氟草胺 地散磷 敌草索 甲胂二钠 胂草铵	灭草隆 双苯胺
Bellis perennis 雏菊	百草敌 百草敌+2,4-D	百草敌 百草敌+2,4-D	百草敌 百草敌+2,4-D	百草敌 百草敌+2,4-D	灭草隆 双苯胺
Paspalum dilatatum 双穗雀稗	甲胂二钠 甲胂钠	甲胂二钠 甲胂钠	甲胂二钠 甲胂钠	甲胂二钠 甲胂钠	甲胂二钠 茅草枯
Taraxacu officinale 药用蒲公英	2,4-D	2,4-D	2,4-D	2,4-D	—
Dichondra repens 匍匐马蹄金	2,4-D	2,4-D	2,4-D	2,4-D	—
Rumex crispus 皱叶酸模	百草敌 2,4-D	百草敌 2,4-D	百草敌 2,4-D	百草敌 2,4-D	—
Geranium dissectum 条裂老鹳草	2,4-D	2,4-D	2,4-D	2,4-D	—
Eleusime indica 牛筋草	地散磷	氟草胺 地散磷	氟草胺 地散磷	氟草胺 地散磷	地散磷 双苯胺

续表

防治对象	适用草坪草名称 剪股颖	狗牙根	肯塔基早熟禾	细叶羊茅	马蹄金属
Pennisetum clandestinum 隐花狼尾草	甲胂二钠	甲胂钠	甲胂钠	甲胂钠	甲胂二钠 茅草枯
Polygonum aviculare 萹蓄	百草敌 二甲四氯酸 4-D	百草敌 二甲四氯酸 4-D 溴苯腈	百草敌 二甲四氯酸 2,4-D 溴苯腈	百草敌 二甲四氯酸 2,4-D	茅草枯 双苯胺
Lactuca serriola 刺莴苣	2,4-D	2,4-D	2,4-D	2,4-D	—
Malva parviflora 小花锦葵	二甲四氯酸 2,4-D	二甲四氯酸 2,4-D	二甲四氯酸 2,4-D	二甲四氯酸 2,4-D	—
Medicago lupulina 天蓝苜蓿	百草敌 二甲四氯酸	百草敌 二甲四氯酸	百草敌 二甲四氯酸 2,4,5-涕丙酸	百草敌 二甲四氯酸 2,4,5-涕丙酸	—
Cyperus esculentus 铁荸荠	甲胂二钠 甲胂钠	甲胂二钠 甲胂钠	甲胂二钠 甲胂钠	甲胂二钠 甲胂钠	甲胂二钠
Amaranthus retroflexus 反枝苋	2,4-D 百草敌	2,4-D 百草敌	2,4-D 百草敌	2,4-D 百草敌	双苯胺
Anagallis arvensis 海绿	2,4-D	2,4-D	2,4-D	2,4-D	—
Plantago major & P. lanceolata 大车前，长叶车前	2,4-D	2,4-D	2,4-D	2,4-D	—
Portulaca oleracea 马齿苋	2,4-D 敌草索	2,4-D 敌草索	敌草索 2,4-D	敌草索 2,4-D	双苯胺
Lolium multiflorum 多花黑麦草	—	—	—	—	茅草枯 双苯胺
Salvia sessilis 鼠尾草	2,4-D	2,4-D 溴苯腈	2,4-D 溴苯腈	2,4-D 溴苯腈	—
Rumex acetosella 酸模	百草敌	百草敌	百草敌	百草敌	双苯胺（来自种子）
Veronica persica 波斯水苦荬	—	氟草胺 芽根灵	氟草胺 芽根灵	—	—
Eophorbia maculata 美洲地锦草	—	2,4-D 溴苯腈	2,4-D 溴苯腈 2,4,5-涕丙酸	2,4-D	草不隆 灭草隆
Stenotaphrum secundatum 钝叶草	2,4-D 甲胂钠	2,4-D 甲胂钠	甲胂钠	2,4-D 甲胂钠	—
Oxalis corniculata 酢浆草	—	—	2,4,5-涕丙酸	2,4,5-涕丙酸	灭草隆 草不隆
Achillea millefolium 蓍草	2,4-D	2,4-D	2,4-D	2,4-D	—

表 11　成坪后草坪的除草剂选择

防治对象	翦股颖	狗牙根	早熟禾	羊茅	钝叶草	结缕草
			适用草坪名称			
稗草	地散磷 环草隆	氟草胺 地散磷 甲胂二钠 甲胂钠	氟草胺 地散磷 甲胂二钠 环草隆	氟草胺 地散磷 甲胂二钠 环草隆	黄草灵 氟草胺 地散磷	氟草胺 地散磷 甲胂二钠 甲胂钠
田旋花	2,4-D	2,4-D	2,4-D	2,4-D	—	—
早熟禾	地散磷	氟草胺 地散磷 恶草灵 拿草特	氟草胺 地散磷 敌草索 恶草灵	氟草胺 地散磷 敌草索 恶草灵	氟草胺 地散磷 敌草索 恶草灵	氟草胺 地散磷 恶草灵
栗米草	2,4-D 百草敌	氟草胺 2,4-D 百草敌 恶草灵	氟草胺 2,4-D 百草敌 恶草灵	氟草胺 2,4-D 百草敌	氟草胺 百草敌 恶草灵	氟草胺 2,4-D 百草敌
繁缕	百草敌 二甲四氯丙酸	氟草胺 百草敌 敌草索 甲胂二钠 甲胂钠 二甲四氯丙酸	氟草胺 百草敌 敌草索 甲胂二钠 甲胂钠 二甲四氯丙酸	氟草胺 百草敌 敌草索 甲胂二钠 甲胂钠 二甲四氯丙酸	氟草胺 百草敌 敌草索	氟草胺 百草敌 敌草索 甲胂二钠 甲胂钠 二甲四氯丙酸
粘毛卷耳	百草敌 二甲四氯丙酸	百草敌 二甲四氯丙酸	百草敌 二甲四氯丙酸	百草敌 二甲四氯丙酸	百草敌	二甲四氯丙酸
白车轴草	2,4-D 百草敌 二甲四氯丙酸	2,4-D 百草敌 二甲四氯丙酸	2,4-D 百草敌 二甲四氯丙酸	2,4-D 百草敌 二甲四氯丙酸	百草敌	2,4-D 百草敌 四氯丙酸
盐角草	地散磷 甲胂二钠 甲胂钠 环草隆	氟草胺 地散磷 敌草索 甲胂二钠 甲胂钠 恶草灵	氟草胺 地散磷 敌草索 甲胂二钠 甲胂钠 恶草灵	氟草胺 地散磷 敌草索 甲胂二钠 甲胂钠 环草隆	黄草灵 地散磷 敌草索 环草隆	氟草胺 地散磷 敌草索 甲胂二钠 甲胂钠 环草隆
毛花雀稗	—	甲胂二钠 甲胂钠	甲胂二钠 甲胂钠	—	—	甲胂二钠 甲胂钠
蒲公英	2,4-D	2,4-D	2,4-D	2,4-D	—	2,4-D
细叶堆心菊	2,4-D 百草敌	2,4-D 百草敌	2,4-D 百草敌	2,4-D 百草敌	百草敌	2,4-D 百草敌
皱叶酸模	百草敌 2,4-D	百草敌 2,4-D	百草敌 2,4-D	百草敌 2,4-D	—	2,4-D 百草敌
看麦娘	地散磷 环草隆	氟草胺 地散磷 敌草索	氟草胺 地散磷 敌草索 环草隆	氟草胺 地散磷 敌草索 环草隆	黄草灵 氯草胺 地散磷 敌草索	氟草胺 地散磷 敌草索 环草隆

续表

防治对象	适用草坪草名称					
	剪股颖	狗牙根	早熟禾	羊茅	钝叶草	结缕草
药用蒜芥	2,4-D	2,4-D	2,4-D	2,4-D	—	2,4-D
牛筋草	地散磷 敌草索	氟草胺 地散磷 敌草索 噁草灵	氟草胺 地散磷 敌草索 噁草灵	氟草胺 地散磷 敌草索 黄草灵	氟草胺 地散磷 敌草索 噁草灵	氟草胺 地散磷 敌草索 噁草灵
宝盖草	2,4-D 百草敌	2,4-D 百草敌	2,4-D 百草敌	2,4-D 百草敌	百草敌	2,4-D 百草敌
婆婆纳	2,4-D	2,4-D	2,4-D	2,4-D	—	—
萹蓄	2,4-D 百草敌 二甲四氯丙酸	氟草胺 2,4-D 百草敌 二甲四氯丙酸	氟草胺 2,4-D 百草敌 二甲四氯丙酸	氟草胺 2,4-D 百草敌 二甲四氯丙酸	氟草胺 百草敌	氟草胺 2,4-D 百草敌 二甲四氯丙酸
藜	地散磷 2,4-D 二甲四氯丙酸	氟草胺 地散磷 2,4-D 二甲四氯丙酸	氟草胺 地散磷 2,4-D 二甲四氯丙酸	氟草胺 地散磷 2,4-D 二甲四氯丙酸	氟草胺 地散磷	氟草胺 地散磷 2,4-D 二甲四氯丙酸
香附子	2,4-D	2,4-D 甲胂钠 甲胂二钠	2,4-D 甲胂钠 甲胂二钠	2,4-D 甲胂钠 甲胂二钠	—	2,4-D 甲胂钠 甲胂二钠
铁苋菜	苯达松 2,4-D	苯达松 2,4-D	苯达松 2,4-D	苯达松 2,4-D	苯达松	苯达松 2,4-D
加拿大野蒜	2,4-D	2,4-D	2,4-D	2,4-D	—	2,4-D
天胡荽	2,4-D	2,4-D	2,4-D	2,4-D	—	2,4-D
蒴	2,4-D 百草敌	2,4-D 百草敌	2,4-D 百草敌	2,4-D 百草敌	百草敌	2,4-D 百草敌
反枝苋	地散磷 2,4-D 甲胂钠 甲胂二钠 二甲四氯丙酸 噁草灵	氟草胺 地散磷 2,4-D 甲胂钠 甲胂二钠 二甲四氯丙酸 噁草灵	氟草胺 地散磷 2,4-D 甲胂钠 甲胂二钠 四氯丙酸 噁草灵	氟草胺 地散磷 2,4-D 甲胂钠 甲胂二钠 四氯丙酸	氟草胺 地散磷 噁草灵	氟草胺 地散磷 2,4-D 甲胂钠 甲胂二钠 二甲四氯丙酸

　　Konnai（1992）推荐在日本草坪中一般每年使用除草剂 4 次，即早春、春季、秋季和休眠季节（冬天），如表 12。

表 12　草坪上除草剂应用体系

施药时间	杂草种类（型）	适用药剂	
		结缕草草坪	翦股颖草坪
早春 （3～4 月）	马唐类杂草	西玛津、敌草索、氟草胺 其他	环草隆、地散磷
	宽叶杂草	西玛津、阿特拉津、环草定	碘苯腈
	一年生禾本科杂草	黄草灵	
春季 （5～6 月）	马唐类杂草	黄草灵、甲胂钠、敌稗 阿特拉津、其他	
	宽叶杂草	苯氧类除草剂	碘苯腈
	一年生禾本科杂草	黄草灵	
	香头草	NC-311、SL-940	
秋季 （8～10 月）	一年生禾本科杂草	氨基甲酸酯、酰胺类二硝 基苯胺类、其他	地散磷、Acephenon
	宽叶杂草	均三氮苯类、苯氧类	碘苯腈
休眠季节 （11～12 月）	一年生禾本科杂草	草甘膦	

（四）影响除草剂药效的因素

　　影响除草剂药效的因素来自于多方面，其中药剂本身的因素主要有剂型、持效性、药剂间的互作等，外在因素主要有水、气候、施药时间等。这些因素对药剂的药效具正面或负面的影响。

1. 除草剂剂型

　　若所选定的除草剂剂型与其有效活性作用方式不一致，则有可能影响其药效的正常表现。如二氯喹啉酸的芽后除草活性高于芽前，Neal 等（1993）的研究表明，相同有效剂量下，50% 可湿性粉剂和 0.4% 玉米穗轴载体颗粒剂防治冷季型草坪苗后丝状婆婆纳的效果，比 1% 粘土载体颗粒剂的效果好，同时可湿性粉剂的防效好于玉米穗轴载体颗粒剂。氟黄胺草醚液剂比颗粒剂对马唐有更好的防治效果（Johnson，1993c）。防治马唐和牛筋草，氟硫草定乳油剂量比颗粒剂用得大（Johnson，1993b）。

2. 除草剂的持效性

　　药剂残效期明显影响对杂草控制的持效期。Schleicher 等（1995）的研究表明，芽草平在草屑、芜枝层、地被层（mat）和基本土层中的残留和积累量均较氟硫草定大，但芽草平和氟硫草定在取样区中 50% 降解时间（DT_{50}）分别为 23d 和 35d。对马唐的防治结果表明，$0.6kg/hm^2$ 剂量的氟硫草定对马唐防效达 90% 以上，并可持续 87d；而 $1.7kg/hm^2$ 剂量的芽草平仅有 1 年的实验具有类似的防治效果，持效期为 59d。

　　Cooper 等（1990）研究了芽草平施用于草地早熟禾草坪后的药量变化，发现 60% 的水分散颗粒剂以 $3.4kg/hm^2$ 剂量施用后的 48h 内，挥发性损失为 6.1%；施用后 5d，挥发性损失上升到 13%；认为在日常太阳光强超过 25MJm^{-2}时，白天挥发高峰发生在 13～15 时。可提取的叶片残留分析表明，叶片是芽草平的一个重要挥发源。

3. 除草剂间的相互影响

噁唑禾草灵一般用于防治草坪上的止血马唐和其他的一年生禾本科杂草。当在施用噁唑禾草灵前 14d 以内，施用阔叶杂草除草剂、2，4-D＋二甲四氯丙酸＋敌草索混剂，则显著降低噁唑禾草灵对止血马唐的防治效果；当噁唑禾草灵与上述阔叶杂草除草剂混剂一起施用时，对马唐的防效极差；而当在噁唑禾草灵施用前 21d，或之后超过 3d 施用阔叶杂草除草剂混剂，不会降低对马唐的防效（Dernoeden 等，1994）。在禾草灵中加入甲胂一钠，与单用禾草灵相比，对牛筋草的防效平均下降 18%（McCarty，1991）。0.134kg/hm^2 和 0.202kg/hm^2 剂量的噁唑禾草灵对一个以上分蘖的马唐和牛筋草具有显著防效；以 3.362kg/hm^2 桶混芽草平可提高防效，但混用 2，4-D、二甲四氯丙酸和敌草威则降低对马唐的防效，而对牛筋草或阔叶杂草的防效无影响（King，1990）。

4. 水的管理

通常情况下，施药后即遇到下雨或马上浇水，对药效有较大的影响。土壤处理剂施用后遇到小雨或少量喷灌，有利于落在草坪表面上的药剂进入并扩散于土壤发挥作用；而茎叶处理剂在相同情况下，则由于叶片上药剂的损失而造成药效下降。Gasper 等（1994）研究表明，土壤处理剂芽草平的颗粒剂和可湿性粉剂施用后浇水均可提高对杂草的防效，但由于可湿性粉剂施药后停留在草坪草叶片上的量较颗粒剂型的多，延迟浇水对杂草的防效下降。Neal 等（1990）的研究表明，在非灌溉草坪中，噁唑禾草灵对已分蘖的马唐防效比对 2～5 叶期的马唐差；在非常干旱的条件下，噁唑禾草灵对不同生长阶段的马唐均无效；施用甲胂一钠防治马唐，受干旱的影响比噁唑禾草灵更少。

5. 气候因素

Kudsk 等（1995）的研究表明，在有露水的情况下施用噻唑隆，不影响其药效，但在噻唑隆施用期间的前后晚上有霜，且日间最高气温为 20℃时，对草地早熟禾的防效下降；日间最高气温为 8℃时，不影响除草剂的效果。

6. 施药时间

Johnson 等（1994b）应用二氯喹啉酸防除苇状羊茅草坪中的马唐时发现，同样剂量下，在 4 月 12 日或 5 月 3 日施用比在 6 月 11 日施用具有更长的防效持续期。以 0.84kg/hm^2 剂量的二氯喹啉酸，防治普通狗牙根和 Tifway 品种草坪中的苗后马唐，在 4 月 10 日施用比在 4 月 29 日或 6 月 10 日施用的效果都更好，防效分别提高 64% 和 23%（Johnson，1995a）。在普通狗牙根和假俭草草坪中，同样剂量施用灭草喹苗后防治野生大蒜，11 月末或 12 月初（晚秋）施用，比 3 月初（晚冬）施用的防效更好（Ferguson 等，1992）。铁元素与草定完＋调嘧醇一起施用，可以提高匍茎翦股颖的品质，但在 6 月或 7 月份施用则无效（Johnson 等，1995b）。这可能与施药时防治对象的生长期有关。

7. 草坪草品种（种类）

Johnson（1993a）在普通狗牙根和苇状羊茅草坪以 1.1kg/hm^2 施用芽草平 2 次，以防除草坪中的马唐。在普通狗牙根草坪中获得至少 90% 的防效，而在苇状羊茅草坪只有 47%。Johnson 认为防治效果的差异是由于在夏末期间，狗牙根对马唐的竞争力比苇状羊茅大。Kopec 等（1990）在狗牙根 Tifway 品种草坪上，施用 0.56kg/hm^2 剂量的灭草喹，在来年 7～8 月份即可消除香附子的危害；而在 Miridon 品种草坪上，同样的剂量，要到来年末才能消除香附子的危害。

8. 药械的影响

Neal 等（1990）的研究表明，140～1120L/hm² 的喷雾水量，不影响噁唑禾草灵对马唐的防效，但在高水量（1 120L/hm²）情况下，用泛射喷头施药，比用平扇面喷头施药的效果差。

9. 草坪修剪高度

McCarty（1991）的温室实验表明，适宜剂量的禾草灵对牛筋草产生最佳防效时的狗牙根草坪草的修剪高度为 1.3cm。当修剪高度高于 1.3cm 或未修剪时，需增加禾草灵的剂量，以抑制牛筋草达到相当的量；当修剪高度为 1.9～2.5cm 时，1.1kg/hm² 剂量的禾草灵对牛筋草可产生高于 90% 的防效。但修剪高度不影响灭草喹对狗牙根草坪上香附子的防效（Kopec 等，1990）。

10. 杂草的抗药性

Moss 等（1993）收集了对禾草灵产生抗药性的一年生黑麦草种子，在温室实验中检验其植株对一些药剂的抗性情况。与敏感种群比较，大多数的抗性种群对禾草灵、吡氟禾草灵和噁唑禾草灵的 ED_{50} 值分别接近 31、15 和 18 倍。尽管对肟草酮表现抗性，但无明显的证据支持对稀禾定有抗性，对异丙隆有部分抗性。

（五）除草剂的药害

应用除草剂防除草坪杂草时，在考虑所选择药剂的药效之后，还必须考虑药剂是否会对草坪产生药害。除选择适当的除草剂种类外，使用剂量、剂型、施药时期、施药方法等都应在考虑之列。

对除草剂所产生药害的认识和接受程度，依不同的使用者、使用目的而不同。通常情况下，由于除草剂所造成的草坪草暂时性生长抑制、落黄、草皮变薄等，与使用除草剂带来的草坪整洁、美观，草坪质量提高及省工省时等比较，可以被接受。在春季和秋季施用嘧黄隆，对防治肯塔基早熟禾草坪中的苇状羊茅有极好的效果，但最初对肯塔基早熟禾的伤害也是严重的，在管理要求高的草坪上不能接受（Goatley 等，1990）。Fermanian 等（1994）曾将由药害引起的草坪品质下降情况，分 9 级进行药害程度评价。1 级为草坪受害后完全死亡；9 级为草坪最高品质。如施用 0.8kg/hm² 以上剂量的三氟二胺在秋季处理普通肯塔基早熟禾草坪时，一般仅造成不低于 8.3 级的轻度草坪品质下降。Callahan（1994）以翦股颖的 Penncross 栽培品种和狗牙根的 Tifgreen 栽培品种为实验材料，在细胞学、解剖学和形态学水平上研究了芽前除草剂对草坪草的毒性影响。

1. 几种药剂的药害情况

2，4-D 可对狗牙根的 Santa Ana、NuMex Sahara、Tif419、Tifdwarf 和 Tifgreen 栽培品种造成轻度损害，但这些品种均可从损害中很快恢复（Fucik 等，1991）。2，4-D 不能提高二氯喹啉酸对丝状婆婆纳的防效，但可增加对早熟禾的药害；二氯喹啉酸可能造成草坪暂时失绿，50% 可湿性粉剂比 1% 粘土颗粒剂的药害更严重（Neal 等，1993）。通常情况下，噁唑禾草灵＋草定完（0.2＋1.7kg/hm²）处理苇状羊茅草坪后 1～2 周，可造成轻度至中度药害（＜30% 的损害），但处理后 2～3 周内草坪完全恢复正常（Johnson 等，1995d）。应用调嘧醇、调嘧醇＋环草隆或调嘧醇＋草定完防除匍茎翦股颖草坪中的狗牙根，可能对草坪草造成22.0%～28.0% 的损害（Johnson 等，1991）。灭草喹和 tridipane 对草地早熟禾和狗牙根草坪苗均有药害（Chism 等，1991）。在 2 月下旬或 3 月上旬施用芽前除草剂氟硫草定、地散磷＋

恶草灵，或在 6 月上旬施用苗后除草剂 MON12051、甲胂一钠或二氯喹啉酸，对匍茎翦股颖草坪的品质和覆盖度均会造成不同程度的损害（Johnson，1994f）。在狗牙根草坪中施用甲胂一钠或甲胂一钠＋三嗪类除草剂，对草坪的损害超过 35％，草坪完全恢复需 2～4 周；使用甲胂一钠后施用莠去津或赛克津，对草坪造成的损害高于单用甲胂一钠的 10％～25％（Nishimoto 等，1994）。

2. 影响除草剂产生药害的因素

（1）草坪草种类　Johnson 等（1989a）认为，假俭草比 Tifway 狗牙根受二氯喹啉酸的损害更大。匍茎翦股颖表面可耐受高达 272kg/hm² 剂量的砷酸钠（Callahan 等，1991）。阔草脲（0.07kg/hm² 或 0.14kg/hm²）、甲黄隆（0.07kg/hm² 或 0.14kg/hm²）或禾草灵（1.12kg/hm² 或 2.24kg/hm²）对狗牙根 Midiron 或 Tufcote 栽培品种无药害，但对结缕草的 Meyer 栽培品种可造成药害（Dernoeden，1995）。甲黄隆严重损伤结缕草属栽培品种 Meyer（53％）和 Korean common（61％），但对高尔夫球场上的狗牙根栽培品种 Tifway 仅造成轻度损伤（Johnson，1993c）。苇状羊茅和结缕草对恶唑禾草灵有很好的耐药性（King，1990）。

（2）同一草坪种类的不同栽培品种　在肯塔基早熟禾草坪中，以 0.07kg/hm² 或 0.14kg/hm² 剂量施用甲黄隆，对 Kenblue 栽培品种均不造成药害；但 2 种剂量对 Blend 栽培品种均有药害（Dernoeden，1990）。氟黄胺草醚液剂比颗粒剂对狗牙根栽培品种 Tifway 的损伤更大，但 2 种剂型对普通型的损伤类似（Johnson，1993c）。狗牙根 Tifdwarf 品种比 Tifgreen 品种对禾草灵更敏感，Tifdwarf 从药害中恢复过来需要 7～14d 时间；禾草灵处理后的 Tifdwarf 比 Tifgreen 更稀少（McCarty，1991）。

当芽前除草剂对狗牙根品种发生相互作用时，三氟二胺和芽草平对普通型和 Sahara 品种的品质抑制，比 Tropica 品种高出 18％～20％，而施用黄草消对普通型和 Sahara 品种的品质抑制，则比 Tropica 品种高出 11％～18％；氟硫草定对普通型和 Sahara 则比 Tropica 和 Cheyenne 高出 9％；用恶草灵、三氟二胺或芽草平处理后的 Cheyenne 品质，通常居其他品种的中间位置。当苗后除草剂与狗牙根品种发生作用时，2.2＋0.1kg/hm² 有效剂量的甲胂一钠＋赛克津对普通型和 Sahara 的平均药害为 10％～12％，高于 Tropica。1.1kg/hm² 有效剂量的禾草灵和 0.6kg/hm² 等酸质敌草威对普通型的药害为 9％～12％，高于 Tropica。通常 Tropica 受芽前和苗后除草剂处理的影响最小，而普通型和 Sahara 品种受影响最大（Johnson，1995e）。

（3）施药时期　在 3 月份施用甲基敌草索、恶草灵、地散磷或氟落灵对防除狗牙根草坪中马唐的效果可达 76％～100％，并且有利于狗牙根草坪草从休眠中返青；但当施药期接近草坪草返青期时，这 4 种除草剂对狗牙根草坪草均可产生抑制（Callahan 等，1990）。以 0.84kg/hm² 剂量的二氯喹啉酸防除普通狗牙根和 Tifway 品种草坪中的苗后马唐，在 4 月 29 日施用，比在 4 月 10 日或 6 月 10 日施用，对狗牙根 2 个品种的损害轻；一年中施用 2 次二氯喹啉酸，对 2 个品种均造成较严重的伤害（Johnson，1995a）。1.12kg/hm² 剂量的拿草特对结缕草的 Meyer 栽培品种，在春季不造成药害，但在秋季引起草坪草褪绿（Dernoeden，1995）。

不同除草剂与植物生长调节剂混合施用，对沼泽翦股颖栽培品种 Penncross 的伤害，9 月份施用比 4 月份施用大；但上述任何时间中，施用环草隆或草定完后，接着施用抑长灵，会对草坪草均造成不能接受的损害（Johnson 等，1989b）。

（4）施药剂量　任何草坪除草剂都有一定的安全施用限量范围，都必须严格掌握，否则将产生药害。Johnson 等（1995c）试验认为，三氟二胺、氟硫草定、恶草灵、芽草平、黄草消、氟落灵＋黄草消和氟落灵＋氟乐灵用于苇状羊茅草坪需降低使用剂量，否则会造成草坪受损、变薄。0.8kg/hm^2 剂量三氟二胺对苇状羊茅的根干重和根长度无显著影响，而 1.7kg/hm^2 剂量处理 4 周后，平均根干重和根长度均显著下降，品种间几无差异；三氟二胺的 2 种剂量下，草地早熟禾 Midnight 品种的根长度均显著下降（Han SangWook 等，1995）。Fermanian 等（1994）认为，三氟二胺施用剂量与肯塔基早熟禾草坪草幼苗密度，存在显著的相关性（$r^2=0.79$）。

（5）药剂种类　3.4kg/hm^2 有效剂量的芽草平、4.5kg/hm^2 有效剂量的黄草消和 0.8kg/hm^2 有效剂量的氟硫草定对狗牙根草坪品质的损害，比 4.5kg/hm^2 有效剂量的噁草灵和 0.8kg/hm^2 有效剂量的三氟二胺高出 8％～16％（Johnson，1995e）。在 4 种芽前除草剂氟硫草定、三氟二胺、噁草灵和芽草平中，氟硫草定和三氟二胺对狗牙根的根鲜重影响最大。根重的损失，主要是根密度降低和根畸形增加（Fishel 等，1994）。

（6）气候因素　Kudsk 等（1995）的研究表明，在有露水的情况下施用噻唑隆，草地早熟禾草坪草的耐药性下降；在噻唑隆施用期间的前后晚上有霜，不影响草地早熟禾的耐药性。Guh 等（1995）在装备有自动雾发生系统的温室中，研究几种除草剂在有雾或无雾情况下对草坪草（结缕草）的影响。试验的除草剂中，有雾和无雾条件下，氟草胺均完全抑制草坪草的生长，而啶嘧黄隆均不影响草坪草生长；地散磷在有雾的条件下可降低草坪草植株的高度。在肯塔基早熟禾草坪中，当头年秋季喷雾施用阔草脲或甲黄隆，次年夏季遇草坪干旱时，草坪草更易产生药害（Dernoeden，1990）。

此外，草坪草的生育期、除草剂的不同剂型和地域因素等，均可影响草坪草对药剂的敏感性。三氟二胺处理苇状羊茅时，草坪草的成熟度越低，造成的根干重减少越明显（Han SangWook 等，1995）。氟黄胺草醚液剂比颗粒剂对栽培品种 Tifway、Meyer 和 Korean common 的损伤更大（Johnson，1993c）。50％的二氯喹啉酸可湿性粉剂，对造成草坪的暂时失绿比 1％粘土颗粒剂的更严重（Neal 等，1993）。Fry 等（1995）的研究表明，施用除草剂 halosulfuron-methyl（$\geqslant$70g/hm^2），在美国马里兰州对多年生黑麦草品质造成不能接受的影响达 2～3 周，而在堪萨斯州只有约 1 周时间。

二、草坪杂草的生物防治

Gadoury 等（1987）提出杂草的生物防治概念，描述了包括传统的动物取食杂草在内的生物防治方法，讨论了目标杂草的选择、潜在杂草病原的观察和鉴定，以及建立杂草病原微生物筛选、培养技术的策略等。微生物除草剂的优点，包括低毒性和无毒性残留。球状小粒刺盘胞菌（Colletotrichum coccodes）已正式试验用于防治苘麻，并已鉴定了用于防治红心藜、田旋花、黄鼬瓣花和药用蒲公英的潜在病原，欧亚活血丹、大车前、蓼属种类、马齿苋和豚草被定为优先进行生物防治的对象。

Christians（1995）介绍了用从玉米粉的麦朊面筋（gluten）中获得的一浓缩因子，作为防治成坪草坪一年生杂草的芽前除草剂。其可通过抑制发芽种子的根系发育，有效地防治马唐种类、车轴草和蒲公英等。

Riddle 等（1991）利用菌核菌（Sclerotinia sclerotiorum）分离株防治草坪上的药用蒲公英，防治效果可达 80％以上，并且未引起草地早熟禾、沼泽剪股颖、早熟禾和匍匐冰草的坏死环斑病或褪绿病。

Johnoson(1994d)利用 *Xanthomonas campestris* pv. *poannua*(XcP)的 2 个分离株 MB218 和 MB245，防治休眠期狗牙根的 Tifway 栽培品种草坪和补播多年生黑麦草的狗牙根草坪中的早熟禾。在休眠期狗牙根草坪中，10^9cfu/ml 剂量的 MB218 分离株，在 2 月 11 日、2 月 28 日和 3 月 12 日连续施用 3 次，至 4 月 27 日对早熟禾的防治效果可达 82%；分离株 MB245 以同样时间、同样剂量施用，防治效果为 60%。分离株 MB245 对补播草坪中的早熟禾防效，与在休眠期狗牙根草坪中的表现类似。Jones 等(1993)将 XcP 通过草坪修剪时应用于早熟禾植株，在大面积狗牙根草坪上进行了 3 年的研究，结果表明采用在秋季/冬季/春季每月一次施用 XcP，从早秋开始共施用 6 次的防效最好。在 5 个处理中，都表现高于 70% 的防治效果；在其他 4 个处理中的防效为 30%～67%。但 Miller (1992) 认为，生物防治杂草的方法，不适合在庭院草坪中应用。Savage 等 (1993) 认为，在商业草坪上进行大规模实验之前，必须确定 XcP 的侵染生物学、寄主范围和生态学特征。

三、苔藓的防治

在草坪中，超量生长的苔藓通常提示禾草的生长条件贫瘠。降低禾草活力和促进苔藓生长的因子包括遮荫严重、排水差、过量的土壤酸度 (pH$<$5.5)，以及伴随着重复压实、死簇及衰败植株遗留在土壤表面产生的通气不足。这些情况可部分或全部地发生在疏于管理的草坪上。刈割时造成的重复斑秃，也易被苔藓和其他匍匐性杂草侵入。一些苔藓出现在干旱的地方，另外一些更易生长在持续潮湿的土地上，但它们都表明该草坪没有活力形成致密的草皮。

试验的几种化学除草剂通常仅能造成苔藓颜色的改变，不能彻底杀死苔藓，垂直刈割机具只能一时控制苔藓 (Taylor，1994)。用含有硫酸铵和硫酸铁的草坪沙，可相当容易地防治草坪中的苔藓。施用方法是用硫酸铵 3 份加煅烧过的硫酸铁 1 份，再加干燥的惰性砂土 10～20 份制备成毒土，在土壤潮湿、气候温暖、草坪带露水的时候撒入草坪，全年均可进行 (孙吉雄等，1990)。但这些措施对苔藓可能只是暂时性的毁坏，无济于解决根本问题。Taylor (1994) 认为，施用 29.3kg/hm² 的高剂量氮肥、488.2kg/hm² 的铁或石灰，能减少苔藓覆盖度，最终因草坪草的竞争而将其遮蔽。在条件许可的情况下，栽培措施可能是彻底防治苔藓的有效方法 (参见本书第四章)。

四、荚类植物的利用与防治

荚类植物，如白三叶和几种小的三叶草，刈割后仍能存在。因为它们的根中含有固氮菌，能够固定空气氮，所以，当土壤磷肥适宜、氮缺乏时，仍生长茂盛。三叶草在运动场草坪上被视为杂草，增施氮肥能够抑制三叶草生长。而禾草草坪中，能用二甲四氯丙酸进行选择性防治，炔敌稗 (拿草特) 能促进三叶草生长。白三叶和其他荚类的主要价值是在禾草草皮建植和管理过程中，于被抛弃或退化的土地，如缺乏表土的矿渣、建筑废渣地上，为禾草提供氮素。因为这些土壤中，不利于禾草生长的主要因素是缺乏氮，可在草坪建植前或草坪中种植荚类植物 (Johnson 等，1979)。

参考文献

1. 中国农垦进出口公司编著,《农田杂草化学防除大全》,上海科学技术文献出版社,上海,1992。

2. 李善林、刘德荣、韩烈宝主编,《草坪全景——草坪杂草》,中国林业出版社,北京,1999。

3. 张殿京等编著,《化学除草应用指南》,农村读物出版社,北京,1987。

4. 王青松等,福建草坪杂草发生种类与危害,《中国有害生物综合治理论文集》,中国农业科技出版社,北京,1996,pp1240～1246。

5. 王青松等,福州登云高尔夫球场草坪杂草种类及分布,草业科学,1997,14(2):47～49。

6. 王青松等,狗牙根草坪除草剂筛选及其应用技术研究,《植物保护 21 世纪展望》,中国科学技术出版社,北京,1998,pp626～630。

7. 孙吉雄等,足球草坪场的一般养护管理,草业科学,1990,7(2):72～73。

8. 李善林等,运动场草坪杂草发生特性及其防治措施的研究,中国草地,1995,(3):74～75。

9. 贡伯兴等,草坪杂草的化学防除,杂草科学,1992,(1):27～30。

10. 何玉仙等,登云高尔夫球场草坪建植中的主要危害杂草,草业科学,1995,12(5):67～69。

11. 翁启勇等,福建草坪草病害初报,草业学报,1997,6(2):70～73。

12. 翁启勇等,登云高尔夫球场草坪病虫杂草防除,草业科学,1997,14(4):48～51。

13. 韩建国等,春播草地早熟禾播种量对草坪建植质量的影响,中国草地,1995,(1):37～39。

14. Baldwin J. L. et al., Evaluation of herbicide combinations for *Virginia buttonweed* control. Research Report of Mississippi Agricultural and Forestry Experiment Station,1991,16(9): p. 4.

15. Baldwin N. A.,Chemical control of *Poa annua*: a review. Journal of the Sports Turf Research Institute,1993,69:7-19.

16. Bhowmik P.C., Turfgrass weed control strategies. In proceedings of the Forty-ninth annual meeting of the Northeastern Weed Science Society,Boston,assachusetts,USA, 2-5 January. 1995 [edited by Neal, J.C.J.]. Geneva,New York,USA; Northeastern Weed Science Society (1995) 154～155.

17. Brede A.D., Field apparatus for testing allelopathy of annual bluegrass on creeping bentgrass. Crop Science,1991,31(5): 1372-1374.

18. Callahan L.M.,et al., Herbicide effects on bermudagrass lawn recovery and crabgrass control during spring root decline in the North-South transition zone. Journal of the American Society for Horticultural Science,1990,115(4): 597-601.

19. Callahan L.M.,et al.,Control of annul weedy grasses in a bentgrass green with treatment programs of tri-calcium arsenate. Journal of the American Society for Horticultural Science,1991,116(1):30-35.

20. Callahan L.M.,et al., Effectiveness of bensulide in controlling two annual bluegrass (*Poa annua*) subspecies. Weed Technology,1992,6(1): 97-103.

21. Callahan L.M., Turfgrass phytoxicity from preeminence herbicides. In Turfweeds and their control [edited by turgeon A.J.]. Madison,Wisconsin,USA; american Society of agronomy (ASA)(1994) 71-107.

22. Chism W. J.,et al., Postemergence control of large crabgrass (*Digitaria sanguinalis*) with herbicides. Weed Science,1991,39(1):62-66.

23. Christians N.,A natural herbicide from corn meal for weed-free lawn. IPM Practitioner,1995,17(10):5-8.

24. Cooper R.J.,et al.,Pendimethalin volatility following application to turfgrass. Journal of Environmental Quality,1990,19(3):508-513.

25. Cudney D.W., et al., Herbicide program can control kikuyugrass in cool-season turf. California Agriculture,1994,48(2):24-28.

26. Dernoeden P. H. ,et al. ,Annual bluegrass control and tolerance of Kentucky bluegrass and perennial ryegrass to ethofumesate. HortScience,1988,23(3, I): 565-567.

27. Dernoeden P. H. ,Comparison of three herbicides for selective control in Kentucky bluegrass. Agronomy Journal,1990,82(2):278-282.

28. Dernoeden P. H. et al. ,Creeping bentgrass rooting as influence by dithiopyr. Agronomy Journal,1993,85 (3):560-563.

29. Dernoeden P. H. , et al. ,Fenoxaprop activity influenced by auxin-like herbicide application timing. Hortscience,1994,29(12):1518-1519.

30. Dernoeden P. H. , Perennial ryegrass control in bermudagrass and zoysiagrass. Journal of Turfgrass Management,1995,1(1):31-47.

31. Enache A. J. ,et al. ,BAS 514 and dithiopyr for weed control in coolseason turfgrass. Weed Technology, 1991,5(3):616-621.

32. Ferguson G. P. , et al. , Postemergence control of wild garlic (*Allium vineale*) in turfgrass. Weed Technology,1992,6(1):144-148.

33. Fermanian T. W. ,et al. ,Trained and untrained individual's ability to identify morphological characters of immature grasses. Agronomy Journal,1989,81(6):918-922.

34. Fermanian T. W. , et al. , Fall application of prodiamine for spring crabgrass (*Digitaria* spp.) control. Weed Technology,1994,8(3):612-616.

35. Fermanian T. W. ,et al. ,Application of prodiamine to immature turfs. Weed Technology,1994,8(3):617-620

36. Fishel F. M. , et al. Bermudagrass (*Cynodon dactylon*) sod rooting as influenced by preemergence herbicides. Weed Technology,1994,8(1): 46-49.

37. Fry J. D. , et al. Safety and efficacy of halosulfuron-methyl for yellow nutsedge topkill in cool-season turf. HortScience,1995,30(2):285-288.

38. Fucik J. E. et al. ,Preliminary report on the performance of southern turfgrasses,Texas A & I/A & M turfgrass demonstration plots. Subtropical Plant Science,1991,44:40-46.

39. Gadoury H. ,et al. ,Biological control of lawn weeds. Cahier des Journees Horticoles Ornementales. 1987, III ,9-15.

40. Gasper J. J. ,et al. , Pendimethalin efficacy and dissipation in turfgrass as influenced by rainfall incorporation. Weed Science,1994,42(4):586-592.

41. Goatley J. M. ,et al. Control of tall fescue in Kentucky bluegrass turf with selective herbicides. Hortscience,1990,25(4):448-449.

42. Goatley J. M. , et al. , Crabgrass control and dollar spot suppression in creeping bentgrass with DSMA. HortScience,1994,29(8):884-886.

43. Grant D. L. ,et al. ,Isoxaben for broad-spectrum weed control in warm season turf. Proceedings of the 43rd Annual meeting of the Southern Weed Science Society,1990,145-153.

44. Griffin K. A. ,et al. ,Imazapyr for common bermudagrass control in sod fields. Crop Science,1994,34(1): 202-207.

45. Guh J. O. ,et al. ,Specifics in weed competition and herbicide response of Korean (*Zoysia japonica*) under foggy condition. Korean,Journal of Weed Science,1995,15(4):262-269.

46. Johnson B. J. , et al, .Summer annual weed control in turfgrass. Research Bulletin—— University of Georgia,College of Agriculture,Experiment Stations,1989,No. 388,p. 29.

47. Johnson B. J. ,et al. ,Bermudagrass encroachment into creeping bentgrass as affected by herbicides and plant growth regulators. Crop Science,1989,29(5):1220-1227.

48. Johnson B. J. , et al. Frequency of flurprimidol-herbicide treatments on bermudagrass (*Cynodon* spp.) encroachment into creeping bentgrass (*Agrostis stolonifera*). Weed Science, 1991, 39(2): 221-226

49. Johnson B. J. , et al. *Purple nutsedge* control with imazaquin in bermudagrass turf. Research Report-Georgia Agricultural Experiment Stations, 1992, No. 408, p. 12.

50. Johnson B. J. Differential large crabgrass control with herbicides in tall fescus and common bermudagrass. HortScience, 1993, 28(10): 1015-1016

51. Johnson B. J. , et al. Summer weed control with herbicides in turfgrass. Athens, Georgia, USA; Agriculture Experiment Stations, University of Georgia Research Bulletin-Georgia Agricultural Experiment Stations (1993) No. 411, p. 16.

52. Johnson B. J. Postemergence control of summer weeds in turfgrasses. Research Bultein-Georgia Agricultural Experiment Stations, 1993, No. 413, p. 27.

53. Johnson B. J. , Response of Tifway bermudagrass and tall fescue turfgrasses to preemergence herbicides. Journal of Environmental Horticulture, 1994, 12(1): 19-23.

54. Johnson B. J. Influence of dates and frequency of drive treatments on large crabgrass control in tall fescue turf. Journal of Environmental Horticulture, 1994, 12(2): 83-86.

55. Johnson B. J. Tank-mixed herbicides on large crabgrass (*Digitaria sanguialis*) and goosegrass (*Eleusine indica*) control in common bermudagrass (*Cynodon dactylon*) turf. Weed Science, 1994, 42(2): 216-221.

56. Johnson B. J. Biological control of annual bluegrass with *Xanthomonas campestris* pv. *poannua* in bermudagrass. HortScience, 1994, 29(6): 659-662.

57. Johnson B. J. Herbicide programs for large crabgrass and goosegrass control in Kentucky bluegrass turf. HortScience, 1994, 29(8): 876-879.

58. Johnson B. J. Creeping bentgrass quality following preemergence and postemergence herbicide applications. HortScience, 1994, 29(8): 880-883.

59. Johnson B. J. Frequency of quinclorac treatments on bermudagrass tolerance and large crabgrass control. Journal of Turfgrass Management, 1995, 1(1): 49-59.

60. Johnson B. J. , et al. Response of creeping bentgrass to iron applied in combination with herbicide-flurprimidol. Journal of Turfgrass Management, 1995, 1(2): 25-34.

61. Johnson B. J. , et al. Reduced preemergence herbicide rates for large crabgrass (*Digitaria sanguinalis*) control in six tall fescue (*Festuca arundinacea*) cultivars. Weed Technology, 1995, 9(4): 716-723.

62. Johnson B. J. et al. Influence of fenoxaprop and ethofumesate treatments on suppression of common bermudagrass (*Cynodon dactylon*) in taal fescue (*Festuca arundinacea*) turf. Weed Technology, 1995, 9 (4): 789-793.

63. Johnson B. J. Tolerance of four seeded common bermudagrass (*Cynodon dactylon*) types to herbicides. Weed Technology, 1995, 9(4): 794-800

64. Jones K. J. et al. The commercial potential of *Xanthomonas campestris* pv. *poannua* for control of *Poa annua* var. *annua*: Large Scale Field Testing. Phytopathology, 1993, 83(12): 1337 Abs.

65. Hall J. C. , et al. Control of annual bluegrass (*Poa annua*) infestations in Kentucky bluegrass (*Poa pratensis*) turf. Highlights of Agricultural Research in Ontario, 1989, 12(4): 4-8

66. Han SangWook, et al. Effects of prodiamine on tall fescue (*Festuca arundinacea*) rooting. Weed Technology, 1995, 9(4): 736-740

67. Kasai M. , et al. MON 15100—— A new high active herbicide for the control of annual grass weeds in turf. Proceeding, 11th Asian Pacific Weed Science Society Conference, 1987, No. 2, 449-453, Taipei, Taiwan; Asian Pacific Weed Science Society.

68. King J. W. , Fenoxaprop for crabgrass and goosegrass control in turfgrass. Arkansas Farm Research, 1990,

39(2):7.

69. Konnai M. Weed ecology and its control in turfgrass land in Japan. Japan Pesticide Information, 1992, (59):13-15.

70. Kopec D. M. ,et al. Response of purple nutsedge to turfgrass competition and imazaquin herbicide. Proceedings of the Western Society of Weed Science, 1990,43:85-88.

71. Kudsk P. ,et al. *Poa annua* control in smooth meadow-grass-efficacy and crop tolerance using Tribunil. In Twelfth Danish plant protection conference: side effects of pesticides (weeds). SP Rapport-Statens Planteavlsforsog (1995) No. 3,p. 197-207.

72. Lee S. A. Weed watch: *Paspalum vaginatum* in golf course. Planter, 1995,71(830):213-214.

73. Marletto V. ,et al. Forecasting flowering dates of lawn species with air temperature: application boundaries of the linear approach. Aerobiologia, 1992,8(1):75-83.

74. McCarty C. B. Goosegrass(*Eleusine indica*)control in bermudagrass (*Cynodon* spp.) turf with diclofop. Weed Science, 1991,39(2):255-261.

75. McCarty L. B. ,et al. Selective torpedograss (*Panicum repens*) control in bermudagrass (*Cynodon* spp.) turf. Weed Technology, 1993,7(4):911-915.

76. Miller I. L. Weed control in top end gardens. Agnote-Darwin, 1992,(495):3.

77. Moss S. R. ,et al. Implications of herbicide resistant *Lolium multiflorum* (Italian rye-grass). Aspects of Applied Biology, 1993,(35):53-60.

78. Neal J. C. ,et al. Factors influencing fenoxaprop efficacy in cool-season turfgrass. Weed Technology, 1990, 4(2):272-278.

79. Neal J. C. Non-phenoxy herbicides for perennial broadleaved weed control in cool-season turf. Weed-Technology, 1990,4(3):555-559.

80. Neal J. C. ,et al. Slender speedwell (*Veronica filiformis*) control in cool-season turf with quinclorac. Weed Technology, 1993,7(2):890-395.

81. Nishimoto R. K. ,et al. Smutgrass (*Sporobolus indicus*) control in bermudagrass (*Cynodon dactylon*) turf with triazine-MSMA applications. Weed Technology, 1994,8(4):836-839.

82. Pass B. C. et al. Biology and control of the spittlebug *Prosapia bici ncta* in coastal bermuda grass. J. Econ. Entomol. ,1965,58(2):275-278.

83. Phillips M. C. ,et al. Distribution of the rhizomes and roots of *Cynodon dactylon* in the soil profile and effect of depth of burial on regrowth of rhizome fragments. In Brighton crop protection conference: weeds. Proceedings of an International conference, Brighton, UK, 22-25, November 1993, Farnham, UK; British Crop Protection Council (BCPC) (1993) Vol. 3:1167-1170.

84. Pound W. ,et al. General turfgrass broadleaf weed control evaluation. In 1994 Turfgrass research report [edited by taylor,J.]Special Circular-Ohio agricultural Research and Development Center (1994) No. 148: 9-11.

85. Raikes C. ,et al. Major diseases,pests and weeds of winter sports turf. Ⅰ. Results of a questionnaire survey of professional football clubs. Journal of the Sports Turf Research Institute, 1994,70:55-82.

86. Raikes C. ,et al. Major diseases,pests and weeds of winter sports turf. Ⅱ. A questionnaire survey of local authorities. Journal of the Sports Turf Research Institute, 1994,70:83-90.

87. Reicher Z. J. ,et al. Annual grass control in cool season turf with sequential applications of unlike pre-emergence herbicides. Weed Technology, 1991,5(2):387-391.

88. Riddle G.E. ,et al. Virulence of *Sclerotinia sclerotiorum* and *S. minor* on clandelion(*Taraxacum officinale*). Weed Science, 1991,39(1):109-118

89. Savage R. A. ,et al. Evaluating the suitability of *Xanthomonas campestris* pv. *poannua* as a biocontrol agent

for annual bluegrass (*Poa annua*). Phytopathology,1993 83(12):1339.

90. Schleicher L. C. , et al. Efficacy and dissipation of dithiopyr and pendimethalin in perennial ryegrass (*Lolium perenne*) turf. Weed Science,1995,43(1):140-148.

91. Sharpe S. ,et al. Herbicides ok for turfgrass with harvesting delay after application. Highlights of Agricultural Research,Alabama Agricultural Experiment Station,1988,35(2):12

92. Spak D. R. ,et al. ,Evaluation of fenoxaprop/pendimethalin coformulation for smooth crabgrass control. In proceedings of the forty-ninth annual meeting of the Northeastern Weed Science Society, Boston, massachusetts,USA,2-5 January 1995 [edited by Neal,J. C. J.]. Geneva,New York,USA; Northeastern Weed Science Society (1995) 77-78.

93. Stahnke G. K. ,et al. Annual bluegrass control in turfgrass for commercial applicators. Extension Bulletin-Cooperative Extension,College of Agriculture &. Home Economics,Washington State University (1991) No. EB1129,p. 3.

94. Stahnke G. K. ,et al. ,Annual bluegrass control in turfgraass for homeowners. Extension Bulletin Cooperative Extension, College of Agriculture and Home Economics, Washington State University, 1991, No. EB1600,p. 2.

95. Stephens R. J. ,Maintenance of lawns and urban turf,in "Theory and practive of weed control" p. 174-179,Published by THE MACMILLAN PRESS LTD. 1982.

96. Street J. ,et al. ,Postemergence herbicide efficacy on crabgrass. In 1994 Turfgrass research report [edited by taylor,J.] Special Circular-Ohio agricultural Research and Development Center (1994) No. 148,12-14.

97. Srutek M. et al. ,Species structure of artificial grassland with *Zoysia jzponica* STEUD in Pyongyang, North Korea. Feddes Repertorium,1992,103(3-4):215-234.

98. Tastan B. et al. ,Weed species,their abundances and chemical control in lawns in Ankara province. Doga, Turk Tarun ve Ormancilik Dergisi,1993,17(2):331-337.

99. Taylor J. ,Moss control on bentgrass greens evaluation. In 1994 Turfgrass research report [edited by taylor,J.]Special Circular-Ohio agricultural Research and Development Center (1994) No. 148:3.

100. Warner H. L. ,et al. , Dithiopyr weed control in turfgrass. In Brighton crop protection conference: weeds. Proceedings of an International Conference,Brighton,UK,20-23,November 1995,Farnham,UK; British Crop Protection Council (1995) Vol. 3;1009-1018.

101. Watschke T. L. ,et al. ,Controlling crabgrass using lower rates of fall applications. In proceedings of the forty-ninth annual meeting of the Northeastern Weed Science Society,Boston,massachusetts, USA, 2-5 January 1995 [edited by Neal, J. C. J.]. Geneva, New York, USA; Northeastern Weed Science Society (1995)p. 73-74.

第四章　草坪病虫草害防治的栽培管理措施

合理运用栽培措施,不仅可促进草坪草良好生长,而且有利于预防草坪病、虫、草害的发生。生长良好的草坪本身对病原和杂草有很好的抑制和竞争作用。由于栽培管理防治措施一般是基于常规的草坪养护管理措施,因此并未增加额外的操作和开支,经济、安全,简单易行。

第一节　影响草坪病虫草害消长的栽培因素

明确影响草坪病、虫、草害消长的栽培因素,是结合草坪建植和养护开展草坪病虫草害防治的栽培管理基础。主要影响因素有下列几方面:

1. 草坪草品种

包括品种的抗病性、抗虫性,其生长特性对杂草的竞争抑制能力,以及品种在建坪地区的适应性等。生长良好的草坪草有利于抗病、虫害和与杂草竞争。

2. 床土

包括床土来源,是否携带潜在病原(特别是土传病害病原)、地下害虫(如蛴螬、蝼蛄等)、杂草种子和恶性杂草的根、茎,床土 pH 情况,床土质地、是否板结等,床土湿度是否适宜,坪床是否积水。

3. 种苗(籽)

携带的病原、虫卵、杂草种子或杂草根、茎等情况。

4. 栽培方式

播种、扦插或草皮铺植等不同方式建植草坪,直播时的播种量或扦插密度。

5. 栽培时期

高温、高湿或长期低温、高湿均对草坪草的生长不利,草坪草不能完成完整的阶段性生长。因高温或低温造成草坪草生长阶段的中间停顿,有利于病害发生和杂草侵入。

6. 水的排灌

包括浇水时的气温、浇水时间、浇水次数及床土排水状况等。

7. 肥料

包括肥分是否过量或缺乏,施用的化肥形态是否适宜,有机肥是否腐熟,施肥时间和次数。营养平衡对不同病原菌的影响不同,高氮情况下对腐霉菌、丝核菌、镰刀菌、梨孢菌等有利,低氮则有利于伏革菌引起的红丝病和柄锈菌引起的锈病的发生和发展。

8. 修剪

包括修剪高度及频度、修剪的刀具情况、修剪时草坪干湿、修剪下的草屑处理等。修剪太低,且次数多,易造成草坪草生长不良,同时有利于病原侵染。草坪长期缺乏修剪,则造成草蓬遮盖过度,草蓬下荫蔽、潮湿。钝刀具造成的草坪草伤口,加上修剪时草坪潮湿,有利于病原菌侵染。

9. 芜枝层

草坪芜枝层是由死、活枝条、茎和根等构成的疏松有机物混合层，适合微生物生长，是病原菌的潜在滋生地和孢子的越冬场所，对病害的发生、发展影响很大。

10. 草坪通气、光照条件

草坪周围配置的乔木、灌木和建筑物等的密度及位置，可影响草坪的温、湿度和光照强度等，进而影响草坪的健康生长。

11. 覆沙（土）

指草坪定期的覆沙（土）作业对病、虫、杂草基数的影响。

12. 草坪更新措施

指打孔、划破等对草坪抗御病、虫、杂草能力的影响。

13. 草坪杂物

指修剪下的草屑、落叶是否及时清理。

14. 草坪龄期

老草坪一般易造成更多的病、虫、杂草问题。

第二节　草坪建植前的处理

草坪建植的成败及成坪后的管理工作量，与草坪建植前的准备工作有密切关系。适宜的前处理，可有效减少病原、害虫和杂草的基数，甚至杜绝由根、茎发生的恶性杂草。事实上，对草坪病、虫、杂草的防治计划，在绿地规划设计时就应着手，合理安排立地植株的布局和植物种类的选择，以降低对草坪草的荫蔽度或在必要的位置选用耐荫种类或品种。

一、坪床构建及床土处理

建筑物周围的草坪，建植前通常应先移去混杂大量建筑废渣的 20～30cm 厚表土，移入已知无多年生恶性杂草的表土。若在移入的表土中混进有机肥，则务必保证有机肥发酵彻底，以免带入杂草种子。床土构建时加入一定比例的中目沙和 0.5kg/m² 泥炭土，不仅对后期保水有意义，对防止床土排水不良也有重要作用。床土中的停滞水，不仅使草坪草根部活性下降，而且有利于病原菌的繁殖。当床土保水性能差时，只要有一次根部过干旱，就可能明显造成草坪活性降低，并导致草坪草对病原菌的抵抗力下降。大型球场，如足球场、高尔夫球场等的床土，一般来源复杂，来自生荒地、熟荒地、果园、菜地、河塘和沙滩等的土壤，必须进行过筛以除去恶性杂草的根、茎及大的石块等。多数草坪草通常适合在中性和微酸性（pH6～7）的土壤中生长，而土壤偏酸可引起或加强病害发生。因此，若土壤偏酸或偏碱，应以适当方法调节。夏季草坪建植时，在坪床镇压之后，用铁耙反复耙动 1～2cm 厚的表层土壤，不仅进行坪床除杂工作，同时使床土在阳光下曝晒 1～2d，这对防止播种后苗期土传病害的发生十分有效。Phillips 等（1993）发现，在田间 5cm、10cm、15cm 和 20cm 深的土层中，均有狗牙根的根分布，但深于 10cm 以下的匍匐根很少发芽，因此犁 2 次地后，由于干燥和深埋的作用，对防治狗牙根十分有利。床土施工中应保证坪床有最小允许的坡度。在运动场草坪的床土施工中，应保证床土下的排水系统完善、有效。要合理配置草坪周围的乔木、灌木和建筑物的密度和位置，保证草坪空气流通良好。为避免床土下形成土壤硬块，在床土构建时不要在潮湿土壤上使用重型机械。

二、品种及栽培

（一）品种选择

直播情况下，选择抗病虫品种及纯度高的种子；条件允许时，采用不同类型草坪草混播。因为不同的病原侵害不同的草坪草品种，混植可有效地阻止病原菌的蔓延。同时尽量采用具包衣的草坪草种子，可预防苗期或早期的病、虫害。扦插或铺植情况下，应选择健康种苗，避免使用携带病斑、虫卵或杂草植株的种苗。特别是对狗牙根白化病的预防，其有效途径之一，即是杜绝草皮扩繁时的人为传播。

通过实验室和田间筛选，已经能够确定对特定昆虫或螨具有抗（耐）性的草坪草基因型，但几乎还没有致力于开展对蝼蛄或金龟子蛴螬具抗性的品种工作。观察试验和田间栽培品种的受危害率变化情况表明，在不同的管理制度或环境条件下，抗性的表现可能发生变化。

钝叶草多倍体品种 Floratam 和姐妹品种 Floralawn 可抗南方麦长蝽。抗性机理被认为是具有抗生性，因为被限制在 Floralawn 上的南方麦长蝽产卵很少，并迅速死亡。由于 Floratam 只能产生很少的种子，在商业应用中一般都是以营养体繁殖，因此不存在产生品种的基因变化问题。但 1985 年在佛罗里达，一些南方麦长蝽扩展并危害至原先具抗性的 Floratam 和 Floralawn，说明害虫种群具有潜在的适应性变化，以克服寄主的抗性，并且对寄主的适应性是可遗传的（Busey 等，1987；Busey，1990）。但选用相对抗虫的品种，仍不失为合理的选择。

内生菌 *Acremonium lolii* 和 *A. coenophialum* 可分别与黑麦草和苇状羊茅形成互生。这两种内生真菌在感染的植株中形成细胞间菌丝体，可由亲本通过种子传递。这些内生菌与神经毒素的产生有关，该毒素可造成取食被感染牧草上的牲畜中毒。出于改良饲料质量的需要，在牧草研究中进行了去除内生菌的工作，但这在牧草中却表现出它们在寄主防御中的重要作用。提高内生菌含量的工作已在草坪多年生黑麦草、苇状羊茅、硬羊茅和易变紫羊茅上展开，即用高水平内生菌标志栽培品种，以提高它们对网虫、谷象、长蝽和其他害虫的抗性。与内生菌相关的生物碱集中在茎、叶和种子中，根部的含量较低，因此仍有少量的蛴螬取食。在环境温度下贮藏期间，种子中 *A. lolii* 和 *A. coenophialum* 菌丝体的活性下降。因此，受内生菌侵染的禾草种子需要进行冷藏，并确认内生菌的活性。目前已有在寄主禾草间传递内生真菌的技术，这对于发展新的、具有对昆虫多抗的草坪禾草十分有用（Potter 等，1991）。常用的草坪草商业品种的抗性情况见表 13。

表 13　常用草坪草品种的抗性

种类	品　种	产商	抗　性　情　况
草地早熟禾	Alpine（高山）	PICKSEED	除了对叶斑病具有优异的抗性外，对各种锈病及白粉病具有良好的抗性，对币斑病的抗性也较 Nugget 强
	America（美洲王）	PICKSEED	抗根腐病、秆黑粉病、褐区病、币斑病、红丝病、各种锈病及其他病害。对叶斑病的抗性突出

种类	品　种	产　商	抗　性　情　况
草地早熟禾	Award（爱沃德）	Jacklin 中国种子集团公司	对叶斑病的抗性极强，对秆锈病、褐区病抗性强，对雪霉病抗性中等；具抗病虫害内生菌
	Banff（班夫）	PICKSEED	对主要病害有较强的抗性，对腐霉病的抗性尤为突出；同时具优异的抗杂草性
	Baron（巴润）	创绿草业 中国种子集团公司	对叶斑病、锈病、白粉病、赤霉病等均有很强的抗性
	Bliechip（蓝筹）	Jacklin	对秆锈病抗性很强，对叶斑病和褐区病的抗性强，对雪霉病的抗性较强
	Bronco（野马群）	PICKSEED	对褐区病、币斑病、秆黑粉病和夏斑秃具良好抗性，对溶失病和白粉病也具良好抗性，对叶斑病抗性中等，对秆锈病中等敏感
	Colt（粗糙早熟禾）	PICKSEED	具良好的秆黑粉病、叶斑病和币斑病抗性
	Conni（康尼）	DLF TRIFOLIUM	抗病能力强
	Crest（山顶）	PICKSEED	具良好的叶斑病、根腐病和枯萎病抗性，对白粉病中等敏感
	Dawn（黎明）	创绿草业 中国种子集团公司	对叶斑病及秆锈病抗性好，对溶失病、霜霉病、币斑病、叶斑病、雪霉病都有较强的抗性
	Eclipse（伊克利）	创绿草业 中国种子集团公司	抗病性极强，特别是对叶斑病、币斑病和褐区病
	Freedom（自由）	中国种子集团公司	有良好的抗秆锈病、红丝病、叶锈病和币斑病能力
	Glade（哥来德）	中国种子集团公司	对叶斑病、叶锈病、秆锈病和白粉病的抗性强
	Huntsville（亨特）	Jacklin 创绿草业	对叶斑病的抗性极强，对秆锈病的抗性很强，对褐区病、雪霉病、白粉病和镰刀枯萎病的抗性强
	Impact（浪潮）	Jacklin	对叶斑病、秆锈病和猝倒病的抗性极强，对褐区病的抗性很强，对溶失病的抗性强
	Indigo（木兰）	PICKSEED	对叶斑病、根腐病、秆黑粉病、枯萎病及各种锈病具优异抗性
	Kelly（凯利）	Jacklin	对红丝病的抗性很强，对夏斑秃、币斑病、坏死环斑病、早熟禾谷象和草螟科害虫的抗性强
	Liberty（自由女神）	创绿草业	对叶锈病、秆锈病和币斑病抗性较好
	Limousine（轿车）	Roberts	在所有早熟禾品种中对叶斑病的抗性最强，对其他病虫害也有广泛的抗性
	Marquis（伯爵）	Roberts	对币斑病、红丝病和坏死环斑病的抗性突出
	Midnight（午夜）	创绿草业	对叶斑病、红丝病、冠腐病和叶锈病等抗性好
	Nassau（纳苏）	Jacklin 中国种子集团公司	对叶斑病、镰刀枯萎病、溶失病、秆锈病、粉雪霉病和红丝病的抗性均极强

续表

种类	品　　种	产　商	抗　性　情　况
草地早熟禾	Nottingham（纳丁汉）	中国种子集团公司	对多种病虫害有很好的抗性
	Nublue（纽布鲁）	Jacklin 中国种子集团公司	对夏斑秃、红丝病的抗性极强，对叶斑病、叶锈病、雪霉病和秆锈病的抗性很强，对溶失病和腐霉病的抗性强
	Nuglade（新哥来德）	Jacklin	对叶斑病的抗性极强，对秆锈病和褐区病的抗性强，对雪霉病的抗性较强
	Nustar（新星）	Jacklin	对叶斑病、霜霉病、溶失病和坏死环斑病的抗性均极强
	Quantum leap（大跃进）	Roberts	对根腐病和冠腐病的抗性突出，同时可抗多种其他病害
	RamⅠ（汝姆Ⅰ）	Jacklin	对霜霉病和秆锈病的抗性极强，对叶锈病的抗性很强，对红丝病和条黑穗病的抗性强
	Rugby2（拉格比）	Roberts	对大部分早熟禾病害具抗性
	RugbyⅡ（汝彼Ⅱ）	Jacklin	对溶失病的抗性极强，对夏斑秃和叶斑病的抗性强
	Sambo（强劲）	Jacklin	对叶斑病、溶失病、坏死环斑病和褐区病的抗性极强，对币斑病的抗性很强
	Suffolk（沙发克）	中国种子集团公司	有良好的抗镰刀菌枯萎病、白粉病、叶斑病和币斑病能力
	Total Eclipse（月食）	Jacklin	对叶斑病、坏死环斑病、褐区病、溶失病和条黑穗病的抗性极强
	Touchdown（球门）	PICKSEED	对叶斑病、根腐病、秆黑粉病、枯萎病、红丝病、溶失病和夏斑秃等具良好的抗性；对一年生早熟禾具竞争力
高羊茅	CrossfireⅡ（交战二号）	PICKSEED 创绿草业	对褐区病的抗性优异，对叶斑病、锈病的抗性良好，对腐霉病的抗性中等
	Guardian（卫士）	PICKSEED	对腐霉枯萎病具极好的抗性，对红丝病和镰刀菌斑秃病也有良好的抗性
	Houndog Ⅴ（猎狗Ⅴ）	创绿草业	含80%以上的内生菌，使其能抵抗虫害的入侵，提高自身恢复能力，减少杂草的入侵
	Leprechaun（矮妖精）	PICKSEED	对叶、冠病害，如叶斑病、网斑病和溶失病具良好的抗性。对红丝病夏斑秃、白粉病和锈病也有良好的抗性。与其他高羊茅品种一样，在夏季高温高湿季节易发生褐区病和腐霉病
	MIC-18（米克18）	PICKSEED	具较好的抗病性，在夏季高温季节也会发生褐区病和腐霉病，但这一问题将随着气温的降低很快消失
	Millennium	TMi	抗叶斑病强

种类	品种	产商	抗性情况
高羊茅	Mini-Mustang（小矮马）	PICKSEED	具良好的综合抗病能力，但在高温、高湿季节，也会受褐区病、腐霉病的胁迫，当天气凉爽后，这些现象就会消失
	Mohawk	TMi	对褐区病的抗性强
	Montauk（蒙托克）	Cascade	对网状疤病、白粉病、腐霉病、褐区病、冠锈病表现为高抗
	Mustang Ⅱ（野马二代）	PICKSEED	含内生菌，对斑纹病具抗性，对褐区病有良好抗性
	Phoenix（凤凰）	中国种子集团公司	对网斑病和褐区病的抵抗力强
	Pixie（碧西）	Jacklin	为抗病虫能力最强的一类品种
	Shenandoah（上南都）	中国种子集团公司	抗病性强
	Shortstop Ⅱ（矮星二号）	PICKSEED	对褐区病和腐霉病具优异抗性，对叶斑病及其他病害也有较好的抗性
	Sunpro（耐日晒）	PICKSEED	具中等水平的内生菌，与其他所有的高羊茅品种一样，在高温、高湿的季节，易成为腐霉病和褐区病的侵染对象，当天气凉爽后，这些现象就会消失
	Team Jr（Jr 球队）（Shortstop Ⅱ，Mini-Mustang 和 MIC 18 混合组成）	PICKSEED	具优异的叶斑病抗性
	Team（球队）（以 Mustang Ⅱ 为主的混合品种）	PICKSEED	含内生菌，对斑纹病具抗性，对褐区病和食叶昆虫有良好抗性
	Triple A（翠碧 A）	Jacklin	对褐区病和叶斑病的抗性突出
	Triplet（翠丽）	中国种子集团公司	有较强的抗褐区病和网斑病能力
	Vegas（维加斯）	中国种子集团公司	对多种病虫害都有良好的抗性
	Watersaver（节水器）	中国种子集团公司	对病虫害有良好的抗性
	Wrangler Ⅱ（润哥）	Jacklin	对网斑病和褐区病的抗性突出，抗病虫的综合能力强
匍匐紫羊茅	Barcrown（皇冠）	Barenbrug	几乎可完全抗红丝病
	Jasper（碧玉）	PICKSEED	对红丝病中等敏感，但具有优异的叶锈病、茎锈病抗性和良好的币斑病抗性
	Laxton（蓝星顿）	DLF TRIFOLIUM	抗锈病
	MX-86	Jacklin	含内生菌，为抗病虫害能力最强的一类品种
	Pernille（派尼）	DLF TRIFOLIUM	抗锈病、红丝病和币斑病

种类	品　种	产　商	抗　性　情　况
硬羊茅	Sparta（斯巴达）	PICKSEED	对红丝病、叶斑病和斑纹病具有优异的抗性，对炭疽病和白粉病也有良好的抗性
细羊茅	Symphony（辛菲）	DLF TRIFOLIUM	抗红丝病和币斑病
	Victory Ⅱ（胜利二号）	PICKSEED	具高水平的内生菌含量，提高了抗虫性；对红丝病、币斑病、叶斑病和白粉病都具有优异的抗性
	Victory（胜利）	PICKSEED	对红丝病、币斑病、叶斑病和白粉病具有良好到优异的抗性
多年生黑麦草	Accent（爱森特）	Jacklin	对币斑病抗性极强，对红丝病的抗性很强，对根褐斑病、叶斑病和腐霉病的抗性强；对许多食草性昆虫有抗性
	Accolade（阿克雷）	DLF TRIFOLIUM	抗病性极强
	ACE（艾丝）	DLF TRIFOLIUM	极抗锈病
	Achiever（阿齐沃）	DLF TRIFOLIUM	抗病性强；同时抗虫害
	Advent（爱德文）	Jacklin	具强抗病力。对币斑病、根褐斑病抗性极强，对红丝病的抗性很强，对腐霉病和叶斑病的抗性强
	APM	Jacklin	对褐区病、腐霉病、红丝病及叶斑病有很好的抗性；对常见的多种虫害，如草螟亚科害虫、长蝽、谷象及蚜虫等有极强的抵抗力
	Archer（弓箭手）	中国种子集团公司	具极好的抗病性，即使在湿热条件下也表现出极好的抗雪霉病性能
	Ballet（芭蕾）	DLF TRIFOLIUM	抗锈病
	Blackhawk	TMi	较抗草坪镰刀枯萎病
	Caddieshack（凯蒂莎）	Jacklin	对叶斑病和币斑病有极强的抗性，对红丝病的抗性很强，对根褐斑病、腐霉病、粉雪霉病和叶锈病的抗性强；对多种常见的食草性昆虫有明显的抵抗力
	Calypso Ⅱ海神	PICKSEED	具最好的抗病性
	Capri（卡波里）	DLF TRIFOLIUM	具极强的抗病性，尤其是对长蠕孢叶斑病和红丝病
	CPR 多年生黑麦草混播组合	PICKSEED	有较好抗性，可较好地抗叶斑病、褐区病及其他病害和虫害
	Cutter（卡特）	PICKSEED	内生菌含量极高（一般达 90%），除了具有天然的抗叶、冠虫害，对腐霉病和褐区病，也具良好的抗性
	Dancer（舞蹈者）	PICKSEED	对叶斑病、红丝病、褐区病及各类锈病具有良好的抗性

种类	品　　种	产商	抗　性　情　况
多年生 黑麦草	Dasher Ⅱ （冲击者二代）	PICKSEED	具极强的抗病性，表现出对褐区病、叶斑病、币斑病、冠锈病、红丝病和枯萎病有良好到优异的抗性。该品种同时含有高比例的内生菌，提高了对许多食叶昆虫的抗性，如草皮网虫、象虫和麦长蝽等
	Eden（伊甸园）	DLF TRIFOLIUM	抗锈病
	Edge（边缘）	PICKSEED	是迄今发现内生菌含量最高的多年生黑麦草品种，对诸多昆虫如草皮网虫、粘虫、象虫和麦长蝽等具有较高的抗性；对叶斑病、褐区病和币斑病、腐霉病和褐区病具有良好的抗性
	Dancer （舞蹈者）	PICKSEED	对叶斑病、红丝病、褐区病及各类锈病具有良好的抗性
	Dasher Ⅱ （冲击者二代）	PICKSEED	具极强的抗病性，表现出对褐区病、叶斑病、币斑病、冠锈病、红丝病和枯萎病有良好到优异的抗性。该品种同时含有高比例的内生菌，提高了对许多食叶昆虫的抗性，如草皮网虫、象虫和麦长蝽等
	Eden（伊甸园）	DLF TRIFOLIUM	抗锈病
	Edge（边缘）	PICKSEED	是迄今发现内生菌含量最高的多年生黑麦草品种，对诸多昆虫如草皮网虫、粘虫、象虫和麦长蝽等具有较高的抗性；对叶斑病、褐区病和币斑病有较强的抗性，对红丝病具有中等的抗性
	Express （快递）	PICKSEED	对食叶和食冠昆虫具有良好的抗性，如草皮网虫、粘虫和象虫等害虫；同时具良好的冠腐病和叶斑病的抗性，对褐区病具中等的抗性
	Fiesta Ⅱ （假日二代）	PICKSEED	对枯萎病、叶斑病、褐区病、币斑病和冠锈病具良好到优异的抗性
	Flair（费来尔）	DLF TRIFOLIUM	抗锈病，耐低修剪
	Furura 3000 多年生 黑麦草混播组合	PICKSEED	品种之一 Cutter 对褐区病有良好的抗性；品种之二和之三 Express 和 Edge 均含有高水平的内生菌，有良好的抗虫性
	Goalkeeper （哥尔其）	Jacklin	抗病性强，对多种食草性昆虫有抵抗力
	Headstart （优先）	PICKSEED	具优异的抗病性，对叶斑病、币斑病、雪霉病、红丝病和褐区病的抗性均显著高于一般品质的品种
	Juventus （尤文图斯）	DLF TRIFOLIUM	抗锈病
	Laredo	TMi	具高的内生菌含量，可抗一些草坪害虫
	Lowgrow（矮生）	PICKSEED	对叶斑病及各种锈病具良好的抗性，对褐区病、腐霉病有中等的抗性，同时具优异的抗寒性和耐热性

续表

种类	品 种	产 商	抗 性 情 况
多年生黑麦草	Medalist Gold（金牌美达丽）	Jacklin 中国种子集团公司	可抵抗多种食草性昆虫及红丝病、叶锈病、褐区病、网斑病等多种病害
	Medalist X（美达丽 X）	Jacklin	对叶斑病和币斑病的抗性极强；对一些杂草有极强的抵抗力
	Merci（迈尔西）	DLF TRIFOLIUM	抗锈病和长蠕孢叶斑病
	Monterey（蒙特丽）	Jacklin	对叶斑病、秆锈病、褐区病、枯萎病、币斑病及红丝病有突出的抗性；同时对食草性昆虫也有抵抗能力
	Paragon	TMi	高抗草坪病害
	Perfect（无瑕）	DLF TRIFOLIUM	抗锈病和红丝病
	Pinnacle（顶峰）	中国种子集团公司	该品种保留了高的内生菌以防止害虫危害
	Premier Ⅱ（首相二代）	中国种子集团公司	抗锈病和褐区病
	Riviera Ⅱ	PICKSEED	具高水平内生菌含量；具突出的抗病性，可抗褐区病、叶斑病；与杂草的竞争能力强
	Sakini（萨卡尼）	DLF TRIFOLIUM	抗杂草能力强；夏季抗病性好
	Sunshine（日照）	PICKSEED	总体抗病性很优秀。对红丝病、腐霉病、褐区病、叶斑病、锈病和币斑病表现出优异的抗性
	Superstar（巨星）	DLF TRIFOLIUM	抗镰刀菌
	Taya（托亚）	DLF TRIFOLIUM	对锈病、币斑病等真菌性病害有非常高的抗性
	Topgun（神枪手）	Jacklin	对褐区病、镰斑病、币斑病及红丝病等有突出的抗病性；同时对食草性昆虫也有抵抗能力
匍茎剪股颖	Backspin（SYN 92—2）	TMi	对币斑病具较强的抗性
	CATO（卡托）	PICKSEED	对币斑病具良好的抗性，对腐霉枯萎病具中等的抗性，同时具有从褐区病中迅速恢复的能力
	C/C Cato 和 Crenshaw 各占 50% 的组合	PICKSEED	保留 Cato 特点，提高了与杂草的竞争能力
	Mariner（水手）	PICKSEED	对币斑病中等敏感
	National	PICKSEED	对币斑病和褐区病具中等抗性
	Putter（普德尔）	Jacklin	抗病力强，尤其是夏秃斑病；对一年生早熟禾杂草危害有极强的抵抗力
细弱剪股颖	Exeter（埃克塞特）	PICKSEED	肥力太高可增加其对病害的敏感性

续表

种类	品 种	产 商	抗 性 情 况
狗牙根	Del Sol	TMi	对草坪病、虫的抗性相对增强
	Jackpot（杰克宝）	Jacklin	对镰刀枯萎病和狗牙根螨虫的抗性表现突出
	Sundevil Ⅱ （日盛 Ⅱ）	Jacklin	品种抗病能力相对增强
	FLoraTeX	Dudack A. E. et al.	对狗牙根瘿螨、头盔枪线虫、蝼蛄 *Scapteriscus abbreviatus* 和大豆螺旋线虫有抗性

注：①TMi：Turf Merchants，Inc.②上述品种的抗性情况来源于产商或经销商的品种介绍资料。

（二）选择适宜的播种量和播种时期

任何有助于直播草坪草整齐出苗、快速占领床土表面和健康生长的措施，都有利于草坪草在苗期抵御各种危害因子的为害。除了在床土构建时，给草坪草准备适宜的生长条件外，适宜的播种量和播种时期也是非常重要的。韩建国等（1995）认为，在北京地区春季直播草地早熟禾种子建植草坪，播种量宜用 $15g/m^2$。该播种量下出苗的草坪草，不仅在成熟叶长度、枝条基部直径、分蘖数、植株高度、地下生物量和建植速度等方面有较好的表现，而且对杂草也有良好的抑制效果。对播种时期的确定，应根据不同地区气候特点，选择的播种期不仅要有利于快速出苗、生长，还应使草坪草有足够的时间完成一个完整的生长季节。暖季型草坪草的播种时期一般选择在晚春或初夏。

（三）栽培方式

草坪草的栽培方式有种子直播、营养体扦插和草皮铺植，但以多品种混播（植）对防治病、虫、草害有特殊意义。混播（植）草坪对病害的蔓延可起到阻隔的作用，可增加对虫害的抗逆性，提高与杂草的竞争力。对休眠草坪以适宜品种进行套播，或对草坪斑秃部分进行补播（植），既可改善休眠或斑秃草坪的景观，也可抑制杂草滋生。

第三节 半成坪及成坪后的管理

草坪半成坪和成坪后，给各种草坪危害因子提供了一个相对稳定的环境。绝大多数草坪草均为多年生草本植物，各种危害因子的繁殖体可持续地存活于草坪系统中，当环境条件适宜或草坪草的抵抗力下降时，即形成为害。良好的栽培管理措施，可以营造有利于草坪草生长，而不利于草坪危害因子为害的环境。草坪半成坪和成坪后的许多栽培管理措施，对草坪病、虫、杂草的消长有重要影响。合理运用常规的栽培管理措施，可在很大程度上促进草坪草生长，减轻化学防治压力。

常规栽培操作，如施肥、灌溉和修剪，可影响害虫的种群和危害（Ladd 等，1979；Potter，1982）。叶蝉和跳甲可能喜爱施肥后的牧草场和草坪（Arnold 等，1987；Prestidge，1982）。经常修剪不能影响叶蝉种群，但秆蝇成虫对新修剪区域表现出短期的侵害（Falk，1982）。在新西兰的牧草场，使用重辗子对金龟子蛴螬具有超过 60％的防治效果，而蚯蚓的死亡率可忽略不计（Stewart 等，1983）。降雨和灌溉影响高尔夫球场和家庭草坪蛴螬的分布（Gaylor 等，1979；Potter 等，1984；Regniere 等，1981）。

更细种类的翦股颖和羊茅，在土壤 pH5.5～6.0 时生长良好，这样的 pH 对多数草坪杂草偏酸。因此，除了土壤已具备足够的酸度外，使用酸性肥料，如硫酸铵，是有益的；但是应避免过度的酸化。20 世纪 50 年代的研究表明，强碱环境对日本丽金龟的产卵喜好和蛴螬的存活有不利的影响（Polivka，1960），但在后来的研究中发现，调整土壤 pH 对日本丽金龟和欧洲鳃角金龟的蛴螬几乎无影响（Vittum，1984；Vittum 等，1980）。由于大多数草坪草在 pH6～7 时生长最好，pH 调整超过这个范围可能是不切实际的，况且其不能影响昆虫的种群。

总之，任何能够促进草皮有活力、健康生长的措施，都能阻碍杂草侵入，并在一定程度上抵御病、虫害的危害。

一、栽培管理措施在草坪病虫草害防治中的应用

1. 合理管水

对草坪水分的管理，包括供给部分的自然降水、灌溉、土壤水的毛细流动，和输出部分的蒸发和排水。良好的水管理措施，是在考虑草坪草品种特性、刈割频率和高度，草坪的服务功能、光照、温度、风速和土壤结构等基础上，平衡水的供给和输出，以保证供给草坪草正常生长所需水分及促进养分的输送，同时创造不利于草坪病虫、杂草为害的湿度环境。

高温情况下潮湿或长时间湿润均有利于草坪病害的发生。草坪草叶片上的露水、分泌的游离水，以及草皮中接近饱和的空气湿度均是病害发生的有利条件。可采取措施缩短叶片上的湿润期，如用竹竿、绳索等扫落叶片上的水滴，或在清晨用少量水洒施，也可清除叶片上的露水和分泌的游离水。避免中午和傍晚以后浇水，以及少量多次浇水；以早上浇一次透水为宜。反过来，也不能延误浇水时机，以防止草坪草的根部过干旱。因为，只要一次的根部过干旱，就能明显导致草坪活性降低，有利于病害发生。有计划的水管理，也可抑制一些害虫的为害。对纤毛夜蛾可采用浇水措施压低幼虫虫口（Mutambara，1986）。一般在进行化学防治施药后的 2～3h 内或当天不应浇水，以免降低药效。修剪当天的草坪应停止浇水，以免促进病原从伤口侵入。施肥后进行一次喷浇，可避免对叶片造成肥害。运动场地的草坪要避免在浇水后立即使用，或使用后立即浇水，以免造成草坪潮湿时受践踏而使床土板结，或受损伤的草坪草处于高湿环境。

2. 合理施肥

不同草坪草品种对肥量和氮、磷、钾的需求不同。对各个草坪，应有一详细、合理的全年施肥安排，避免偏施氮肥，合理控制氮、磷、钾肥配比，特别是在丝核菌枯萎病、长蠕孢叶斑病、镰孢枯萎病、腐霉病、白粉菌病、核瑚菌枯萎病和黑粉菌病等发生时应减少氮肥的施用量；而适当增施氮肥可降低鲜明粘胶菌、铸型菌和柄锈菌引起的病害。有条件时，适当施用有机肥；有机肥中的复杂菌系可抑制潜在的病原菌，同时可改善床土土壤结构。但施用的堆肥、人畜粪等有机肥应充分腐熟，以免带入病原菌、虫卵或杂草种子。夏季草坪草生长快，施肥时可促进病原菌繁殖，应谨慎；而早春和秋季施肥，草坪发病的危险降低。冬季多雨的地区，不宜多施尿素和铵态氮，否则易引发铵及亚硝态氮中毒。干旱前也不宜过量施用氮肥，以免造成叶面积增大，水分蒸腾上升、抗旱能力下降，而应配合施用磷钾肥。

3. 合理修剪

根据草坪草品种特性，适时、适度修剪，在促进草坪草侧枝分蘖、生长，提高草坪草覆盖度的同时，刈割作用可抑制或杀灭部分杂草，减少杂草的生长竞争作用，降低杂草基数。镰刀菌、壳单隔孢菌、鲜明粘胶菌、铸型菌和壳针孢菌为害草坪草叶片时，通常从叶尖侵入，逐渐向下蔓延。刈割作用还可清除早期的叶部病害及产在上部叶片的虫卵。但繁缕和硬骨草卷耳不能通过修剪得到防治，而空心莲子草类杂草，修剪反而增加其繁殖、传播的机会。修剪过度，会造成草坪斑秃，有利于杂草滋生；未及时修剪的草坪，病虫、杂草基数较大；修剪后，刚长出的嫩叶若管理不当，易被病虫为害；钝刀片修剪，造成茎、叶切口不齐，易被病原侵入，同时修剪时若草坪潮湿，病原也易从伤口侵入。此外，及时清除修剪下的草屑，对防止病害发生和蔓延十分必要。修剪应在草坪露水干后进行，不应在浇水后草坪未干时进行。修剪处理同时有利于降低草坪草下的荫蔽度、湿度，并增加空气通透性，减少病虫害发生的危险。

4. 其他

及时进行草坪划破、清理芜枝层，以提高草坪通透性，减少潜在病原菌的基数；疏剪草坪中乔木树冠，以提高草坪的通风、透光。

覆沙（土）时，可混入适宜的生物或化学药剂，以在不增加常规栽培管理工作量的同时，达到防治病虫、杂草的目的。同时常规覆沙（土）本身，也可恶化一些病虫及杂草种子萌发的生境。对易积水的草坪区域，覆沙（土）可逐步提升床土高度，改善草坪湿度。

及时补植使用中损伤的草坪部分或其他原因造成的土壤裸露部分，促进草坪草良好生长，保持草坪草覆盖密度，有利于对杂草的竞争。

草坪过度使用往往造成床土板结、草坪斑秃、杂草侵入，或由于积水、草坪草根系生长弱，引发病害。该现象在运动场草坪中特别明显。采取打孔、穿刺等草坪更新措施，对促进草坪生长，提高草坪活力及抗御病虫、杂草能力有显著的效果。避免在床土潮湿时过分践踏草坪。适当施用非离子型表面活性剂——土壤润湿剂，可降低床土和草坪芜枝层对水的排斥作用，减缓土壤中水的自然流速。

二、病虫草害的栽培管理防治

1. 褐区病

草坪不能过度浇水，黄昏后勿进行浇水，改善排水状况，清除草坪草上的露水；避免过度干旱；修剪时留茬稍高，减少芜枝层厚度；使用含氮量低、含磷钾高的化肥，勿使用未腐熟的有机肥；保持草坪通气良好及土壤 pH 适中。

2. 镰孢枯萎病

使用抗病品种；改善床土排水性能，同时避免草坪干旱；不能滥施氮肥；及时修剪、打孔、划破。

3. 褪绿病

特别是假俭草草坪，适量施肥，避免肥量过多；头年秋季避免干旱；降低土壤 pH。

4. 铜斑病

及时修剪，并清除草屑。

5. 红丝病

适度施肥，保持氮、磷、钾肥力平衡；适当灌溉；修剪后及时清除草屑；清理芜枝层。

6. 粉红斑病

保持氮、磷、钾肥力平衡；修剪得及时清除草屑，加强对芜枝层的管理；调节床土 pH 呈中性；床土湿度维持适中，不应在傍晚以后浇水；改善草坪的通风条件。

7. 币斑病

改变氮肥施用量，避免过高或过低；清除枯草层；修剪时留茬稍高；浇水应达 $20\sim30cm$ 深；施用适当有机肥。

8. 长蠕孢根腐病

使用抗病品种，或进行抗、感品种混播建坪；不要过度浇水；修剪不能太低；改善草坪通气条件；避免偏施氮肥，尤其是在春季。

9. 蘑菇圈

草坪打孔，增加床土透气，减少芜枝层积累，同时隔天进行深灌水；避免使用未腐熟有机肥；发病严重时，更换病区床土。

10. 草坪腐烂病

避免高温时期浇水及夏季傍晚浇水。

11. 白粉病

使用抗病品种或耐荫品种；改善草坪排水和通气条件，减少荫蔽程度；不偏施氮肥；及时修剪。

12. 腐霉病

改善浇水管理，以少浇及浇透水为宜，适当控水，可防止苗期枯萎病的发生；改良床土排水性能；适量及平衡施肥，避免偏施氮肥；增加土壤通透性；床土 pH 不能高于 6.5；播种最好选择在气候凉爽或干燥时进行。

13. 锈病

使用抗性品种或抗、感品种混播（植）；及时修剪并清除草屑；禁止在高温干燥时期灌水；适当施用有机肥，避免多施氮肥，多使用钾肥；改善草坪通气条件，避免叶片水珠长时间滞留。

14. 壳针孢叶斑病

及时修剪并清除具病斑的叶片；头年秋季做好草坪芜枝层清理工作；草坪潮湿时避免践踏。

15. 粘菌病

清除芜枝层；使用钉耙和强压水源冲刷病区草坪。

16. 雪腐病

使用耐寒品种；避免偏施氮肥，特别是在晚秋时节；据报道磷肥可减轻损害；改善床土排水性能；及时修剪草坪并去除草屑。

17. 黑粉病

选用抗病品种；不要过度灌水和施肥，避免春夏两季偏施氮肥；及时清除芜枝层，减少病原孢子在其上萌发的可能。

18. 炭疽病

平衡施肥，尤其是钾肥和磷肥；增加土壤通透性；每周深灌水一次。

19. 霜霉病

增加土壤通透性。

20. 夏斑秃

每周深灌水一次。

21. 坏死环斑病

防止草坪干旱，平衡施肥。

22. 黑斑病

避免过量使用氮肥，采用平衡施肥；及时清理芜枝层；安排在白天浇水，并改善床土排水条件，提高床土通透性；果岭附近避免种植大树。

23. 白化病

扦插建植草坪时，杜绝使用白化苗或来源于白化病患区的种苗。

24. 藻害

改善排水及荫蔽条件，划破绿色藻块的表面；增加施肥量。Taylor 认为，使用垂直切割机具对苔藓有一定防效，但在使用后苔藓又将充满活力地生长；使用包括铁或石灰在内的高剂量肥料，能够减少苔藓覆盖，最终让草坪草将其遮盖（Taylor，1994）。

25. 麦二岔蚜

使用抗性品种，如匍茎翦股颖的 Penncross 品种，狗牙根的 Midiron 品种，多年生黑麦草的 Derby 品种和结缕草的 Meyer 品种等。

26. 鳞翅目害虫

适时修剪并清除修剪下的叶片，可减少产卵于叶片上部的害虫基数；适时覆沙亦可减少部分虫源基数。

27. 金龟蛴螬

一些种类的金龟蛴螬较适于在低 pH 土壤中存活，在保证草坪草品种适应的前提下，对床土施用石灰，即可减少金龟蛴螬种群水平。保持适当的土壤湿度，从 9 月初至 10 月中旬，以 6 周为一周期有规律地灌溉，可有效地防治即使是最严重的蛴螬侵染。

28. 绵蚜

及时修剪过高的草坪草及保持草坪干燥，可恶化绵蚜生境。

29. 二斑红蜘蛛及吹绵蚧

及时修剪并清除草屑。

30. 麦长蝽

清除垃圾、围篱和堆积旧草的草场等越冬场所。

31. 阔叶类及一年生禾本科杂草

在杂草幼苗期及时修剪或覆沙，可杀灭或抑制杂草。

32. 绒毛草

可进行不太强烈的耙、滚压、施肥、撒石灰和适度干旱处理等（Burghardt，1990）。

三、预防和延缓草坪老化

草坪老化是指草坪草生长趋向不正常，草坪修剪后生长缓慢，草坪草颜色异常，变黄或干枯，易受病、虫、杂草的侵袭，草坪原有的设计功能丧失。引起草坪老化的因素是多方面的，主要有：长期过分践踏，或草坪潮湿时受重机械碾压，造成土壤板结或土壤硬块，使根在床土中的生长受阻，根趋向床土表面生长；修剪后的草屑在草坪中积累，或芜枝层未得到及时清理，潮湿的芜枝层促进了草坪病原菌的繁育，并使根浮于土表、在芜枝层中生长；水、肥管理不当，恶化了草坪草的生长环境，致使草坪草植株老化、叶片枯黄、叶/茎比变小，草坪草由营养生长转为生殖生长；不适宜的草坪修剪频率和修剪高度，过少的修剪频率和太低的修剪高度，使植株下部的叶片易于自然枯黄、掉落，或造成草坪斑秃；疏于对草坪病、虫、草害的管理，造成草坪衰败，而草坪衰败过程又加重了病、虫、杂草的为害。针对上述这些引发草坪老化的因素，合适、正常地实施草坪管理，是预防和延缓草坪老化的基础。对于老化草坪，可以采取草坪打孔、划破、覆沙土、补植（播）等措施，使草坪草重新充满活力。

第四节　草坪栽培辅料

（一）泥碳

泥碳又称泥碳土或草碳，是古代湖泊沼泽地带生长的植物被埋藏在地下，在水淹或缺少空气条件下，腐蚀分解不完全而形成的特殊有机物质。泥碳含有很高的腐殖酸和其他有机碳，氮和灰分元素含量较低，略显酸性或强酸性，持水量很高，通气性良好。这些特性对维系植物根系的生长十分有用。由于其独特的质轻、持水、减少床土肥力损失、透气和富含有机质，以及价格适中的特点，具有其他材料不可替代的作用。

不论是观赏草坪还是运动草坪，要保持草坪草的良好生长条件，对其床土的持排水性、通气性和土壤养分都有一定的要求。在床土构建时，加入一定比例的泥炭，可达到此目的，以减轻日后草坪养护的压力。

（二）石灰粒

主要用于调节提高草坪床土的pH，增加土壤中的钙离子，并改善土壤的阳离子交换能力。

（三）白云石粒

仅适用于缺镁的草坪，用于提高床土的pH，增加土壤中的钙、镁离子含量，并改善土壤的阳离子交换能力。

（四）石膏粒

主要用于增加床土中的硫、钙含量，并可改良盐碱化和板结的床土。

（五）中目沙

粒径0.25～0.5mm的河沙。主要用于改善床土的通透性，防止床土板结。

此外，一些专业公司销售有利于草坪草健康生长的各类专业产品。如，以色列海法（HAIFA）化学工业公司的活力威（HUMIGREEN），具有腐殖酸、海草提取物和微量养分的作用，是一种基于腐殖质的活性土壤调节剂；比利时的TC土壤改良剂，由生长促进剂、吸水聚合物、水溶性矿物肥料、缓释矿物肥料、有机肥料和载体物质组成，能够改良土壤、促进草坪草及其根系的生长、提高出芽率、降低灌溉量和频次、充分发挥并增强所使用肥料的功效、增强土壤的渗透能力、有利于活跃土壤和根际微生物，在贫瘠或盐碱土壤中促进草坪草生长，并有利于植物在不利环境下保持活性；美国 TURFINFO 公司的 Primer 604 土壤润湿剂，是一种非离子型的表面活性剂，可降低床土和草坪芜枝层对水的排斥作用，减缓土壤中水的自然流速，使水、肥、药能够更均匀地到达草坪草的根际。Infiltrx 和 Aqueduct 也具有类似的作用，可降低水的表面张力，均匀湿润土壤。Aqueduct 还可在一定程度上减轻草坪局部的落黄、枯萎现象。类似的产品还有 Aqua-Root、Synertrol 和 Breakthru 等。Blazon 则是一种浅蓝色的草坪显示剂，其作用是混入所喷施的药物中，使得喷施药物后的草坪呈蓝色显示，提醒避免重叠施药或漏施，这对在草坪上施用除草剂或生长调节剂时特别重要。辉得昌公司推荐的保利高产品，是一种聚丙烯酰胺化合物，具有很强的吸水、保水功能，可有效减少土壤水分和肥分的流失。快绿美液体铁，是辉得昌公司经销的另一产品，主要成分为氮、铁和硫，能使草坪快速增绿，还可改善草坪因缺铁引起的症状。草坪喷浆剂是针对坡面上机械播种常发生草籽溜坡而开发出的产品，具有防止雨水冲刷、提供部分养分的作用。

第五节　草坪管理器械

在草坪的日常管理过程中，常常使用到一些专用的草坪管理器械。有些草坪管理器械的运用，在达到特定管理目的的同时，还可在一定程度上减少草坪病、虫、杂草的危害。

（一）剪草机

随着不同功能草坪及草坪的不同管理要求发展，草坪剪草机具也得到了极大的发展。有适应不同草坪功能要求的专用剪草机，如果岭剪草机、球道剪草机、高草区剪草机和足球场草坪专用剪草车（三连滚刀式剪草车）等。有适用于小场地的割灌割草机、旋刀自行式剪草机、手动滚刀式草坪修剪机和气浮式剪草机等。还有机动滚刀式草坪修剪机、全浮动循环式碎草刀盘剪草车等大型剪草车。

通过剪草机对草坪草的适时、适度修剪，不仅可提供平整的草坪表面，而且可促进草坪草的分蘖、生长、保持新绿，并一定程度上降低草坪病、虫、杂草危害。

剪草机的工作及保养有一定的要求：每次剪草，不能超过草本身的 1/3；剪草时，油门调至最高档，用高速切割；尽量保证刀片锋利，刀片不锋利时应及时更换；要避免刀片击打硬物；每次使用要检查机油，新机工作满 10~12h，要更换机油 1 次，以后每工作满 50~100h 更换 1 次；每次使用还要检查滤清器，清理脏物，每工作 40h，要更换滤清器，二冲程机器，汽油和机油按 25：1 混合作为燃料。

（二）草坪打孔机

依不同管理要求区分，有果岭打孔机和球道打孔机等；依动力区分，有手推式打孔机、自走式打孔机和车式打孔机等。运用打孔机在草坪上均匀地打出直径约 2cm，深度约 8cm 的孔洞，可消除土壤板结，增加土壤透气性，促进水、肥及其他养分进入土壤，提高草坪草根系的生长活性和草坪草的抗旱能力。

（三）切根梳草机

根据不同使用目的，可选用活动刀片、固定刀片或弹性刀头。活动刀片可清除芜枝层，固定刀片可切断狗牙根之类草坪草的根部，弹性刀头可有效地清除草坪上的枯草。梳草机的活动刀片及弹性刀头依靠离心力或梳耙作用能有效地清除芜枝层，使空气和养分达到根系。切根作用的同时，对草坪进行适度的划破，可提高草坪草根、茎的分蘖能力，有利于促进草坪草健康生长，防止病虫害。

（四）切根补播机

具有草坪更新功能。在切根、对草坪实行划破并促进草坪草根、茎分蘖的同时，还可在草坪稀薄或泥土裸露的地方进行草籽补播。

（五）草坪清扫机

对草坪杂物进行吹或吸清除。适用于不同功能草坪，可区分为果岭清扫机、球道清扫机等。使用草坪清扫机不仅可清除草坪杂物，也可大大减少草坪害虫的虫卵和幼虫基数。

（六）覆沙机

这是草坪定期平整、增加通透性和促进草坪草生长的必要机具之一。依适用于不同功能草坪，可分为果岭覆沙机、球道覆沙机等。在对草坪进行覆沙、土的同时，可将防治病、虫的生物菌剂拌入沙、土中同时施入草坪，既不增加覆沙、土的作业量，又可达到防治草坪病、虫害的目的。

（七）起草皮机

这是高效率、规格起草皮的专业机具。可根据不同的起草皮要求，选择适宜的机型、调整草皮厚度。

（八）打药机

有肩挂式手动喷雾器、背式动力喷雾机、（担架式）高程动力喷雾机、施药车、施肥机等。

（九）埋地喷头

埋地式喷头体积小、寿命长、安装简单、维修方便、喷水均匀、射程远、雾化好，可任意调整喷水角度和喷水抛物线，喷射覆盖面可为圆形全周或半周喷灌，或为不同覆盖面的正方形、长方形，并且不影响绿地美观和草坪管理。由电脑全自动控制的喷头，每天可进行定时、定角度、定次数、定量喷灌作业。喷水时，喷嘴自动伸出草皮，按设定的时间长短、喷灌角度，进行旋转式雾化喷灌。喷灌完毕时，喷嘴自动缩回地下与草皮平齐。如遇到雨天，通过雨水感应器的功能，可自动停止喷灌。

（十）多功能水枪

采用水枪浇水，具有可任意移动喷头的优点。更换喷嘴，可达到浇灌、洒水、雾化浇水、散射浇水和劲射冲洗的目的。选择适宜的喷嘴和水流量，可进行施肥、喷药等作业。

（十一）草坪喷播机

可将种子、纤维、肥料等一次性混合，喷播于床土表面。适用于不同大小的草坪播种建植，也可用于草坪修补或补播。是快速和成本较低的草坪建植机具。

（十二）草坪车集草箱

大型草坪专业收集草屑和将草屑移出场地的专用机具。

参考文献

1. 李敏等，《草坪品种指南》，北京农业出版社，北京：1993。
2. 林深林，草坪老化之原因与对策，兴农杂志，1995，（322）：18～22。
3. 刘崛恩，困扰草皮维护的草皮 *Rhizoctonia* 病害，兴农杂志，1987，（225）：30～36。
4. 伏谷正身，草坪的病害防治，兴农杂志，1995，（319）：74～84。
5. 陈树国等，《观赏园艺学》，中国农业科技出版社，北京：1991。
6. 陈宏铭，草坪发展研究及基本管理原则，台湾花卉园艺，1995，（9）：p.22～24。
7. 杨光盛，草皮的施肥及水分管理（下），兴农杂志，1995，（315）：64～66。
8. 杨秋忠，高尔夫球场草皮的施肥管理要领，兴农杂志，1995，（322）：8～12。
9. 胡中华等，《草坪与地被植物》，中国林业出版社，北京：1995。
10. 翁启勇等，登云高尔夫球场草坪病虫杂草防除，草业科学，1997，14（4）：48～51。
11. 郭毓仁，草皮的灌溉管理，丰年，1993，43（12）：58～59。
12. 郭毓仁，草皮的混合栽植，丰年，1993，43（20）：50～51。
13. 郭毓仁，运动场的草皮管理，丰年，1994，44（3）：20～23。
14. 郭毓仁，草皮的病虫害防治（一），丰年，1994，44（21）：32～35。
15. 韩建国等，春播草地早熟禾播种量对草坪建植质量的影响 中国草地 1995，（1）：37～39。
16. Arnold T. B. et al., Impact of a high-maintenance lawn-care program on nontarget invertebrates in Kentucky bluegrass turf. Environ. Entomol. 1987，16：100-105.
17. Beute M. K. et al. Relation of small soil fauna to plant disease. Annu. Rev. Phytopathol.，1979，17：485-502.
18. Burghardt H. Some remarks relating to creeping soft grasses. Rasen-Turf Gazon，1990，21（2）：34-36.
19. Busey P. et al. Southern chinch buy （Hemiptera：Heteroptera：Lygaeidae）overcomes resistance in St. Augustinegrass. J. Econ. Entomol.，1987，80（3）：608-611.
20. Busey P. Inheritance of host adaptation in the southern chinch bug (Heteroptera：Lygaeidae). Annals of the Entomological Society of America，1990，83（3）：563-567.
21. Falk J. H. Response of two turf insect，*Endria inimica and Oscinella frit* to mowing. Environ. Entomol. 1982，11：29-31.
22. Gaylor M. J. et al. The relationship of rainfall to adult flight activity; and of soil mosiure to oviposition behavior and egg and first instar survival in *Phyllophaga crinita*. Environ. Entomol. 1979，8：591-594.
23. Klingman G. C. et al. Lawn，Turf，and Ornamental，in "Weed Science：Principles and practices" 1982 p. 410-413，by John Willey & Sons，Inc.，2st Ed.
24. Kuo S. Calcium and phosphorus influence creeping bentgrass and annual bluegrass growth in acidic soils. Hortscience，1993，28（7）：713-716.
25. Ladd T. L. et al. Japaneses beetle: influence of larval feeding on bluegrass yields at two levels of soil

moisture. J. Econ. Entomol. 1979, 72: 311-314.

26. Mutambara A. Entomology notes: lawn caterpillar (*Spodoptera cilium*). Zimbabwe Agricultural Journal, 1986, 83 (5): 169.

27. Phillips M. C. etal. Distribution of the rhizomes and roots of *Cynodon dactylon* in the soil profile and effect of depth of burial on regrowth of rhizome fragments. In Brighton crop protection conference, weeds, Proceedings of an international conference, Brighton, UK, 22-25 November 1993. Farnham, UK: British Crop Protection Council (BCPC) (1993) Vol. 3, 1167-1170.

28. Polivka J. B. Grub population in turf varies with pH levels in Ohio soils. J. Econ. Entomol. 1960, 53: 860-863

29. Potter D. A. Influence of feeding by grubs of the southern masked chafer on quality and yield of Kentucky bluegrass. J. Econ. Entomol. 1982, 75: 21-24.

30. Potter D. A. et al. Ecology and Management of Turfgrass Insects. Annu. Rev. Entomol. , 1991, 36: 383-406.

31. Potter D. A. et al. Susceptibility of *Cyclocephala immaculata* (Coleoptera: Scarabaeidae) eggs and immatures to heat and drought in turf grass. Environ. Entomol. 1984, 13: 794-799.

32. Powell N. T. Interactions between nematodes and fungi in disease complexes. Annu. Rev. Phytopathol. , 1971, 9: 253-274.

33. Prestidge R. A. The influence of nitrogen fertilizer on the grassland Auchenorrhyncha (Homoptera). J. Appl. Ecol. 1982, 19: 735-745.

34. Regniere J. R. et al. *Popillia japonica* (Coleoptera: Scarabaeidae): distribution and movement of adults in heterogeneous environments. Can. Entomol. 1981, 115: 287-294.

35. Stewart K. M. et al Control of grass grub [*Costelytra zealandica* (White)] by heavy rolling. N. Z. J. Exper. Agric. 1983, 11: 265-270.

36. Svensson R. Weed control in newly-sown and established lawns, in "Weedsand weed control" p. 62-69, 22nd Swedish Weed Conference Uppsala 28-30 January 1981, 1. Reports.

37. Taylor J. Moss control on bentgrass greens evaluation. In 1994 Turfgrass research report [edited by Taylor J.]. Special Circular-Ohio Agricultural Research and Development Center (1994) No. 148, 3.

38. Vittum P. J. Effect of lime applications on Japanese beetle (Coleoptera: Scarabaeidae) grub populations in Massachusetts soils. J. Econ. Entomol. 1984, 77: 687-690.

39. Vittum P. J. , et al. Effect of soil pH on survival of Japanese beetle and European chafer larvae. J. Econ. Entomol. 1980, 73: 577-579.

第五章 草坪非生物危害因素

非生物危害因素是影响草坪草质量的两大类因素之一,虽然对草坪造成的危害一般较少,但有些因素一旦造成危害,破坏极大。

第一节 主要非生物危害因素的危害及防治

(一) 日灼和干旱

日灼多发生于一段时间的高温天气后突然降温,且多云气候的向阳草坪。干旱常发生于长期干旱草坪,尤其是树下的草坪。酸性土壤由于水不易渗入,易产生径流,更易造成干旱。日灼和干旱均造成草坪褪绿,出现棕红色斑点。日灼造成损害的面积小于干旱,两者均不会造成永久性伤害。可在草坪出现严重棕红色之前,进行浇水预防,但须深达床土 10 厘米左右。

(二) 冻害

草坪呈红褐色或枯黄色。预防措施:①选择抗寒品种;②在冬季来临之前,向草坪施用适当的肥料并灌足水。

(三) 盐害

造成草坪草大量失水,褪绿,甚至死亡,影响种子发芽率和发芽速度。可选择耐盐碱品种或用大量水冲洗防治。

(四) 缺铁

草坪褪绿。在碱性土壤的草坪中较常发生。防治措施:①改善床土碱性条件;②施用铁盐,施用量约 $27kg\ Fe/hm^2$。

(五) 肥害

造成草坪草灼伤,呈花斑样枯黄或整块草坪均匀枯黄,边界明显。防治措施:①用大量水冲洗;②危害严重的草坪部分,更换新草皮。

(六) 机械损伤

修剪过低或其他机械在草坪上造成的伤害,使草坪草整块斑秃。应进行补植,并加强管理。

(七) 油渍

修剪机具或喷雾机具等的用油洒落草坪而造成斑秃,边界明显。应避免在草坪上进行机具加油，对油渍草坪应及时进行更新。

（八）不良的土壤物理性状

土壤板结，造成草坪床土通气性差，草坪草根系生长不良，进而影响植株生长，草坪稀疏。在草坪建植前的床土施工中，确定必要的床土组成成分的比例，如适当提高中目沙和泥碳土的使用量。在已成坪的草坪中，定期进行草坪打孔，逐步进行床土更新。

（九）不适的土壤肥力

土壤贫瘠，影响草坪草正常生长，草坪草变黄，草坪薄、稀疏等。不同土壤养分元素含量不正常时，对草坪草植株的影响也各不一样：氮缺乏时易使老叶黄化，严重时则枯死；氮过量易使草坪草徒长，茎细长，叶面积加大变薄，易引发一些病害并降低耐旱能力。磷缺乏时，老叶和茎上常呈现紫色，老叶易枯死；磷过量时会造成草坪草植株的茎叶变小。钾缺乏时，常先在老叶边缘出现黄化和棕色斑，过量时则使草坪草的茎叶变硬变小。硫缺乏时，也常使老叶发生黄化，过量时会造成土壤酸化。镁缺乏时，引起叶片脉间条状黄化，而叶脉则保持绿色。钙缺乏时，易使生长点出现变形萎缩，或茎叶外表生长不良，雨后易发生腐烂，严重时茎枯死。硼缺乏时的症状与钙缺乏时的症状类似，易使生长点变形，严重时茎顶枯死。缺乏铁时生长点变黄，缺乏锌时新叶呈黄白色。因此应制订并执行合理的施肥计划。

（十）草坪芜枝层

芜枝层过厚，影响床土透水、透气，浅化了根的生长，使根易受热和干旱的压力伤害，限制了肥料和土壤杀虫剂穿透到土壤中。同时，有利于病原物的积累和害虫的栖息，诱发草坪病虫害。防治措施有：①定期进行草坪划破，清理芜枝层。②草坪修剪后，及时清除修剪下的草屑。③在草坪土壤中维持一定数量的无脊椎动物（如蚯蚓、甲形螨和弹尾目动物等）。④草坪定期进行覆沙土，是最有效的减少芜枝层积累的栽培措施。这种措施增加了混合层的比重和湿度保持能力，创造了更适合微生物降解芜枝层和草坪草生长的条件。

（十一）化学药剂

不适当的化学药剂施用量或施用时期，造成草坪药害或诱发有害生物因子对草坪危害的增强。应制订并执行合理的施药计划（详见本章第二节）。

（十二）排水不良

造成草坪通气不良或腐烂，或诱发病、虫的发生。可在草坪建植前的床土施工中，建立地下排渗系统；在已成坪的草坪中，定期进行草坪覆沙、覆土，提高床土等进行防治。

（十三）草坪磨损

形成草坪斑秃，诱发杂草侵入，草坪退化。应及时加强草坪的水、肥等管理；在已裸露床土的区域，进行草坪补植。

第二节　化学药剂的非靶标影响

农药对有害生物的防治及维持草坪的健康生长具有重要的作用。但一般情况下，人们似乎仅关心农药对防治对象（靶标对象）的作用结果，对非靶标对象的有益或有害的影响则很少有积极的、系统的研究报道。事实上，农药的非靶标影响，是农药应用中不可避免的问题。一些影响来自于所用农药造成的直接结果，而另一些则是造成间接影响，甚至通过有益影响的帮助起动了负面影响。若能够明晰并拓展对非靶标的有益影响，将有害影响减少到最小，则有益于草坪管理、公众环境和人员健康，同时降低草坪管理费用。

（一）农药对草坪草的非靶标影响

除草剂对草坪草的药害作用，是大家所熟悉的非靶标负面影响。Engel 等（1966）在较早的时候，就已指出几种除草剂对肯塔基早熟禾生长的影响。他们肯定了在使用一种除草剂后，农药的安全性通常在草坪草的叶片上不能充分得到保证。他们的研究发现，地散磷一般减少根的生长，但砷酸钙、草特磷、甲基敌草索和一些 PCDP（poly chloro dicyclo pentadiene）除草剂却不一样。相反地，所有这些除草剂都减少嫩枝的产生，有的减少一些，而有的可达到 33%。生长抑制不是肉眼可见的，但依然重要。

Clements 等（1992）发现，施用杀虫剂涕灭威和呋喃丹后，麦秆蝇对多花黑麦草 RvP、Optima 和 S22 品种，以及多年生黑麦草的 Melle、Cropper 和 S24 品种的危害变得更严重。

（二）农药对草坪病害的非靶标影响

草坪管理上一些常用的除草剂、杀虫剂、杀菌剂和杀线剂对草坪病害的影响，是已报道的化学药剂产生非靶标影响中最多的一类。

1. 除草剂对病害的诱导性影响

除草剂具有抑制特定病害和加强一些病害的能力，能通过下列方面影响病害：①特定病原菌的毒力；②病原真菌和它们的寄生物和（或）竞争者的关系；③禾草中病原菌的抗性水平（Smiley，1981）。

Karr 等（1979）指出，地散磷和氟落灵轻度提高褐区病（立枯丝核菌）和币斑病（同果核盘菌）在狗牙根上的、腐霉枯萎病（瓜果腐霉菌）在多年生黑麦草上的严重度，但不影响狗牙根上的腐霉枯萎病。草特磷施于草坪也同样不影响腐霉枯萎病（Anderson，1978）。在肯塔基早熟禾上施用虫草灭、砷酸钙和利谷隆后，条黑粉病（香草黑粉菌）和镰孢枯萎病（镰刀菌种类）加重（Altman 等，1977；Smiley，1980）。

Hodges（1980）报道了 5 种除草剂对肯塔基早熟禾长蠕孢叶斑病的影响。施用 2,4-D、2,4,5-T、二甲四氯丙酸和敌草威后，病害加重，施用 2,4,5-TP 后病害减轻。这类除草剂被认为提高了叶片的敏感性，增加了死亡叶片上肯塔基早熟禾长蠕孢叶斑病病原数量。类似的，已有报道 2,4-D 能够增加由德氏霉和双极霉种类引起的小麦、玉米叶病的严重度，而在大麦上则减少这些病害。施用二甲四氯丙酸增加小麦和大麦上的全蚀斑病，而 2,4-D 或二甲四氯则不。二甲四氯丙酸增加了全蚀斑病的子囊壳、菌丝体和小型分生孢子，该病原可造成翦股颖的 *Ophiobolus* 斑（Smiley，1981）。

在匍茎翦股颖草坪上施用甲胂二钠防治止血马唐的同时，可兼治由铸型菌和核盘菌引起的币斑病，其处理后的草坪品质比用甲基敌草索处理的，或对照草坪都更好（Goatley等，1994）。施用砷酸钠可杀死蚯蚓而明显影响芜枝层的积累（Callahan等，1991）。

2. 杀虫剂、杀线剂对病害的影响

氯丹是在使用有机磷化合物之前，在草坪上常用的一种杀虫剂，也是已实验的、比其他杀菌剂更有效的抑制翦股颖 *Ophiobolus* 斑的药剂（Gould等，1966）。Engel等（1966）确认，氯丹增加了肯塔基早熟禾根的能力，但抑制了叶的生长。

在纽约的一个高尔夫球场的球道上，几年内均发生早熟禾弯孢疫病害，采用苯并咪唑类杀菌剂—苯菌灵和几种重金属杀菌剂进行防治，均未见效。草坪管理人员偶然观察到，球道在使用杀虫剂毒死蝉后，草坪恢复得快且完全。经过重复试验，结果表明在草坪中有该病害症状存在时，施用该杀虫剂可以得到肯定的效果。但在实验室试验中，该杀虫剂和它的溶剂对新月弯孢菌无毒性（Smiley，1981）。

在密执根，线虫的取食作用可能造成肯塔基早熟禾更易被镰孢枯萎病为害。纽约高尔夫球场上弯孢疫病的危害，同样可能是由于节肢动物或线虫的取食活动造成的（Smiley，1981）。

尽管毒死蝉的成功原因尚不十分清楚，但杀虫剂和杀线剂提高或降低其他植物的病害十分普遍。农药可能直接作用而影响病原菌的生长能力，或通过调节寄主抗性或平衡病原真菌和其他微生物起间接作用。

3. 杀菌剂对病害流行的影响

特定杀菌剂对病害控制研究的正面结果被草坪管理者普遍接受。然而，其负面影响却很少被告知。在某一杀菌剂使某一病害加重，或使用某一杀菌剂后造成另一病害严重发生时，草坪管理者才会探讨这一问题（Smiley，1981）。

苯并咪唑类衍生物杀菌剂（如苯菌灵和托布津）被认为对卵菌亚纲无毒性。过分强调使用苯并咪唑类衍生物杀菌剂防治病害的地方，常受到腐霉枯萎病蔓延的威胁，即病原菌株已产生适应性突变，对这些杀菌剂产生抗性（Warren等，1976；Smiley，1981）。

在美国康奈尔大学进行草坪草品种试验，将每一栽培品种小区的一半用杀菌剂处理，与未处理的一半进行观察比较。通常情况下，杀菌剂处理的小区，其品质优于未处理的小区，但同时也观察到几个相反的情况。1980年，苯菌灵施用7d后，在多年生黑麦草和紫羊茅小区发生红丝病。该病害在处理的一半小区中，明显地比未处理小区更严重。Burpee和他的同事发现苯菌灵处理过的草坪变得对红丝病更加敏感。在肯塔基早熟禾品种实验中发现一种由担子菌造成的病害，该病害在杀菌剂处理的区域最严重，在未处理的区域中发病轻或没有（Smiley，1981）。

地茂散和放线菌酮使纽约高尔夫球场的沼泽翦股颖更易发生由五谷丝核菌造成的一种病害。当用这些杀菌剂预防由雪腐镰孢和肉孢核瑚菌混合造成的一种雪霉病时，出现了冬褐区病，而没有施药的地方则无冬褐区病出现（Smiley，1981）。

美国病理学会出版的《杀菌剂与杀线剂的测试》，曾列出杀菌剂诱导草坪病害增加的90多个例子。但Smiley（1981）认为，这些报道低估了发生的事实。因为：①大多数实验基于单一原因研究；②大多数实验属小区试验，小区存在非典型使用模型；③已报道的结果仅是进行这类研究的极少部分，不全面。他还将杀菌剂处理小区相关的草坪草病害严重度增加情况进行归整（表14）。

表 14　杀菌剂处理小区中相关的草坪草病害严重度增加情况

杀菌剂	长蠕孢叶斑病	币斑病铜斑病	红丝病	锈病	条黑粉病	草坪黄化	立枯丝核菌病	镰刀枯萎病	刀镰斑	镰刀菌秃	核瑚菌枯萎病
放线菌酮							S				N
粉锈灵	N				N						
CGA 64251			S				S	S			
抑菌烷					N	S					
百菌清	S	S			N		S	N			N
敌菌灵		I			N		S	N			
重金属（镉，汞）	I	N					N				N
病消唑	I	I					N				N
五氯硝基苯			S			S	S	N			
苯来特	S	S	S	S			S				N
代森锰											
地茂散						S					
退菌特	S	S			N		N				N
（和其化合产品）											

注：S 为至少在一个研究中显著增加；I 为表现显著的增加，但未达到统计学上的程度；N 为增加，但无统计学上的显著性。

（三）农药对草坪害虫天敌的非靶标影响

化学农药对害虫天敌的影响，在农作物害虫的防治中已有很多报道，在草坪害虫防治中存在同样问题。施用单一有机磷杀虫剂，如毒死蜱，可造成草坪中捕食性螨、蜘蛛和昆虫的种群下降至少达 6 周时间（Cockfield 等，1983）。杀虫剂对草坪草害虫天敌的影响，可能导致害虫的第二次爆发（Streu 等，1972a，1972b）。草坪施用毒死蜱后，捕食性天敌蚁类、蜘蛛类、隐翅虫类和步甲类对草皮网螟卵的取食作用大大下降，这种影响可持续 5 周（Cockfield 等，1984）。

（四）农药对哺乳动物的非靶标影响

研究发现，宠物狗的恶性淋巴瘤危害增加，与接触 2，4-D 有关。Reynolds（1994）进行一项研究，以确定狗在自然条件下，接触药剂处理的草坪后所吸收和在尿中排泄 2，4-D 的量。结果发现，生活在新近用 2，4-D 处理的草坪的狗，在几天中能够吸收到可检测的除草剂量，并且接触时离药剂处理的时间越近，所吸收的量也越大。处理后 1 周之内接触，比 1 周后接触，检测到的吸收量高出 50 倍以上。Hayes 等（1991）的报道认为，庭院草坪用 2，4-D 处理后，其狗发生恶性淋巴肿瘤的频率比对照的高；每年施用 2，4-D 超过 4 次时，狗发生恶性淋巴肿瘤的危险上升 2 倍。

Leonas 等（1992）研究了草坪和园地管理期间，农药在施药人员衣服上产生的沉积模型。使用的药械有 6 种类型，包括缓流喷液器、旋转/撒施喷液器、背负喷雾器和园林软管喷雾器等。将荧光染料混入水中进行喷施，以紫外-可见分光光度计测定施药人员不同身体部位沉积的染料数量。结果表明，沉积类型和沉积量与施药器有关。液体喷雾器具比使用颗粒剂的设备产生更高水平的沉积；低体积施用和可调节的园林软管喷雾器具所造成的污染，比其他所有器具高；污染数量依身体部位而异，在脚、小腿和大腿的沉积量最大。

Balkisson 等（1992）报道，一位 74 岁的老人在未戴防护面具的情况下，在其草坪上施用兑水 10L 的 500ml 杀草强除草剂。在施药 80h 后进行肺透视，并与其 1 周前常规检查时的透视结果进行比较，发现其肺泡受损害。该结果来自除草剂的毒性而不是过敏性影响。

（五）农药对环境的非靶标影响

在高强度管理的草坪中，过量的芜枝层会造成水渗透降低、浅根、增加伤害的压力和病虫害问题。使用某些杀虫剂或肥料对蚯蚓和其他土壤生物产生的负作用，可能促进芜枝层的积累，因为这些生物对腐败分解过程是重要的。在肯塔基早熟禾上，春季施用 1 次多菌灵、西维因、虫线磷或苯来特，结果降低蚯蚓的分布达 60%～90%，该影响至少达 20 周。毒死蜱应用于池塘边的草坪，水禽通过取食垂死的、含毒死蜱的昆虫，明显造成毒害。鸟类可能因吞食杀虫剂处理后跑到草坪表面上的、死或垂死的蟋蟀或美洲花金龟属蛴螬而死亡。水禽在杀虫剂污染的草坪上寻食而死亡，造成在高尔夫球场和草皮农场禁止使用二嗪农（Potter 等，1990 和 1991）。

Smiley（1981）对草坪施用农药的环境影响开展了系统的研究。结果表明，一些杀菌剂会立即造成位于芜枝层与土壤交界层之下的土壤酸性明显提高。用含有苯并咪唑的杀菌剂（如苯菌灵）或含有大量硫的杀菌剂（如代森锰锌和福美双）处理的小区 pH 最低。用 Bromosan（甲基托布津＋福美双）和 Duosan（甲基托布津＋代森锰）处理的小区酸化数量最大。在一些小区，酸化作用在 20cm 深亦可测量到。尽管这些酸化作用的原因尚不清楚，但其可能与一些杀菌剂的活性组分，如硫和氮的量有关。未知数量的潜在的酸化"惰性"组分的增加，可能也与此有关。一些杀菌剂减慢了芜枝层的分解速率，并且一些情况下分解作用几乎完全被抑制。少数杀菌剂可改变根群体，如扑海因可使根物质增加 3 倍。所有的杀菌剂提高了早熟禾的品质，最显著的是提高了新梢密度。杀线剂苯胺磷大大地促进草坪草品质，但不增加根的量。杀菌剂处理不能大幅度地改变所估计的微生物类群的总量，但可引起类群种类的改变，特别明显的是镰刀菌种类。同时，杀菌剂也会增加几种非靶标病害的严重度。如，当琥珀酸镉、百菌清、代森锰锌、苯胺磷和扑海因被用于一个生长季节的预防研究时，可控制镰刀菌枯萎病，但它们对芜枝层、土壤、体外或该病害中的镰刀菌种类没有抑制效果。

草坪上使用的各种农药，可被雨水冲刷到周围的河流、池塘等引起水污染。

（六）降低农药非靶标影响的几种因素

在施用防治地下害虫或土传病害的药剂时，通常要求于施药后即进行灌溉，目的是为了促进所施药剂达到土壤中害虫活动或存在病原的部位。事实上，一些研究表明，浇水或灌溉对药剂从芜枝层移到土壤，以及从土表面向下移动的作用影响甚小。从这个意义上讲，芜枝层和草坪床土限制了药剂渗透、流失到地下水系统，降低了农药的非靶标影响。同时，芜枝层中丰富的微生物种类，对残留于芜枝层中农药的降解，也进一步降低了农药的非靶标影响。及时清理施药后草坪修剪下的草屑，也可降低农药的非靶标影响。

参考文献

1. 李敏等，《草坪品种指南》，北京农业出版社，北京：1993。

2. 刘嵋恩，困扰草皮维护的草皮 *Rhizoctonia* 病害，兴农杂志，1987，(225)：30～36。

3. 伏谷正身，草坪的病害防治，兴农杂志，1995，(319)：74～84。

4. 陈树国等，《观赏园艺学》，中国农业科技出版社，北京：1991。

5. 胡中华等，《草坪与地被植物》，中国林业出版社，北京：1995。

6. 翁启勇等，登云高尔夫球场草坪病虫杂草防除，草业科学，1997，14(4)：48～51。

7. 郭毓仁，草皮的病虫害防治(一)，丰年，1994，44(21)：32～35。

8. Altman J. et al. Effect of herbicides on plant diseases. Annu. Rev. Phytopathol. , 1977, 15：361-385.

9. Anderson J. R. Pesticide effects on non-target soil microorganisms. Pages 313-354 in：I. R. Hill and S. J. L. Wright, eds. Pesticide Microbiology. Academic Press, London. ,1978,p. 844.

10. Balkisson R. et al. Alveolar damage due to inhalation of amitro-containin herbicide. Chest, 1992, 101(4)：1174-1176.

11. Beute M. K. et al. Relation of small soil fauna to plant disease. Annu. Rev. Phytopathol. , 1979, 17：485-502.

12. Callahan L. M. et al. Control of annul weedy grasses in a bentgrass green with treatment programs of tricalcium arsenate. Journal of the American Society for Horticultural Science,1991, 116(1)：30-35.

13. Clements R. O. et al. Differential reaction of newly-sown ryegrass (*Lolium* spp.) cultivars to insecticide treatments. Tests of Agrochemicals and Cultivars, 1992,(13)：78-79.

14. Cockfield S. D. et al. Short-term effects of insecticidal applications on predaceousarthropods and oribatid mites in Kentucky bluegrass turf. Environ. Entomol. , 1983,12：1260-1264.

15. Cockfield S. D. et al. Predation on sod webworm (Lepidoptera：Pyralidae) egg as affected by chlorpyrifos application to Kentucky bluegrass turf. J. Econ. Entomol. , 1984,77：1542-1544.

16. Engel R. E. et al. Merion Kentucky bluegrass response to soil residue of preemergence herbicides. Weeds, 1966, 15：128-130.

17. Goatley J. M. , et al. Crabgrass control and dollar spot suppression in creeping bentgrass with DSMA. HortScience, 1994,29(8)：884-886.

18. Hayes H. M. et al. Case-control study of canine malignant lymphoma：positive association with dog owner's use of 2,4-dichlorophenoxyacetic acid herbicides. Journal of the National Canner Institute, 1991, 83(17)：1226-1231.

19. Hodges C. F. Interaction of sequential leaf senescence of *Poa pratens* is and pathogenesis by *Drechslera sorokiniana* as influenced by postemergent herbicides. Phytopathology, 1980,70：628-630.

20. Jackson D. W. et al. HortScience, 1981, 16(4)：558-559.

21. Karr G. W. et al. Effects of three herbicides on selected pathogens and diseases of turfgrasses. Phytopathology, 1979, 69：279-282.

22. Klingman G. C. et al. Lawn, Turf, and Ornamental, in "Weed Science：Principles and practices",1982,p. 410-413, by John Willey &. Sons, Inc. , 2st Ed.

23. Konnai M. Weed ecology and its control in turfgrass land in Japan. Japan Pesticide Information, 1992, (59)：13-15.

24. Kuo S. Calcium and phosphorus influence creeping bentgrass and annual bluegrass growth in acidic soils. Hortscience, 1993, 28(7)： 713-716.

25. Lemmon C. R. et al. Degradation of diazinon, chlorpyrifos, isofenphos, and perdimethalin in grass and compost. Bulletin of Environmental Contamination and Toxicology, 1992, 48(3)：409-415.

26. Leonas K. K. et al. Deposition patterns on garments during application of lawn and garden chemicals：a comparison of six equipment types. Archives of Environmental Contamination and Toxicology, 1992, 23(2)：230-234.

27. Polivka J. B. Grub population in turf varies with pH levels in Ohio soils. J. Econ. Entomol. 1960, 53:860-863.

28. Potter D. A. et al. Degradation of turfgrass thatch by earthwarms (Oligochaeta: Lumbricidae) and other soil invertebrates. J. Econ. Entomol. , 1990,83(1): 205-211.

29. Potter D. A. et al. Ecology and Management of Turfgrass Insects. Annu. Rev. Entomol. , 1991, 36:383-406.

30. Powell N. T. Interactions between nematodes and fungi in disease complexes. Annu. Rev. Phytopathol. , 1971,9:253-274.

31. Reynolds P. M. Canine exposure to herbicide-treated lawns and urinary excretion of 2,4-dichlorophenoxyacetic acid. Cancer Epidemiology, Biomarkers &. Prevention, 1994,3(3):233-237.

32. Smith L. J. et al. Turf herbicide injury to landscape trees as influenced by mulch. Journal of Environmental Horticultural,1995, 13(2):60-63.

33. Smiley R. W. *Fusarium* blight of Kentucky bluegrass: New perspectives. Pages 155-178 in: P. O. Larsen and B. G. Joyner, eds. Advances in Turfgrass Pathology. Harcourt Brace Jovanovich and Co. , Duluth, MN. p. 197, 1980.

34. Smiley R. W. Nontarget effects of Pesticides on turfgrass. Plant Disease, 1981, 65(1):17-23.

35. Streu H. T. et al. Control of the hairy chinch bug in turfgrass in the northeast with Dursban insecticide. Down to Earth, 1972a, 28:1-4.

36. Streu H. T. et al. Seasonal activity of the winter grain mite in turfgrass in New Jersey. J. Econ. Entomol. , 1972b, 65:427-430.

37. Svensson R. Weed control in newly-sown and established lawns, in "Weedsand weed control",p. 62-69, 22nd Swedish Weed Conference Uppsala 28-30 January 1981, 1. Reports.

38. Warren C. G. et al. Increased severity of *Pythium* blight associated with use of benzimidazole fungicides on creeping bentgrass. Plant Dis. Rep. , 1976, 60:932-935.

第六章　草坪病虫草害记录

第一节　冷季型草坪病害记录

已报道的冷季型草坪病害约有 132 种。本节归纳了黑麦草、翦股颖、早熟禾和羊茅等 4 种冷季型草坪草的病害记录，其中黑麦草病害 40 种、病原菌约 39 属 92 种，早熟禾病害 47 种、病原菌约 51 属 92 种，翦股颖病害 41 种、病原菌约 42 属 85 种，羊茅病害 44 种、病原菌约 50 属 88 种。有关学名与中文名根据《中国真菌总汇》和《真菌鉴定手册》订正。

1. 炭疽病（Anthracnose）

病原：*Colletotrichum graminicola*（Ces.）Wils. 禾生刺盘孢

　　　Microdochium bolleyi（Sprague）de Hoog & Hemanides-Nijhof 微托菌

寄主：多年生黑麦草、早熟禾、沼泽翦股颖、紫羊茅、苇状羊茅

2. 壳单隔孢叶斑病（Ascochyta leaf spot）

病原：*Ascochyta desmazieri* Cav. 杉木壳二孢

　　　A. sorghi Sacc. 高粱壳二孢

寄主：黑麦草、肯塔基早熟禾、细弱翦股颖、紫羊茅、苇状羊茅

3. 细菌性萎蔫病（Bacterial wilt）

病原：*Xanthomonas campestris*（Pammel）Dowson 黄单胞菌

寄主：沼泽翦股颖 Toronto 栽培品种（*A. palustris* Huds. cv. toronto）

4. 褐疫病（Brown blight）

病原：*Drechslera dictyoides*（Drechs.）Shoemaker 干枯德莱斯霉

　　　D. siccans（Drechs.）Shoemaker 网斑德莱斯霉

寄主：黑麦草

病原：*D. poae*（Baudys）Shoem 早熟禾德莱斯霉

寄主：肯塔基早熟禾、苇状羊茅

5. 褐区病（Brown patch）

病原：*Pellicularia filamentosa*（Pat.）Rogers 丝核薄膜革菌

寄主：黑麦草

6. 褐条病（Brown stripe）

病原：*Scolecotrichum graminis* Fckl. 禾单隔孢

寄主：黑麦草、肯塔基早熟禾、细弱翦股颖、沼泽翦股颖、紫羊茅、苇状羊茅

7. 尾孢菌叶斑病（Cercospora leaf spot）

病原：*Cercospora festucae* Hardison 羊茅尾孢菌

　　　C. fusimaculans Atk. 梭斑尾孢

寄主：苇状羊茅

8. 铜斑病（Copper spot）

病原：*Gloeocercospora sorghi* D. Bain & Edg. 高粱胶尾孢

寄主：翦股颖

9. 鬼伞菌雪霉病〔*Coprinus* snow mold（winter crown rot）〕

病原：*Coprinus psychromorbidus* Redhead & Traquair 鬼伞菌

寄主：肯塔基早熟禾、沼泽翦股颖、紫羊茅、苇状羊茅

10. 弯孢疫病（失绿）〔*Curvularia* blight（fading out）〕

病原：*Curvularia geniculata*（Tracy & Earle）Boedi ja 膝曲弯孢

　　　C. inaequalis（Shear）Boedi ja 桔色弯孢

　　　C. intermedia Boedi ja 间型弯孢

　　　C. lunata（Wakker）Boedi ja 新月弯孢

寄主：多年生黑麦草、早熟禾、细弱翦股颖、沼泽翦股颖

11. 币斑病（Dollar spot）

病原：*Lanzia* spp. 铸型菌

　　　Moellerodiscus spp. 核盘菌

　　　（＝*Sclerotinia homoeocarpa* F. T. Bennett 同果核盘菌）

寄主：黑麦草、早熟禾、翦股颖、紫羊茅

12. 霜霉病（Downy mildew）

病原：*Sclerospora graminicola*（Sacc.）Schroet. 禾生指梗霉

　　　S. macrospora Sacc. 大孢指梗霉

寄主：多年生黑麦草、肯塔基早熟禾、沼泽翦股颖、苇状羊茅

13. 德莱氏叶疫病和冠腐病（*Drechslera* leaf blight and crown rot）

病原：*Drechslera catenaria*（Drechs.）Ito 悬链德莱斯霉

寄主：沼泽翦股颖

14. 茎眼斑病（Eyespot of flowering culms）

病原：*Didymella festucae* 羊茅亚隔孢壳

　　　Phleospora idahoensis 爱达荷壳尾孢菌

寄主：紫羊茅

15. 蘑菇圈（Fairy rings）

病原：几种伞菌（Agaricales）和马勃（Gastromycetales）

寄主：黑麦草、早熟禾、翦股颖、羊茅

病原：*Magnaporthe poae* 早熟禾大型无孔菌

寄主：羊茅

病原：*Marasmius areades* 小皮伞

寄主：早熟禾、翦股颖、羊茅

16. 叶枯萎病（Foliar blight）

病原：*Rhizoctonia zeae* Voorhees 玉蜀黍丝核菌

寄主：多年生黑麦草

17. 叶褪绿 (Foliar chlorosis)

病原：*Rhizoctonia cerealis* V. D. Hoeven in Boerema & Verhoenen 五谷丝核菌

寄主：沼泽翦股颖

18. 霜烧病 (Frost scorch)

病原：*Sclerotium rhizodes* Auersw. 根小菌核菌

寄主：肯塔基早熟禾

19. 镰孢枯萎病 (*Fusarium* blight)

病原：*Fusarium crookwellense* Burgess et al. 弯钩镰孢

   F. culmorum (W. G. Sm.) Sacc. 大刀镰孢

   F. poae (Pk.) Wr. 早熟禾镰孢

寄主：黑麦草、早熟禾、细弱翦股颖、沼泽翦股颖、紫羊茅、苇状羊茅

病原：*F. roseum var. cerealis* "Culmorum" 玫瑰镰孢禾变种

   F. tricinctum (Cda.) Sacc. 三隔镰孢

寄主：早熟禾

20. 镰孢块斑病 (*Fusarium* patch)

病原：*Fusarium nivale* Ces. ex Sacc. 雪腐镰孢

寄主：黑麦草、早熟禾、翦股颖

病原：*F. culmorum* (W. G. Sm.) Sacc. 大刀镰孢

   F. poae (Pk.) Wr. 早熟禾镰孢

寄主：早熟禾

21. 灰斑病 (Gray leaf spot)

病原：*Pyricularia grisea* (Cooke) Sacc. 灰梨孢

寄主：黑麦草

22. 长蠕孢枯萎病 (*Helminthosporium* blight)

病原：*Drechslera dictyoides* (Drechs.) Shoemaker 网斑德莱斯霉

  （=*Helminthosporium dictyoides* Drechs. 网斑长蠕孢）

寄主：黑麦草、肯塔基早熟禾、翦股颖、紫羊茅、苇状羊茅

病原：*H. cynodontis* 狗牙根长蠕孢

   H. erythrospilum 红斑长蠕孢

   H. giganteum 巨长蠕孢

   H. siccans 干枯长蠕孢

   H. sorokinianum

  （=*Cochliobolus sativus* Drechsl 禾旋孢腔菌）

寄主：肯塔基早熟禾、翦股颖、紫羊茅、苇状羊茅

23. 长蠕孢叶斑病 (*Helminthosporium* leaf spot)

病原：*Bipolaris sorokiniana* (Sacc. in Sorok) Shoemaker 禾双极霉

  （=*Helminthosporium sativum* Pam. et al. 禾长蠕孢）

寄主：多年生黑麦草、早熟禾、沼泽翦股颖、紫羊茅、苇状羊茅

病原：teleomorph：*Cochliobolus sativus* (Ito et Kurib) Drechsl. 禾旋孢腔菌

寄主：多年生黑麦草、早熟禾

24. 溶失病（Melting-out）

病原：*Drechslera poae*（Baudys）Shoemaker 早熟禾德莱斯霉

　　（＝*Helminthosporium vagans* Drechs. 红长蠕孢）

寄主：黑麦草、早熟禾、苇状羊茅

25. 坏死环斑病（Necrotic ring spot）

病原：*Leptosphaeria korrae* Walker & Smith 小球腔菌

寄主：肯塔基早熟禾、紫羊茅

26. 黑孢枯萎病（*Nigrospora* blight）

病原：*Nigrospora sphaerica*（Sacc.）Mason 球黑孢

寄主：多年生黑麦草、肯塔基早熟禾、紫羊茅

27. 块斑病（Patch diseases）

病原：*Gaeumannomyces graminis* var. avenae（E. M. Turner）Dennis 燕麦顶囊壳

　　Magnaporthe poae 早熟禾大型无孔菌

寄主：肯塔基早熟禾、翦股颖

病原：*Leptosphaeria korrae* Walker & Smith 小球腔菌

寄主：肯塔基早熟禾

28. 壳尾孢叶斑病（*Phleospora* leaf spot）

病原：*Phleospora graminearum* Sprague & Hardison 禾壳尾孢菌

寄主：苇状羊茅

29. 粉红斑病（Pink patch）

病原：*Athelia fuciformis*（Wakef.）Burds. 墨角藻型无乳头菌

寄主：多年生黑麦草

病原：*Limonomyces culmigenus*（Webster & Reid）Stalpers & Loerakker 秆褐霉菌

　　L. roseipellis Stalpers & Loerakker 粉柄褐霉菌

寄主：多年生黑麦草、紫羊茅

30. 白粉病（Powdery mildew）

病原：*Erysiphe graminis* DC. Fr. 禾白粉菌

寄主：肯塔基早熟禾、紫羊茅

31. 苗前和苗后猝倒（Pre-and postemergence damping off）

病原：*Rhizoctonia solani* Kuhn 立枯丝核菌

寄主：黑麦草

32. 棘壳孢根腐病（*Pyrenochaeta* root rot）

病原：*Pyrenochaeta terrestris*（Hans.）Gorenz etal. 土棘壳孢

寄主：肯塔基早熟禾、沼泽翦股颖、紫羊茅

33. 腐霉枯萎病（*Pythium* blight）

病原：*Pythium aphanidermatum*（Edson）Fitzp. 瓜果腐霉

　　P. graminicola Subram. 禾生腐霉

　　P. myriotylum Drechs. 群结腐霉

　　P. torulosum Coker & Patterson 簇囊腐霉

　　P. ultimum Trow. 终极腐霉

　　　　　P. vanterpoolii V. Kooyeas & H. Kooyeas 范特腐霉

　　　　　P. spp. 其他腐霉

寄主：黑麦草、肯塔基早熟禾、翦股颖、紫羊茅、苇状羊茅

34. 腐霉根腐病（*Pythinm* root rot）

病原：*Pythium aphanidermatum*（Edson）Fitzp. 瓜果腐霉

　　　　　P. graminicola Subram. 禾生腐霉

　　　　　P. myriotylum Drechs. 群结腐霉

　　　　　P. spp. 其他腐霉

寄主：黑麦草、肯塔基早熟禾、翦股颖、紫羊茅、苇状羊茅

病原：*P. aristosporum* Vanterpool 芒孢腐霉

寄主：黑麦草、翦股颖

病原：*P. dissimile* Vaartaja 异化腐霉

　　　　　P. irregulare Buisman 不正腐霉

　　　　　P. splendens H. Braun. 光辉腐霉

　　　　　P. violae Chesters & C. J. Hickman 堇菜腐霉

寄主：黑麦草

病原：*P. torulosum* Coker & Patterson 簇囊腐霉

　　　　　P. vanterpoolii V. Kooyeas & H. Kooyeas 范特腐霉

寄主：翦股颖

35. 品质衰退病（Quality decline）

病原：*Gaeumannomyces cylindrosporus* 柱形顶囊壳

　　　　　Phialophra graminicola 禾生状瓶霉

寄主：多年生黑麦草

36. 红斑病（Red leaf spot）

病原：*Drechslera erythrospila*（Drechs.）Shoemaker 红斑德莱斯霉

寄主：翦股颖

37. 红丝病（Red thread）

病原：*Laetisaria fuciformis*（McAlp.）Burds. 墨角藻型鲜明粘胶菌

寄主：多年生黑麦草、肯塔基早熟禾、细弱翦股颖、沼泽翦股颖、紫羊茅

38. 丝核菌枯萎病（褐区病）〔*Rhizoctonia* blight（brown patch）〕

病原：*Rhizoctonia solani* Kuhn 立枯丝核菌

寄主：黑麦草、早熟禾、翦股颖、紫羊茅、苇状羊茅

39. 丝核菌叶和叶鞘斑病（*Rhizoctonia* leaf and sheath spot）

病原：*Rhizoctonia solani* Kuhn 立枯丝核菌

寄主：苇状羊茅

病原：*R. zeae* Voorhees 玉蜀黍丝核菌

寄主：肯塔基早熟禾、翦股颖、苇状羊茅

40. 根腐病（Root rot）

病原：*Gaeumannomyces graminis* var. *trritici* 小麦顶囊壳

　　　　　G. graminis var. *graminis* 禾顶囊壳

Phialophora sp. 状瓶霉

寄主：黑麦草

病原：*G. incrustans* 囊壳菌

寄主：羊茅

41. 叶锈病 〔Rust (leaf)〕

病原：*Puccinia brachypodii* Otth var. *arrhenatheri* (Kleb.) Cumm. & H. C. Greene 燕麦草柄锈菌

P. brachypodii Otth var. *poae-nemoralis* (Otth) Cumm. & H. C. Greene 旱地早熟禾柄锈菌

P. coronata Cda. var. *coronata* 禾冠锈菌

P. recondita Rob. ex Desm. 隐匿柄锈菌

（＝*P. rubigo-vera* (DC.) Wint. 禾叶褐锈菌）

寄主：黑麦草、早熟禾、翦股颖、羊茅

病原：*P. graminis* var. *agrostis* 禾柄锈菌翦股颖变种

寄主：早熟禾

42. 茎锈病 〔Rust (stem)〕

病原：*Puccinia graminis* Pers. subsp. *graminicola* Urban 禾柄锈菌禾生变种

寄主：黑麦草、早熟禾、翦股颖、羊茅

43. 条锈病 〔Rust (Stripe)〕

病原：*Puccinia striiformis* Westend 条形柄锈菌

寄主：黑麦草、翦股颖、羊茅

44. 锈病 (Rusts)

病原：*Puccinia* spp. 柄锈菌

Physopella spp. 壳锈菌

Uredo spp. 夏孢锈菌

Uromyces spp. 单孢锈菌

寄主：黑麦草、翦股颖、紫羊茅、苇状羊茅

45. 云纹病 (Scald)

病原：*Rhynchosporium secalis* (Oud.) J. J. Davis 黑麦喙孢

寄主：黑麦草

46. 小菌核菌枯萎病 (白绢病) 〔*Sclerotium* blight (southern blight)〕

病原：*Sclerotium rolfsii* Sacc. 齐整小菌核菌

寄主：肯塔基早熟禾、沼泽翦股颖

47. 幼苗病 (猝倒和种子腐烂)

〔Seedling diseases (damping-off and seed rot)〕

病原：*Bipolaris* spp. 双极霉菌

Colletotrichum sp. 刺盘孢

Drechslera spp. 德莱斯霉菌

Fusarium spp. 镰孢霉菌

Pythium spp. 腐霉菌

Rhizoctonia spp. 丝核菌

其他病原

寄主：黑麦草、早熟禾、翦股颖、羊茅

病原：*Cladochytrium caespitis* 簇生歧壶菌

寄主：早熟禾、翦股颖、羊茅

病原：*Fusarium culmorum* (Wm. G. Sm.) Sacc. 大刀镰孢霉

寄主：早熟禾

病原：*Pythium graminicola* Subram. 禾生腐霉

寄主：翦股颖

48. 壳月孢叶斑病 (*Selenophoma* leaf spot)

病原：*Selenophoma obtusa* Sprague & A. G. Johnson 仁果壳月孢

寄主：肯塔基早熟禾、紫羊茅、苇状羊茅

49. 壳针孢叶斑病 (*Septoria* leaf spot)

病原：*Septoria avenae* Frank 燕麦壳针孢菌

S. macropoda Pass. var. *grandis* Sprague 粗柄壳针孢菌芦苇变种

S. macropoda Pass. var. *septulata* (Gons. & Frag.) Sprague

粗柄壳针孢小隔变种

S. nodorum (Berk.) Berk. 小麦颖枯壳针孢菌

S. oudemansii Sacc. 奥特壳针孢菌

S. tenella Cke. & Eu. 柔弱壳针孢菌

寄主：黑麦草、肯塔基早熟禾、细弱翦股颖、沼泽翦股颖、紫羊茅、苇状羊茅

50. 粘菌病 (Slime molds)

病原：*Fuligo* spp. 煤绒菌

Mucilago spp. 粘质菌

Physarum spp. 绒泡菌

其他粘菌 (Myoxmycetes) 种类

寄主：黑麦草、早熟禾、翦股颖、羊茅

51. 泡状黑粉病 〔Smut (Blister)〕

病原：*Entyloma dactylidis* (pass.) Cif. 鸭茅叶黑粉菌

寄主：早熟禾

52. 坚黑穗病 〔Smut (Covered)〕

病原：*Tilletia decipiens* (Pers.) Korn. 迷惑腥黑粉菌

T. pallida G. W. Fisch. 苍白腥黑粉菌

寄主：翦股颖

53. 秆黑粉病 〔Smut (Flag)〕

病原：*Urocystis agropyri* (Preuss) Schroet 小麦秆黑粉菌

寄主：肯塔基早熟禾、细弱翦股颖、沼泽翦股颖、紫羊茅

54. 散黑穗病 〔Smut (Loose)〕

病原：*Ustilago affinis* Ell. & Ev. 近缘黑粉菌

U. cynodontis (Pers.) Henn. 狗牙根黑粉菌

　　　　　U. trebouxii H. Syd. & P. Syd. 碱草黑粉菌

寄主：肯塔基早熟禾

55. 斑黑粉病〔Smut (Spot)〕

病原：*Entyloma spragueanum* Zundel 叶黑粉菌

寄主：肯塔基早熟禾

56. 条黑粉病〔Smut (stripe)〕

病原：*Ustilago striiformis* (Westend.) Niessl 香草黑粉菌

寄主：多年生黑麦草、早熟禾、细弱翦股颖、沼泽翦股颖、苇状羊茅

57. 雪腐病 (Snow scald)

病原：*Myriosclerotinia borealis* (Bub. & Vleug.) Kohn 北多核盘菌

　　　　　(=*Sclerotinia borealis* Bub. & Vleug. 北核盘菌)

寄主：多年生黑麦草、肯塔基早熟禾、紫羊茅

58. 精孢枯萎病 (*Spermospora* blast)

病原：*Spermospora ciliata* (Sprague) Deighton 纤毛精孢

　　　　　S. lolii MacGarvie & O'Rourke 毒麦精孢

　　　　　S. poagena (Sprague) MacGarvie & O'Rourke 早熟禾属精孢

　　　　　S. subulata (Sprague) Sprague 突锥形精孢

寄主：多年生黑麦草、肯塔基早熟禾、易变紫羊茅、紫羊茅

59. 散生叶病 (Spreading foliar disease)

病原：*Sclerotium rofsii* Sacc. 齐整小核菌

寄主：早熟禾 (*Poa annua* L.)

60. 夏斑秃 (Summer patch)

病原：*Gaeumannomyces incrustans* 囊壳菌

　　　　　Magnaporthe poae Landschoot & Jackson 早熟禾大型无孔菌

　　　　　Phialophora graminicola (Deacon) Walker 禾生状瓶霉

寄主：早熟禾

61. 全蚀斑病 (Take-all patch)

病原：*Gaeumannomyces graminis* (Sacc.) von Arx & Olivier var. *aborealis* Bub. &
　　　　　Vleug. 禾顶囊壳北方变种

寄主：紫羊茅、苇状羊茅

病原：*G. g.* (Sacc.) von Arx & Olivier var. *avenae* (E. M. Turner) Dennis
　　　　　燕麦顶囊壳

寄主：黑麦草、肯塔基早熟禾、细弱翦股颖、沼泽翦股颖、紫羊茅、苇状羊茅

病原：*G. g.* var. *tritici* 禾顶囊壳小麦变种

寄主：细弱翦股颖、沼泽翦股颖

病原：*Leptosphaeria* sp. 小球腔菌

寄主：肯塔基早熟禾

62. 黑痣病 (Tar spot)

病原：*Phyllachora graminis* (Pers.：Fr.) Fckl. 禾黑痣菌

　　　　　P. sylvatica Sacc. & Speg. 松香黑痣菌

寄主：细弱翦股颖、苇状羊茅

63. 核瑚菌枯萎病（灰雪霉病）〔*Typhula* blight (gray snow mold)〕

病原：*Typhula incarnata* Lasch：Fr. 肉孢核瑚菌

　　　T. ishikariensis Imai var. *canadensis* Smith & Arsvoll

　　　斑叶蓝核瑚菌加拿大变种

　　　T. ishikariensis Imai var. *idahoensis*（Remsb.）Arsvoll & Smith

　　　斑叶蓝核瑚菌爱达荷变种

　　　T. ishikariensis Imai var. *ishikariensis*　斑叶蓝核瑚菌

寄主：多年生黑麦草、早熟禾、翦股颖、紫羊茅、苇状羊茅

病原：*Fusarium nivale* Ces. ex Sacc. 雪腐镰孢菌

寄主：翦股颖、紫羊茅、苇状羊茅

64. 黄区病（Yellow patch）

病原：*Rhizoctonia cerealis* V. D. Hoeven in Boerema & Verhoenen 五谷丝核菌

寄主：多年生黑麦草、肯塔基早熟禾、沼泽翦股颖、苇状羊茅

65. 黄环病（Yellow ring）

病原：*Trechispora alnicola*（Bourd. & Galz.）Liberta 桤生粗糙孢

寄主：肯塔基早熟禾

66. 黄细草丛病（Yellow turf）

病原：*Sclerophthora macrospora*（Sacc.）Thirum. et al. 禾指梗疫霉

寄主：沼泽翦股颖

67. 黄化病（Yellows）

病原：Aster yellows mycoplasma（MLO）菌质体

寄主：黑麦草、早熟禾（*Poa annua* L.）

68. 轮纹眼斑病（Zonate eyespot）

病原：*Drechslera gigantea*（Heald & Wolf）Ito 巨德莱斯霉

寄主：肯塔基早熟禾、细弱翦股颖、沼泽翦股颖

69. 其他病原：*Alternaria* spp. 链格孢

　　　Curvularia spp. 弯孢霉

　　　Fusarium spp. 镰刀菌

　　　Helminthosporium spp. 长蠕孢

　　　Rhizoctonia spp. 丝核菌

寄主：羊茅

第二节　暖季型草坪病害记录

　　已报道的暖季型草坪病害约有 71 种。本节归纳了狗牙根、结缕草、假俭草和钝叶草等 4 种暖季型草坪草的病害记录，其中狗牙根病害 30 余种、病原菌约 35 属近 70 余种，结缕草病害 17 种、病原菌约 22 属 29 种，假俭草病害 13 种、病原菌约 16 属 20 种，钝叶草病害 15 种，病原菌约 23 属 30 种。有关学名与中文名根据《中国真菌总汇》和《真菌鉴定手册》订正。

1. 炭疽病（Anthracnose）

病原：*Colletotrichum graminicola*（Ces.）Wils. 禾生刺盘孢

（teleomorph：*Glomerella graminicola* Politis 禾小丛壳菌）

寄主：狗牙根、假俭草

2. 叶疫病、黑斑病（Black patch）

病原：*Bipolaris australiensis* 奥地利散尾双极霉

Bipolaris hawaiiensis 橄榄绿双极霉

Bipolaris maydis 玉蜀黍双极霉

Curvularia clavata Jain. 棒状弯孢

Curvularia fallax 假弯孢

Curvularia lunata（Wakker）Boedi jn 新月弯孢

Curvularia lunata var. *lunata* 新月弯孢新月变种

Curvularia verruculose 疣孢弯孢

Drechslera halodes（Drechlera）Subram & Jain 晕圈德莱斯霉

寄主：狗牙根

3. 褐区病（Brown patch、large patch、*Rhizoctonia* blight）

病原：*Rhizoctonia solani* Kuhn 立枯丝核菌

（有性阶段：*Pellicularia filamentosa*（Pat.）Rogers 丝核薄膜革菌）

寄主：假俭草、结缕草、钝叶草

4. 尾孢菌叶斑病（*Cercospora* leaf spot）

病原：*Cercospora festucae* Hardison 羊茅尾孢菌

C. fusimaculans Atk. 梭斑尾孢

寄主：钝叶草

5. 币斑病、圆斑病、溶失病、失绿病

Dollar spot，Melting-out，fading-out

病原：*Sclerotinia homoeocarpa* F. T. Bennett 同果核盘菌

（＝*Lanzia* spp. 和 *Moellerorodiscus* spp.）

寄主：狗牙根、结缕草、假俭草、钝叶草

6. 霜霉病（Downy mildew）

病原：*Sclerospora graminicola*（Sacc.）Schroet. 禾生指梗霉

S. macrospora Sacc. 大孢指梗霉

寄主：钝叶草

7. 蘑菇圈、菌圈、仙女环（Fairy rings）

病原：几种伞菌（Agaricals）和马勃（Gastromycetales）

寄主：狗牙根、结缕草、假俭草、钝叶草

8. 叶枯萎病（Foliar blight）

病原：*Rhizoctonia solani* Kuhn 立枯丝核菌

R. zeae Yoorh. 玉蜀黍丝核菌

寄主：假俭草

9. 叶斑病（Foliar lesions）

病原：*Rhizoctonia oryzae* Ryk，et Gooch 稻丝核菌

　　　R. zeae Yoorh. 玉蜀黍丝核菌

寄主：假俭草、钝叶草

10. 镰孢枯萎病（*Fusarium* blight）

病原：*Fusarium acuminatum*（Ell. et Ev.）Wr. 尖喙镰孢

寄主：结缕草

病原：*F. crookwellense* Burgess et al. 弯钩镰孢

　　　F. culmorum（W. G. Sm.）Sace. 大刀镰孢

　　　F. poae（PK.）Wr. 早熟禾镰孢

寄主：假俭草

病原：*F. equiseti*（Corda）Sacc. 木贼镰孢

　　　F. sporotrichoides sherb. 拟分枝孢镰孢

寄主：狗牙根

11 镰孢块斑病、粉红雪霉病、黄叶病（*Fusarium* patch，pink snow mold）

病原：*Fusarium acuminatum*（Ell. et Ev.）Wr. 尖喙镰孢

寄主：结缕草

病原：*F. equiseti*（Corda）Sacc. 木贼镰孢

　　　F. nivale Ces. ex Sacc 雪腐镰孢

　　　　〔=*Microdochium nivale*（Fr.）Samuel & Hallett，

　　　　　=*Gerlachia nivale*（Ces. es acc.）W. Gams & E. Muller〕

　　　　〔teleomorph：*Monographella nivalis*（Schaffnit）E. Muller 雪腐单形菌〕

　　　F. sporotrichoides sherb. 拟分枝孢镰孢

寄主：狗牙根

12. 灰斑病（Gray leaf spot）

病原：*Pyricularia grisea*（CKe.）Sacc. 灰梨孢

寄主：狗牙根、假俭草、钝叶草

13. 长蠕孢根冠及根腐病（*Helminthosporium* crown and root rot）

病原：*Bipolaris tetramera*（Mckinney）Shoemaker 四孢双极霉

〔=*Helminthosporium spiciferum*（Bain）Nicot. 穗状长蠕孢〕

寄主：结缕草

14. 长蠕孢狗牙根根冠和茎坏死病

（*Helminthosporium* crown and stem necrosis）

病原：*Bipolaris spicifera*（Bain）Subram 穗状双极霉

　　　　〔=*Helminthosporium spiciferum*（Bain）Nicot. 穗状长蠕孢〕

　　　　（teleomorph：*Cochliobolus spicifer* Nelson 穗状旋孢腔菌）

寄主：狗牙根

15. 长蠕孢叶斑病（*Helminthosporium* leaf blotch）

病原：*Bipolaris cynodontis*（Marig.）Shoemaker 狗牙根双极霉

（=*Helminthosporium cynodontis* Marig. 狗牙根长蠕孢）

（teleomorph：*Cochliobolus cynodontis* Nelson 狗牙根旋孢腔菌）

寄主：狗牙根

16. 散黑粉病（Loose）

病原：*Ustilago affinis* Ell. & Ev. 近缘黑粉菌

    U. trebouxii H. Syd. & P. Syd. 碱草黑粉菌

寄主：钝叶草

17. 黑孢枯萎病（*Nigrospora* blight）

病原：*Nigrospora sphaerica*（Sacc.）Mason 球黑孢霉

寄主：狗牙根、钝叶草

病原：*Nigrospora sacchari*（Sacc.）Mason 甘蔗黑孢霉[2]

寄主：狗牙根

18. 褐区病（*Pellicularia* brown patch）

病原：*Pellicualria filamentosa*（Pat.）Rogers 丝核薄膜革菌

  （无性阶段：*Rhizoctonia solani* Kuhn，立枯丝核菌）

寄主：结缕草

19. 多粘菌虫根腐病（*Polymyxa* root rot）

病原：*Polymyxa graminis* Ledingham 禾生多粘菌虫

寄主：狗牙根

20. 白粉病（Powdery mildew）

病原：*Erysiphe graminis* Dc. Fr. 禾白粉菌

寄主：狗牙根

21. 棘壳孢根腐病（*Pyrenochaeta* root rot）

病原：*Pyrenochaeta terrestris*（Hans.）Gorenz et al. 土棘壳孢

寄主：狗牙根

22. 腐霉枯萎病、猝倒病、油斑病、绵腐病

Pythium blight，grease spot，coffong blight，cottony blight

病原：*Pythium aphamidermatum*（Edson.）Fitzp 瓜果腐霉

  P. graminicola Subram. 禾生腐霉

  P. myriotylum Drechs. 群结腐酶

  P. torulosum Coker & Patterson 簇囊腐霉

  P. ultimum Trow 终极腐霉

寄主：狗牙根、结缕草

病原：*P. vanterpoolii* V. Kooyeas & H. Kooyeas 范特腐霉

  P. spp. 腐霉

寄主：狗牙根

23. 腐霉性根腐病（*Pythium* root rot）

病原：*Pythium aphanidermatum*（Edson.）Fitzp. 瓜果腐霉

  P. graminicola Subram. 禾生腐霉

  p. myriotylum Drechs. 群结腐霉

  P. spp. 腐霉

寄主：狗牙根

24. 红丝病 （Red thread）

病原：*Laetisaria fuciformis* （McAlP.） Burdsall 墨角藻型鲜明粘胶菌

　　　　（*Corticium fuciforme* Wakef. 墨角藻型伏革菌）

寄主：狗牙根

25. 丝核菌枯萎病、褐斑病、立枯病 （*Rhizoctonia* blight，brown patch）

病原：*Rhizoctonia solani* Kuhn 立枯丝核菌

　　　　（teleomorph：*Thanatephorus cucumeris* （Frank.） Donk 瓜亡革菌）

寄主：狗牙根

26. 丝核菌叶和叶鞘斑病 （*Rhizoctonia* leaf and sheath spot）

病原：*Rhizoctonia zeae* Voorhees 玉蜀黍丝核菌

寄主：狗牙根

27. 根褐色环坏死斑 （Root discoloration circular dead patch）

病原：*Gaeumannomyces incrustans* Landschoot & Jackson 囊壳菌

　　　　Ophiosphaerella herpotricha （Fr.：Fr.） J. C. Walker 匐毛蛇孢球菌

寄主：结缕草

28. 根腐病 （Root rot）

病原：*Gaeumannomyces graminis* var. *graminis* 禾顶囊壳

寄主：钝叶草

病原：*G. incrustans* Landschoot & Jackson 囊壳菌

寄主：假俭草、钝叶草

病原：*Pythium graminicola* Subram. 禾生腐霉

　　　　P. periplocum Drechsl. 缠器腐霉

　　　　P. vanterpoolii V. Kooyeas & H. Kooyeas 范特腐霉

寄主：结缕草

29. 根腐及枯萎病 （Root rot and blight）

病原：*Pythium* spp. 腐霉菌

寄主：假俭草

30. 锈病 （Rusts）

病原：*Physopella* spp. 壳锈菌

　　　　Puccinia spp. 柄锈菌

　　　　Uredo spp. 夏孢锈菌

　　　　Uromyces spp. 单孢锈菌

寄主：狗牙根、结缕草、钝叶草

病原：*Puccinia cynodontis* Syd. 狗牙根柄锈菌

　　　　P. graminis Per. 禾柄锈菌

　　　　P. stakmanii 标桩柄锈菌

　　　　P. wangikarii 柄锈菌的一种

寄主：狗牙根

病原：*p. stenotophri* 狭孔石柄锈菌

寄主：钝叶草

病原：*P. zoysiae* Diet. 结缕草柄锈菌

寄主：结缕草

31. 小菌核菌枯萎病，白绢病（*Sclerotium* blight，southern blight）

病原：*Sclerotium rolfsii* sacc. 齐整小菌核菌

〔teleomorph：*Athelia rolfsii* (Curzi) Tu & Kimbrough〕

寄主：狗牙根

32. 幼苗病（猝倒和种子腐烂）

〔Seedling diseases (damping-off and seed rot)〕

病原：*Bipolaris* spp. 双极霉菌

Colletotrichum sp. 刺盘孢

Drechslera spp. 德莱斯霉菌

Fusarium spp. 镰孢霉菌（见 *Fusarium* blight）

Pythium spp. 腐霉菌（见 *Pythium* blight）

Rhizoctonia spp. 丝核菌（见 *Rhizoctonia* blight）

其他病原

寄主：狗牙根、结缕草、假俭草、钝叶草

33. 壳针孢叶斑病（*Septoria* leaf spot）

病原：*Septoria avenae* Frank 燕麦壳针孢

（teleomorph：*Leptosphaeria avenaria* Weber）

S. cynodontis Fekl 狗牙根壳针孢

S. macropoda Pass. var. *grandis* Sprague 粗柄壳针孢芦苇变种

S. macropoda Pass. var. *septulata* (Gons. & Frag.) Sprague

粗柄壳针孢小隔变种

S. nodorum (Berk.) Berk. 小麦颖枯壳针孢

（teleomorph：*Leptosphaeria nodorum* Muller 小麦颖枯小球腔菌）

S. oudemansii Sacc. 奥特壳针孢

S. tenella Cke. & Ell. 柔弱壳针孢

寄主：狗牙根

34. 叶鞘腐烂病，水渍斑病（Sheath rot. Water-soaked lesions）

病原：*Rhizoctonia oryzae* Ryk, et Gooch 稻丝核菌

R. solani Kuhn 立枯丝核菌

R. zeae Yoorh. 玉蜀黍丝核菌

寄主：假俭草、钝叶草

35. 粘菌病（Slime molds）

病原：*Fuligo* spp. 煤绒菌

Mucilago spp. 粘质菌

Physarum spp. 绒泡菌

其他粘菌（Myoxmycetes）种类

寄主：狗牙根、结缕草、假俭草、钝叶草

36. 黑粉病、散黑穗病 （Smut）

病原：*Ustilago affinis* Ell. & Ev. 近缘黑粉菌

　　　　U. cynodontis (Pers.) Henn. 狗牙根黑粉菌

　　　　U. trebouxii H. Syd. & P. Syd. 碱草黑粉菌

寄主：狗牙根

37. 春坏死斑 （Spring dead spot）

病原：*Gaeumannomyces graminis* var. *graminis* 禾顶囊壳[1]

　　　　Leptosphaeria korrae Walker & Smith 小球腔菌

　　　　L. narmari Walker & Smith 小球腔菌

寄主：狗牙根

病原：*Pythium* spp. 腐霉菌

　　　　Rhizoctonia spp. 丝核菌

寄主：结缕草

38. 钝叶草衰退病 （St. Augstine decline）

病原：panicum mosaic virus 稷子花叶病毒

寄主：钝叶草

39. 全蚀病 （Take-all）

病原：*Gaeumannomyces graminis* var. *graminis* 禾顶囊壳

寄主：结缕草

40. 白化病 （White leaf）

病原：an unidentified coryneform bacterium 棒状细菌

　　　　pleomorphic mycoplasma-like organisms 多形菌质

寄主：狗牙根

41. 黄斑病、黄区病

Yellow patch，cool season brown patch，winter brown patch

病原：*Rhizoctoria cerealis* V. D. Hoeven in Boerema & Verhoeven 五谷丝核菌

　　　　（teleomorph：*Ceratobasidium* sp.）

寄主：狗牙根、结缕草

42. 轮纹眼斑病 （Zonate eyespot）

病原：*Drechslera gigantea* (Heald & Wolf) Ito 巨德莱斯霉

　　　　（＝*Helminthosporium giganteum* Heale & Wolf 巨长蠕孢）

寄主：狗牙根

43. 结缕草衰退斑 （Zoysia patch）

病原：根外生真菌 （root ectotrophic fungi）

寄主：结缕草

44. 其他病害和病原

Bipolaris maydis (*Cochliobolus heterostrophus* Drechsl. 异曲旋孢腔菌）

玉蜀黍双极霉

Cerebella cynodontis Syd. 狗牙根脑形霉

Corticium sasakii (shirai) Matsum 木伏革菌

Drechslera（*Setosphaeria*）*rostrata* 喙形德莱斯霉

Fusarium episphaeria 薄伏腐镰孢

Gaeumannomyces incrustans sp. nov. 囊壳菌

Phyllachora cynodontis 狗牙根黑痣菌

Uredo cynodontis-dactylis Tai 狗牙根变孢锈菌

Ustilago cynodontis（Pass.）P. Henn. forma Ovariicola Ling 狗牙根粒黑粉菌

wilches′broom disease，扫帚病

寄主：狗牙根

第三节　草坪线虫记录

本节收集的草坪线虫种类约 76 种，隶属 31 属；寄主草坪草 10 余种，8 大类。

1. 剪股颖粒线虫（*Anguina agrostis*），寄主：细弱剪股颖等。

2. 粒线虫（*Anguina funesta*），寄主：不详。

3. 禾谷类粒线虫（*Anguina graminis*），寄主：紫羊茅。

4. 嗜禾粒线虫（*Anguina graminophila*），寄主：剪股颖等。

5. 三优粒线虫（*Anguina tridominam*），寄主：剪股颖等。

6. 小麦粒线虫（*Anguina tririct*），寄主：黑麦草。

7. 滑刃线虫（*Aphelenchoides* sp.），寄主：狗牙根。

8. 真滑刃线虫（*Aphelenchus* sp.），寄主：狗牙根。

9. 长尾刺线虫（*Belonolaimus longicaudatus*），寄生：狗牙根。

10. 弯曲小环线虫（*Criconemella curvata*），寄主：沼泽剪股颖、早熟禾。

11. 华丽小环线虫（*Criconemella ornata*），寄主：沼泽剪股颖、狗牙根。

12. 小环线虫（*Criconemella rusium*），寄主：草地早熟禾。

13. 裂片环线虫（*Criconemoides lobatum*），寄主：不详。

14. 环线虫（*Criconemoides* spp.），寄主：狗牙根、钝叶草。

15. 谷禾类茎线虫（*Ditylenchus graminophila*），寄主：细弱剪股颖。

16. 螺旋线虫（*Helicotylenchus cornurus*），寄主：沼泽剪股颖、早熟禾。

17. 二化（玉米）螺旋线虫（*Helicotylenchus digonicus*），寄主：草地早熟禾。

18. 双宫线虫（*Helicotylenchus dihystera*），寄主：狗牙根。

19. 红色螺旋线虫（*Helicotylenchus erythrinae*），寄主：剪股颖、狗牙根。

20. 暗色螺旋线虫（*Helicotylenchus melacholicus*），寄主：狗牙根。

21. 小叶螺旋线虫（*Helicotylenchus microlobus*），寄主：草地早熟禾。

22. 扁尾螺旋线虫（*Helicotylenchus platyurus*），寄主：草地早熟禾。

23. 大豆螺旋线虫（*Helicotylenchus pseudorobustus*），寄主：狗牙根，FLora TeX（PI586639）品种有抗性；沼泽剪股颖。

24. 螺旋线虫（*Helicotylenchus* spp.），寄主：狗牙根、沼泽剪股颖、钝叶草。

25. 半轮线虫（*Hemicriconemoides* sp.），寄主：狗牙根。

26. 细小鞘线虫（*Hemicycliophora parvana*），寄主：假俭草。

27. 鞘线虫（*Hemicycliophora* sp.），寄主：不详。

28. 燕麦异皮线虫（*Heterodera avenae*），寄主：不详。

29. 侧心异皮线虫（*Heterodera cardiolata*），寄主：狗牙根。

30. 狗牙根异皮线虫（*Heterodera cynodontis*），寄主：狗牙根。

31. 鸢尾异皮线虫（*Heterodera iri*），寄主：早熟禾、沼泽翦股颖、欧翦股颖。

32. 亮异皮线虫（*Heterodera leucilyma*），寄主：狗牙根、结缕草。

33. 点异皮线虫（*Heterodera punctata*），寄主：翦股颖属和钝叶草属。

34. 异皮线虫（*Heterodera* sp.），寄主：狗牙根。

35. 头盔枪线虫（*Hoplolaimus galeatus*），寄主：狗牙根 FLora TeX （PI586639）品种、沼泽翦股颖、草地早熟禾、钝叶草。

36. 枪线虫（*Hoplolaimus* sp.），寄主：狗牙根。

37. 剑状枪线虫（*Hoplolaimus tylenchiformis*），寄主：翦股颖、狗牙根、早熟禾、钝叶草等属。

38. 长针线虫（*Longidorus fursti*），寄主：狗牙根。

39. 大阴茎线虫（*Macroposthonia* sp.），寄主：狗牙根。

40. 球头大阴茎线虫（*Macroposthonia sphaerocephala*），寄主：假俭草。

41. 禾根结线虫（*Meloidogyne graminis*），寄主：狗牙根和结缕草。

42. 马里兰根结线虫（*Meloidogyne marylandi*），寄主：狗牙根和结缕草。

43. 微小根结线虫（*Meloidogyne microtyla*），寄主：紫羊茅。

44. 纳西根结线虫（*Meloidogyne naasi*），寄主：多年生黑麦草、早熟禾。

45. 根结线虫（*Meloidogyne* spp.），寄主：狗牙根。

46. 巨大桑椹线虫（*Morulaimus gigas*），寄主：狗牙根。

47. *Ogma qamari* 寄主：狗牙根。

48. 水草类泰线虫（*Paranguina agropyri*），寄主：早熟禾。

49. 克里斯提拟毛刺线虫（*Paratrichodorus christiei*），寄主：狗牙根。

50. 较小拟毛刺线虫（*Paratrichodorus minor*），寄主：狗牙根。

51. 拟毛刺线虫（*Paratrichodorus* spp.），寄主：狗牙根。

52. 微针线虫（*Paratylenchus nanus*），寄主：黑麦草属。

53. 射针线虫（*Paratylenchus projectus*），寄主：早熟禾等。

54. 短尾短体线虫（*Pratylenchus brachyurus*），寄主：狗牙根、早熟禾等。

55. 钩骨短体线虫（*Pratylenchus hamatus*），寄主：草地早熟禾。

56. 穿透短体线虫（*Pratylenchus penetrans*），寄主：紫羊茅、黑麦草、早熟禾等。

57. 短体线虫（*Pratylenchus* spp.），寄主：狗牙根。

58. 玉米短体线虫（*Pratylenchus zeae*），寄主：狗牙根等。

59. 裸体线虫（*Psilenchus* sp.），寄主：狗牙根。

60. 穿孔线虫（*Punctodera punctata*），寄主：早熟禾、草地早熟禾、黑麦草。

61. 奎宁沟线虫（*Quinisulcius* sp.），寄主：狗牙根。

62. 肾脏线虫（*Rotylenchulus*），寄主：狗牙根。

63. 盘旋线虫（*Rotylenchus* sp.），寄主：狗牙根。

64. 根赤壳次蛇垫刀线虫（*Subanguina radicicol*），寄主：早熟禾。

65. 克里斯蒂毛刺线虫（*Trichodorus christiei*），寄主：狗牙根、黑麦草、早熟禾、钝叶草等。

66. 原切根线虫（*Trichodorus primitivus*），寄主：狗牙根等。

67. 矮化线虫（*Tylenchorhynchus*），寄主：狗牙根、沼泽翦股颖。

68. 马齿苋短化线虫（*Tylenchorhynchus claytoni*），寄主：狗牙根、钝叶草等。

69. 狗牙根矮化线虫（*Tylenchorhynchus cynodoni*），寄主：狗牙根。

70. 刺矮化线虫（*Tylenchorhynchus dubius*），寄主：黑麦草等。

71. 大矮化线虫（*Tylenchorhynchus maximus*），寄主：草地早熟禾、早熟禾等。

72. 裸矮化线虫（*Tylenchorhynchus nudus*），寄主：沼泽翦股颖、早熟禾等。

73. 大垫刃线虫（*Tylenchus magnus*），寄主：狗牙根。

74. 美洲剑线虫（*Xiphinema americanum*），寄主：翦股颖、狗牙根、早熟禾、钝叶草、黑麦草等。

75. 狗牙根剑线虫（*Xiphinema cynodontis*），寄主：狗牙根。

76. 剑线虫（*Xiphinema* spp.），寄主：狗牙根。

第四节 草坪害虫记录

已报道的为害草坪的昆虫、螨类等害虫种类约有 200 余种，绝大部分害虫种类为昆虫，隶属鳞翅目、同翅目、直翅目、双翅目、膜翅目、鞘翅目和半翅目等。据报道，除少数造成严重危害外，大多数种类仅造成局部或轻度危害。有许多种类同时是作物害虫。有些种类为地域性害虫，在我国没有发生。学名根据《拉英汉昆虫名称》和《英汉农业昆虫学词汇》订正。

（一）鳞翅目（Lepidoptera）

1. 夜蛾科（Noctuidae）

1.1 灰地老虎〔*Agrotis canescens*（Butl.）〕

1.2 黄地老虎（*Agrotis segetum* Schiffermuller）

1.3 大地老虎（*Agrotis tokionis* Butl.）

1.4 三角地老虎〔*Agrotis triangulum*（Hufn.）〕

1.5 小地老虎〔*Agrotis ypsilon*（Rott.）〕

1.6 八字地老虎（*Amathes c-nigrum* L.）

1.7 翅夜蛾〔*Cerapteryx graminis*（L.）〕

1.8 冬麦地老虎（*Episilia pseudosimulans*）

1.9 显纹地老虎（*Euxoa conspicua*）

1.10 白边地老虎（*Euxoa oberthuri* Leech）

1.11 小剑切根虫〔*Euxoa spinifera*（Hübner）〕

1.12 黑麦切夜蛾（小麦切根虫）〔*Euxoa tritici*（L.）〕

1.13 重粘夜蛾（*Laphygma duplicata* Butl.）

1.14 甜菜夜蛾（*Laphygma exigua* Hübner）

1.15 劳氏粘虫（*Leucania loreyi* Dupan.）

1.16 粘虫〔*Leucania separata*（Walk.）〕＝〔*Mythimna separata*（Walk.）〕

1.17 白脉粘虫（*Leucania venalba*）

1.18 甘蓝夜蛾〔*Mamestra brassicae*（L.）〕

1.19 稻螟蛉（*Naranga aenescens* Moore）

1.20 铜色切夜蛾（*Nephelodes minians* Guenee）

1.21 豆杂色夜蛾〔*Peridroma saucia*（Hübner）〕

1.22 冬麦异夜蛾（*Protexarnis squalida* Guen.）

1.23 一点粘虫〔*Pseudaletia unipuncta*（Haworth）〕

1.24 淡剑袭夜蛾（*Sidemia depravata* Butler）

1.25 纤毛夜蛾（*Spodoptera cilium*）

1.26 草地夜蛾〔*Spodeptera frugiperda*（J. E. Smith）〕

1.27 斜纹夜蛾〔*Spodoptera litura*（Fabricius）〕

1.28 灰翅夜蛾（*Spodoptera mauritia* Boisduval）

1.29 拟小稻叶夜蛾（*Spodoptera pecten*）

1.30 黄线绿夜蛾

1.31 巴布亚粘虫

2. 螟蛾科（Pyralidae）

2.1 二化螟〔*Chilo suppressalis*（Walk.）〕

2.2 越蔓桔草螟〔*Chrysoteuchia topiaria*（Zeller）〕

2.3 稻纵卷叶螟（*Cnaphalocrocis medinalis* Guen.）

2.4 条纹草皮网螟〔*Crambus mutabilis*（Clemens）〕

2.5 银条草网螟（*Crambus praectellus*）

2.6 加州草螟（*Crambus sperryellus* Klots）

2.7 早熟禾草螟（牧草螟）〔*Crambus teterrellus*（Zincken）〕＝（*Parapediasia teterrella*）

2.8 禾草网螟（*Herpetogramma licarsisalis*）

2.9 热带网螟〔*Herpetogramma phaeopteralis*（Guenee）〕

2.10 庭园网螟〔*Loxostege rantalis*（G.）〕

2.11 草地螟〔*Loxostege sticticalis*（L.）〕

2.12 麦牧野螟（麦螟）（*Nomophila noctuella* Shhif. et Denis）

2.13 亚洲玉米螟（*Ostrinia furnacalis* Guenee）

2.14 大型草螟（*Pediasia trisecta*）

2.15 水稻切叶野螟〔*Psara licarisalis*（Walker）〕

2.16 西部草蛾（*Tehama bonifetella*）

3. 粉蝶科（Pieridae）

3.1 牛角果粉蝶（*Catopsilia pomona* Fabr.）

4. 凤蝶科（Papilionidae）

4.1 桔红点黑凤蝶（*Papilio memnon* L.）

5. 灯蛾科（Arctiidae）

5.1 黄腹星灯蛾（*Spilosoma lubricipeda* L.）

6. 眼蝶科（Satyridae）

6.1 睇暮眼蝶（*Melanitis phedima* Cramar.）

7. 弄蝶科（Hesperiidae）

7.1 火焰弄蝶（*Hylephila phyleus*）

（二）同翅目（Homoptera）

1. 叶蝉科（Cicadellidae）

1.1 二点叶蝉（*Cicadella fasciifrons* Stal.）

1.2 四点叶蝉（*Cicadella masatonis* Mats.）

1.3 六点叶蝉〔*Cicadella sexnotata*（Fall.）〕

1.4 大青叶蝉（*Cicadella viridis*）

1.5 稻叶蝉（*Deltocephalus oryzae* Matsumura）

1.6 棉叶蝉（*Empoasca biguttula*）

1.7 小绿叶蝉〔*Empoasca flavescens*（Fabr.）〕

1.8 白翅叶蝉〔*Empoasca subrufa*（Mots.）〕

1.9 胭脂叶蝉〔*Endria inimica*（Say）〕

1.10 稻斑叶蝉〔*Inemadara oryzae*（Matsumura）〕

1.11 黑尾叶蝉〔*Nephotettix cincticeps*（Uhler）〕

1.12 双线沫蝉〔*Prosapia bicincta*（Say）〕

1.13 大青叶蝉（*Tettigoniella viridis* L.）

2. 飞虱科 Delphacidae

2.1 带背飞虱（*Himeunka tateyamaella* Mats.）

2.2 灰飞虱〔*Laodelphax striatellus*（Fall.）〕

2.3 褐飞虱〔*Nilaparvata lugens*（Stal）〕

2.4 黑皱茎飞虱（*Opiconsiv anigra* D. et T.）

2.5 白背飞虱〔*Sogatella furcifera*（Horvath）〕

2.6 黑边黄脊飞虱（*Toya propingua neopropingua*）

3. 蚜科（Aphididae）

3.1 无网长管蚜〔*Acyrthosiphon dirhodum*（Walk.）〕

3.2 苜蓿蚜（*Aphis medicaginis*）

3.3 麦长管蚜〔*Macrosiphum avenae*（F.）〕

3.4 禾谷缢管蚜〔*Rhopalosiphum padi*（L.）〕

3.5 麦二叉蚜〔*Schizaphis graminum*（Rond.）〕

3.6 草二叉蚜

4. 蚧科（Coccidae）

4.1 草竹粉蚧〔*Antonina graminis*（Maskell）〕

4.2 吹绵蚧（*Icerya purchasi* Maskell）

4.3 珠蚧种类（*Margarodes* spp.）

4.4 狗牙根皓盾蚧（*Odonaspis ruthae*）

5. 绵蚜科（Eriosomatidae）

5.1 绵蚜（*Eriosoma* sp.）

（三）直 翅 目（Orthoptera）

1. 蟋蟀科（Gryllidae）

1.1 台湾大蟋蟀（花生大蟋蟀）（*Brachytrupes portentosus* Lichtenstein）

1.2 斗蟋蟀（*Gryllodes hemelytrus* Sauss.）

1.3 家蟋蟀〔*Gryllus domesticus*（L.）〕

1.4 台湾油葫芦（*Gryllus mitratus* Burm.）

1.5 油葫芦（*Gryllus testaceus* Welk.）

1.6 大棺头蟋蟀（*Loxoblemmus doenitzi* Stein）

1.7 狭棺头蟋蟀（*Loxoblemmus taicon* Saus.）

1.8 长颚蟋蟀〔*Scapsipedes aspersus*（Walker）〕＝（*Gryllodes berthellus* Sauss.）

1.9 澳洲黑蟋蟀（*Teleogryllus commodus* Walker）

2. 蝼蛄科（Gryllotalpidae）

2.1 非洲蝼蛄（*Gryllotalpa africana* Palisot de Beauvois）

2.2 台湾蝼蛄（*Gryllotalpa formosana* Shiraki）

2.3 欧洲蝼蛄〔*Gryllotalpa gryllotalpa*（L.）〕

2.4 东方蝼蛄（*Gryllotalpa orientalis* Burmeistre）

2.5 华北蝼蛄（*Gryllotalpa unispina* Saussure）

2.6 简短蝼蛄（*Scapteriscus abbreviatus*）

2.7 南美蝼蛄（南方蝼蛄）（*Scapteriscus acletus* Rehn et Hebard）

2.8 孔道蝼蛄（*Scapteriscus borellii*）

2.9 猴面蝼蛄（波多黎各蝼蛄）（*Scapteriscus vivinus* Scudder）

3. 蝗科（Acridiidae）

3.1 东亚蚱蜢〔*Acrida cinerea*（Thunb.）〕

3.2 拟短额负蝗（*Atractomorpha ambigua* Bol.）

3.3 长额负蝗〔*Atractomorpha lata*（Mots.）〕

3.4 短额负蝗（*Atractomorpha sinensis*）

3.5 笨蝗（*Haplotropis brunneriana* Sauss.）

3.6 东亚飞蝗〔*Locusta migratoria manilensis*（Mayen）〕

3.7 黄胫小车蝗（*Oedaleus infernalis* Sauss.）

3.8 无齿稻蝗（*Oxya abentata* Will.）

3.9 中华稻蝗〔*Oxya chinensis*（Thunberg）〕

3.10 长翅稻蝗〔*Oxya velox*（Fabr.）〕

3.11 短角外斑腿蝗〔*Stenocatantops humilis brachycerus*（Will.）〕

3.12 短角直斑腿蝗〔*Stenocatantops mistshenkoi*（Willemse F.）〕

3.13 疣蝗〔*Trilophidia annulata*（Thunb.）〕

4. 菱蝗科（Tetrigidae）

4.1 菱蝗（*Paratettix uvarovi* Semen.）

4.2 日本菱蝗〔*Tetrix japonica*（Bol.）〕=（*Acrydium japonicum* Bol.）

4.3 隆背菱蝗〔*Tetrix tartara*（Bol.）〕

5. 螽斯科（Tettigoniidae）

5.1 中华草螽〔*Conocephalus chinensis*（Redt.）〕

（四）鞘翅目（Coleoptera）

1. 叩头虫科（Elateridae）

1.1 细胸金针虫（*Agriotes fusicollis* Miwa）

1.2 褐纹梳爪金针虫（*Melanotus caudex* Lew.）

1.3 沟金针虫（*Pleonomus canaliculatus* Fald.）

1.4 宽背金针虫（*Selatosomus latus* Fabr.）

2. 金龟甲总科（Scarabaeoidae）

2.1 茸喙丽金龟（*Adoretus puberulus* Mots.）

2.2 欧洲鳃角金龟〔*Amphimallon majalis*（Razoumowsky）〕

2.3 铜绿丽金龟（*Anomala corpulenta* Mots.）

2.4 赤脚青铜金龟（红脚绿丽金龟）（*Anomala cupripes* Hope）

2.5 黄褐丽金龟（*Anomala exoleta* Fald.）

2.6 台湾青铜金龟（膨翅丽金龟）（*Anomala expansa* Bates）

2.7 侧斑丽金龟（*Anomala luculenta*）

2.8 拟异丽金龟（*Anomala smaragdina*）

2.9 棕黑鳃金龟（*Apogonia cupreoviridis* Kolbe）

2.10 草坪黑色鳃金龟（black turfgrass ataenius）（*Ataenius spretulus*）

2.11 东方丽金龟（*Blitopertha orientalis* Waterhouse）=（*Anomala orientalis* Waterhouse）

2.12 褐新西兰肋翅鳃角金龟〔*Costelytra zealandica*（White）〕

2.13 绿花金龟（六月美洲花金龟）〔*Cotinis nitide*（L.）〕

2.14 北方圆头犀金龟（*Cyclocephala borealis* Arrow）

2.15 多毛犀金龟（*Cyclocephala hirta*）

2.16 南方圆头犀金龟〔*Cyclocephala immaculata*（Olivier）〕=（*C. lurida*）

2.17 圆头犀金龟（*Cyclocephala* spp.）

2.18 东北大黑鳃金龟（*Holotrichia diomphalia* Bates）

2.19 江南鳃金龟（*Holotrichia gebleri*）

2.20 华北鳃金龟（*Holotrichia oblita* Fald.）

2.21 华南鳃金龟（*Holotrichia sauteri*）

2.22 四川鳃金龟（*Holotrichia szechuanensis*）

2.23 暗黑鳃金龟（*Holotrichia parallela* Mots.）

2.24 棕色鳃金龟（*Holotrichia titanis* Reit.）

2.25 毛黄脊鳃金龟（*Holotrichia trichophora*）

2.26 蔷薇刺鳃角金龟〔*Macrodactylus subspinosus*（Fabricius）〕

2.27 栗玛绒金龟〔*Maladera castanea*（Arrow）〕

2.28 黑玛绒金龟〔*Maladera*（*Serica*）*orientalis*（Mots.）〕

2.29 阔胫玛绒金龟〔*Maladera verticalis* (Fairmaire)〕

2.30 小黄鳃金龟（*Metabolus flavescens* Bren.）

2.31 鲜黄鳃金龟（*Metabolus tumidifrons* Fairm.）

2.32 墨绿丽金龟（亮绿彩丽金龟）（*Mimela splendens* Gyll.）

2.33 五月金龟子（*Ochrosidia villosa*）

2.34 玻璃弧金龟（*Phyllopertha atrocoerulea*）

2.35 庭园发丽金龟〔*Phyllopertha horticola* (L.)〕

2.36 皱缩鳃角金龟（*Phyllophaga crenata*）

2.37 长毛鳃角金龟（*Phyllophaga crinita*）

2.38 阔额鳃角金龟（*Phyllophaga latifrons*）

2.39 鳃角金龟（*Phyllophaga polyphylla*）

2.40 六月鳃角金龟（*Phyllophaga* spp.）

2.41 宽云斑鳃金龟（*Polyphylla laticollis*）

2.42 细云斑鳃金龟（*Polyphylla gracilicornis*）

2.43 云斑鳃金龟（*Polyphylla* sp.）

2.44 日本丽金龟（*Popillia japonica* Newman）

2.45 四斑丽金龟（*Popillia quadriguttata* Fabr.）

3. 拟步甲科（Tenebrionidae）

3.1 日本琵琶甲（*Blaps japonensis* Mars.）

3.2 二纹土潜（*Gonocephalum bilineatum* Walker）

3.3 蒙古土潜（*Gonocephalum reticulatum* Mots.）

3.4 砂潜（*Opatrum subatatum* Fald.）

3.5 草原拟步甲（*Platyscelis sulcata* Ball.）

4. 象甲科（Curculionidae）

4.1 湿地松白缘象甲〔*Graphognathus leucoloma* (Boheman)〕

4.2 象甲（*Hyperodes* sp.）

4.3 阿根廷茎象甲（*Listronotus bonariensis*）

4.4 象虫（*Listronotus maculicollis*）

4.5 早熟禾谷象（牧草隐喙象）（*Sphenophorus parvulus* Gyllenhal）

4.6 隐喙象（*Sphenophorus phoeniciensis*）

4.7 狩猎谷象（*Sphenophorus venatus*）

5. 叶甲科（Chrysomelidae）

5.1 麦茎叶甲（*Apophylia thalassina* Faldermann）

5.2 粟茎跳甲（*Chaetocnema ingenua* Baly）

5.3 黄条跳甲（*Phyllotreta vittata* Fabr.）

6. 步甲科（Carabidae）

（五）半翅目（Hemiptera）

1. 蝽科（Pentatomidae）

1.1 麻皮蝽〔*Erthesina fullo* (Thunb.)〕

1.2 圆地土蝽 (*Geotomus convexus*)

1.3 青革土蝽 (*Macroscytus subaeneus*)

1.4 稻绿蝽 (*Nezara viridula* L.)

1.5 稻黑蝽 (*Scotinophara Lurida*)

1.6 白边光土蝽 (*Sehirus niviemargiatus* Scott)

1.7 黄根土蝽 (*Stibaropus flavidus* Signoret)

1.8 二星蝽 〔*Stollia guttiger* (Thunb.)〕

2. 缘春科 (Coreidae)

2.1 大稻缘蝽 〔*Leptocorisa acuta* (Thunb.)〕

2.2 闭环缘蝽 (*Stictopleurus nysioides* Reut.)

3. 长蝽科 (Lygaeidae)

3.1 南部麦长蝽 (*Blissus insularis* Barber)

3.2 麦长蝽 〔*Blissus leucopterus leucopterus* (Say)〕

3.3 多毛长蝽 (*Blissus leucopterus hirtus* Montandon)

4. 盲蝽科 (Miridae)

4.1 苜蓿盲蝽 〔*Adelphocoris lineolatus* (Goeze)〕

4.2 棉金毛盲蝽 (*Adelphocoris suturalis* Jakovlev)

4.3 棉三点盲蝽 (*Adelphocoris taeniophorus* Reuter)

4.4 绿草盲蝽 (*Lygus lucorum* Meyer-Dǔ r.)

4.5 牧草盲蝽 〔*Lygus pratensis* (L.)〕

4.6 赤纹盲蝽 (*Stenotus rubrivittatus*)

4.7 赤须盲蝽 (*Trigonotylus ruficornis* Geof.)

（六）双翅目 (Diptera)

1. 秆蝇科 (Chloropidae)

1.1 麦秆蝇 〔*Meromyza saltatrix* (L.)〕

1.2 瑞典麦秆蝇 〔*Oscinella frit* (L.)〕

2. 大蚊科 (Tipulidae)

2.1 黄斑大蚊 (*Nephrotoma* sp.)

2.2 欧洲大蚊 (*Tipula paludosa* Meigen)

2.3 *Tipula oleracea*

3. 花蝇科 (Anthomyiidae)

3.1 中华毛蹠芒蝇 (*Atherigona revesura*)

4. 毛蠓科 (Psychodidae)

4.1 北美毛蠓 (*Psychoda alternata* Say)

此外，还有瘿蚊科 (Cecidomyiidae)、蕈蚊科 (Mycetophiilidae)、蚊科 (Culicidae) 种类。

（七）膜翅目 (Hymenoptera)

1. 蚁科 (Fomicidae)

1.1 阿根廷蚁 〔*Iridomyrmex humilis* (Mayr)〕

1.2 玉米田蚁〔*Lasius alienus* (Forster)〕

1.3 红外来火蚁（*Solenopsis invicta* Buren）

1.4 铺道蚁〔*Tetramorium caespitum* (L.)〕

此外，还有泥蜂科（Sphecoidea）种类。

（八）缨翅目（Thysanoptera）

1. 皮蓟马科（Phlaeothripidae）

1.1 稻管单蓟马（*Haplothrips aculeatus* Fabr.）

1.2 麦单皮蓟马（*Haplothrips tritici* Kurd.）

2. 纹蓟马科（Aeolothripidae）

2.1 横纹蓟马（*Aeolothrips fasciatus* L.）

3. 大蓟马科（Megathripidae）

3.1 丝大蓟马〔*Megathrips sjostedti* (Tryb.)〕

4. 长角蓟马科（Franklinothripidae）

4.1 花蓟马〔*Frankliniella intonsa* (Tryb.)〕

5. 蓟马科（Thripidae）

5.1 玉米黄呆蓟马〔*Anaphothrips obscurus* (Muller)〕

5.2 日本蓟马（*Thrips colotatus* Schm）

5.3 普通蓟马（*Thrips virigatissimus* Halid）

（九）革翅目（Dermaptera）

1. 球螋科（Forficulidae）

1.1 欧洲球螋（*Forficula auricularia* L.）

（十）螨类

1.1 牧草瘿螨（*Aceria neocynodonis*）

1.2 苜蓿苔螨（*Bryobia praetiosa* Koch）

1.3 狗牙根瘿螨（*Eriophyes cynodoniensis*）

1.4 草地小爪螨〔*Oligonychus pratensis* (Banks)〕

1.5 麦圆叶爪螨（*Penthaleus major* Duges）

1.6 麦岩螨（*Petrobia latens*）

1.7 二斑红蜘蛛（*Tetranychus urticae* Koch）

1.8 朱砂叶螨（*Tetranychus cinnarinus*）

除了上述昆虫和螨类外，同型巴蜗牛（*Bradybena similaris*）、灰巴蜗牛（*B. ravida*）、蛞蝓（*Deroceras reticulatum*）、野蛞蝓（*Agriolima agrestis*）、蚯蚓、鼹鼠（*Scalopus aquaticus*）和鼠妇（*Armadillidium vulgare*）等也有危害草坪的记录。

第五节 草坪杂草记录

本节共收入已报道的草坪杂草种类 29 科 118 种，有些杂草种类虽是国外草坪上的报道，但因其在国内有分布，故也收入供参考。

1. 番杏科（Aizoaceae）

1.1 粟米草（*Molliugo pentaphylla*）

2. 苋科（Amaranthaceae）

2.1 莲子草（*Alternanthera sessilis*）

2.2 凹头苋（*Amaranthus ascendens*）

2.3 反枝苋（*Amaranthus retroflexus*）

2.4 刺苋（*Amaranthus spinosus*）

2.5 皱果苋（*Amaranthus viridis*）

3. 桔梗科（Campanulaceae）

3.1 半边莲（*Lobelia chinensis*）

4. 石竹科（Caryophllaceae）

4.1 簇生卷耳（*Cerastium caespitosum*）

4.2 粘卷耳（*Cerastium viscosum*）

4.3 牛繁缕（*Malachium aquaticum*）

4.4 米瓦罐（*Silene conoidea*）

4.5 雀舌草（*Stellaria alsine*）

4.6 繁缕（*Stellaria media*）

5. 藜科（Chneopodiaceae）

5.1 藜（*Chenopodium album*）

5.2 土荆芥（*Chenopodium ambrosioides*）

5.3 小藜（*Chenopodium serotinum*）

6. 鸭跖草科（Commelinaceae）

6.1 饭包草（*Commelina benghlensis*）

6.2 鸭跖草（*Commelina communis*）

7. 菊科（Compositae）

7.1 胜红蓟（*Ageratum conyzoides*）

7.2 豚草（*Ambrosia artemisiifolia*）

7.3 三叶鬼针草〔*Bidens tripartita*（*pilosa*）〕

7.4 石胡荽（*Centipeda minima*）

7.5 野塘蒿（*Conyza bonariensis*）

7.6 小飞蓬（*Conyza canadensis*）

7.7 田褥菊（*Cotula semisphaerica*）

7.8 一年蓬（*Erigeron annuus*）

7.9 鳢肠（*Eclipta prostrata*）

7.10 梁子菜（*Erechtites hieraciifolia*）

7.11 鼠曲草（*Gnaphalium affine*）

7.12 山莴苣（*Lactuca indica*）

7.13 欧洲千里光（*Senecio vulgaris*）

7.14 豨莶（*Siegesbeckia glabrescens*）

7.15 裸柱菊 (*Soliva anthemifolia*)

7.16 女菀 (*Turczaninowia fastigiatus*)

7.17 苍耳 (*Xanthium strumarium*)

7.18 黄鹌菜 (*Youngia japonica*)

8. 旋花科 (Convolvulaceae)

8.1 小旋花 (*Calystegia hederacea*)

8.2 田旋花 (*Convolvulus arvensis*)

9. 十字花科 (Cruciferae)

9.1 荠菜 (*Capsella bursa-pastoris*)

9.2 碎米荠 (*Cardamine hirsuta*)

9.3 臭荠 (*Coronopus didymus*)

9.4 北美独行菜 (*Lepidium virginicum*)

9.5 蔊菜 〔*Rorippa motana (dubia)*〕

9.6 遏蓝菜 (*Thlaspi arvense*)

10. 莎草科 (Cyperaceae)

10.1 碎米莎草 (*Cyperus iria*)

10.2 具芒碎米莎草 (*Cyperus microiria*)

10.3 香附子 (*Cyperus rotundus*)

10.4 夏飘拂草 (*Fimbristylis aestiualis*)

10.5 水虱草 (*Fimbristylis miliacea*)

10.6 水蜈蚣 (*Kyllinga brevifolia*)

10.7 多枝扁莎 (*Pycreus polystechyus*)

11. 木贼科 (Equisetaceae)

11.1 问荆 (*Equisetum arvense*)

12. 大戟科 (Euphorbiaceae)

12.1 铁苋菜 (*Acalypha australis*)

12.2 飞扬草 (*Euphorbia hirta*)

12.3 小飞扬草 (*Euphorbia thymifolia*)

12.4 叶下珠 (*Phyllanthus urinaria*)

13. 禾本科 (Gramineae)

13.1 看麦娘 (*Alopecurus aequalis*)

13.2 荩草 (*Arthraxon hispidus*)

13.3 狗牙根 (*Cynodon dactylon*)

13.4 升马唐 (*Digitaria adscendens*)

13.5 马唐 (*Digitaria sanguinalis*)

13.6 光头稗 (*Echinochloa colonum*)

13.7 无芒稗 (*Echinochloa crus-galli* var. *mitis*)

13.8 蟋蟀草 (*Eleusine indica*)

13.9 假俭草 (*Eremochloa ophiurodies*)

13.10 白茅 (*Imperata cylindrica*)

13.11 千金子 (*Leptochloa chinesis*)

13.12 铺地黍 (*Panicum repens*)

13.13 雀稗 (*Paspalum thunbergii*)

13.14 早熟禾 (*Poa annua*)

13.15 棒头草 (*Polypogon fugax*)

13.16 金狗尾草 (*Setaria glauca*)

13.17 狗尾草 (*Setaria viridis*)

14. 唇形科 (Labiatae)

14.1 风轮菜 (*Clinopodium chinense*)

14.2 宝盖草 (*Lamium amplexicaule*)

14.3 夏枯草 (*Prunella vulgaris*)

14.4 荔枝草 (*Salvia plebeia*)

15. 豆科 (Leguminosae)

15.1 鸡眼草 (*Kummerowia striata*)

15.2 南苜蓿 (*Medicago hispida*)

15.3 红三叶草 (*Trifolium pratense*)

15.4 窄叶野豌豆 (*Vicia angustifolia*)

16. 锦葵科 (Malvaceae)

16.1 赛葵 (*Maluastrunm coromandelianum*)

17. 柳叶菜科 (Onagraceae)

17.1 丁香蓼 (*Ludwigia prostrata*)

18. 酢浆草科 (Oxalidaceae)

18.1 酢浆草 (*Oxalis corniculata*)

18.2 铜锤草 (*Oxalis corymbosa*)

19. 车前科 (Plantaginaceae)

19.1 车前 (*Plantago asiatica*)

19.2 大车前 (*Plantago major*)

20. 蓼科 (Polygonaceae)

20.1 萹蓄 (*Polygonum aviculare*)

20.2 水蓼 (*Polygonum hydropiper*)

20.3 酸模叶蓼 (*Polygonum lapathifolium*)

20.4 绵毛酸模叶蓼 (*Polygonum lapathifolium* var. *salicifolium*)

20.5 桃叶蓼 (*Polygonum persicaria*)

20.6 西伯利亚蓼 (*Polygonum sibiricum*)

20.7 酸模 (*Rumex acetosa*)

20.8 皱叶酸模 (*Rumex crispus*)

21. 马齿苋科 (Portulacaeae)

21.1 马齿苋 (*Portulaca oleracea*)

22. 毛茛科 (Ranunculaceae)

22.1 茴茴蒜 (*Ranunculus chinensis*)

22.2 匍枝毛茛 (*Ranunculus repens*)

23. 蔷薇科 (Rosaceae)

23.1 鹅绒委陵菜 (*Poteneilla anserina*)

24. 茜草科 (Rubiaceae)

24.1 猪殃殃 (*Galium aparine*)

24.2 白花蛇舌草 (*Hedyotis diffusa*)

25. 玄参科 (Scrophulariaceae)

25.1 窄叶母草 (*Lindernia angustifolia*)

25.2 母草 (*Lindernia crustacea*)

25.3 陌上菜 (*Lindernia procumbens*)

25.4 通泉草 (*Mazus japonicus*)

25.5 婆婆纳 (*Veronica agrestis*)

25.6 直立婆婆纳 (*Veronica arvensis*)

25.7 蚊母草 (*Veronica peregrine*)

25.8 阿拉伯婆婆纳 (*Veronica persica*)

26. 茄科 (Solanaceae)

26.1 毛酸浆 (*Physalis pubescens*)

26.2 龙葵 (*Solanum nigrum*)

27. 伞形科 (Umbelliferae)

27.1 积雪草 (*Centella asiatica*)

27.2 天胡荽 (*Hydrocotyle sibthorpicides*)

27.3 破铜钱 (*Hydrocotyle sibthorpioides* var. *batrachium*)

27.4 窃衣 (*Torlis scabra*)

28. 马鞭草科 (Verbenaceae)

28.1 马鞭草 (*Verbena officinalis*)

29. 堇菜科 (Violaceae)

29.1 梨头草 (*Viola japonica*)

29.2 紫花地丁 (*Viola phikippica* Cav. spp. *Munda*)

参考文献

1. 中国科学院动物研究所业务处编,《拉英汉昆虫名称》,科学出版社,北京,1983。

2. 任继周,《英汉农业词典——草原学分册》,农业出版社,1985。

3. 李敏,《草坪品种指南》,北京农业大学出版社,北京,1993,p.124~143。

4. 苏少泉等编,《英拉汉杂草名称》,农业出版社,北京,1989。

5. 林敏等,台湾花卉及观赏植物线虫病害,台湾农业情况,1994,(2):28~29。

6.《英汉农业昆虫学词汇》编辑委员会,《英汉农业昆虫学词汇》,农业出版社,北京,1983。

7. 魏景超,《真菌鉴定手册》,上海科学技术出版社,上海,1979。

8. 戴芳澜,《中国真菌总汇》,科学出版社,北京,1979。

9. Abad Z. G. et al. *Pythium* species identified from turfgrasses in North Carolina, Phytopathology, 1990, 80 (10): 979。

10. Aballay, E., Erwin; Muller, Carol, Nematode survey on turfgrass. Investigaci on-Agricola (Chile), (Ene-Dic 1991), 1991, 11(1-2):1~4.

11. Alderman, S. C. Distribution of *Gloeotinia temulenta*, *Claviceps purpurea*, and *Anguina agrostis* among grasses in the Willamette Valley of Oregon in 1988. Journal of Applied Seed Production, 1988, 6:6-10.

12. Bain D. C. et al. Blast of ryegrass in Mississippi, Plant Dis. Rep., 1972, 56:210.

13. Baldwin N. A. Technical note. Post-emergence damping-off of turfgrass seedings by *Cladochytium caespitis*. Journal of the Sports Turf Research Institute, 1990, 66:170-173.

14. Beard J. B. The zoysiagrasses (*Zoysia* Willd). in: turfgrass, Science and Culture. J. B. Beard, ed. Prentice-Hall, Englewood Cliffs, N. J. 1973.

15. Burpee L. L. et al. Biology of *Rhizoctonia* species associated with turfgrasses, Plant Disease, 1992, 76(2):112-117.

16. Chizhov, V. N.. et al. The cyst-forming nematode, *Punctodera punctata*, in the Moscow region. Byulleten' Vsesoyuznogo Instituta Gel'mintologii im. K. I. Skryabina (Fitogel' mintologiya), 1980, (26):96-98

17. Couch H. B. Common Names for Plant Disease: Turfgrass (several cultivated spp.), Plant Disease, 1985, 69(8):672-675.

18. Den Toom, A. L. Response of ten cultivars of *Lolium perenne* to the ectoparasitic nematode *Tylenchorhynchus dubius*, Netherlands Journal of Plant Pathology, 1988, 94(2):105-110.

19. Dudeck, A. E. et al. Registration of Flora TeX bermudagrass. Crop Science, 1995, 35(5):15505

20. Elliott M. L. Association of *Magnaporthe poae* with patch disease of creeping bentgrass in Florida, Plant Disease, 1993, 77(4):429.

21. Fisher, J. M. et al. Observations on grouth of adults of *Anguina funesta* (Nematoda: Anguinidae), Nematologica, 1984, 30(4):463-469.

22. Golden, A. M. Further details and SEM observation on *Meloidogyne marylandi* (Nematoda: Meloidogynidae). Journal of Nematology, 1989, 21(4):453-461.

23. Green D. E. H. et al. Pathogenicity of *Rhizoctonia solani* AG-2-2 and *Ophiosphaerella herpotricha* on zoysiagrass. Plant Disease, 1993, 77:1040-1044.

24. Hanif, M. et al. Plant parasitic nematodes associated with lawn grass (*Cynodon dactylon*) in Karachi area. Pakistan Journal of Phytopathology, 1994, 6(1):71-73.

25. Heyns, J. et al. *Longidorus fursti* n. sp. from South Africa with a discussion of its relationships (Nematoda: Longidoridae). Revue de Nematologie, 1987 10(4):381-385.

26. Ichitani T. et al. Identification of *Pythium* spp. pathogenic on manila grass (*Zoysia matrella* Merr.). Trans. Mycol. Soc. Jpn. 1986, 27:41-50.

27. Jackson N. A new cool season patch disease of kentucky bluegrass turf in the Northeastern United States, Phytopathology, 1984, 74(7):812.

28. Kane R. T. et al. First report of *Sclerotium rolfsii* infection of *Poa annue* in Illinois, Plant Disease, 1992, 76(5):538.

29. Kawanabe Y. The occurrence and control of turfgrass diseases in Japan. Japan Pesticide Information, 1991, (59):5-9.

30. Kobayashi K. *Zoysia* grass diseases of large patch and spring dead spot caused by *Rhizoctonia*. In: Proc. Int. Turfgrass Res. Conf. 6th. 1989, 345-347.

31. LaMondia, J. A. et al. Occurrence of *Heterodera iri* in putting greens in the northeastern United States. [Abstract], Plant Disease, 1992, 76(6):643.

32. Landschoot P. J. et al. *Gaeumannomyces incrustans* sp. nov., a root-infecting hyphopodinate fungus from grass roots in the United States, 1989, Mycological Research, 1989, 93(1):55-58

33. Landschoot P. J. et al. Pathogenicity of some ectotrophic with *Phialophora anamorphs* that infect the roots of turfgrasses, Phytopathology, 1990, 80(6):520-526.

34. Martin S. B. et al. Pathogenicity of *Rhizoctonia zeae* on tall fescue and other turfgrasses, Plant Disease, 1983, 67(6):676-678.

35. Murray, J. J. et al. Techniques for determining reproduction of *Meloidogyne graminis* on zoysiagrass and bermudagrass. Plant Disease, 1986 70(6):559-560.

36. Narbaev, Z. N. Redescription of the cyst nematode *Heterodera cardiolata* Kirjanova &. Ivanova, 1996. Uzbekskii Biologicheskii Zhurnal 1987, No. 6:44-48.

37. Nasira, R. et al. *Xiphinema cynodontis* n. sp. (Nematoda:Longidoridae) from Pakistan. Pakistan Journal of Nematology, 1994, 12(2):99-107.

38. Nelson E. B. et al. Suppression of *Pythium graminicola* root rot and damping off of creeping bentgrass with composts of different orifice and levels of maturity, Phytopathology, 1993,83(12):1366.

39. Newell A. J. et al. The occurrence of dollar spot on *Festuca rubra* subspecies and cultivars, Journal of the Sports turf Research Institute, 1990, 66:115-119

40. Nobbs, J. M. et al. *Morulaimus gigas* n. sp. from Western Australia. Afro-Asian Journal of Nematology, 1992,2(1-2):115-117.

41. Oniki M. et al. A new disease of turfgrass caused by binucleate *Rhizoctonia* AG-O. Ann. Phytopathol. Soc. Jpn. 1986, 52:850-858.

42. Peacock, C. H. et al. Effects of nematicide formulations on turfgrass nematodes. Proceedings, Soil and Crop Science Society of Florida, 1986, 45:185-188.

43. Radice, A. D. et al. Studies on the host range, biology, and pathogenicity of *Punctodera punctata* infecting turfgrasses. Journal of Nematology, 1985, 17(2):162-165.

44. Shahina, F. et al. *Heterodera cynodontis* n. sp. (Nematoda: Heteroderidae) from *Cynodon dactylon* (L.) in Pakistan. Revue de Nematologie, 1989, 12(4):395-400.

45. Shahina F. et al. Description of three new species of the genus *Ogma* Southern, 1914 (Nematoda: Criconematidae) from Pakistan. Revue de Nematologie, 1991, 14(2):231-249.

46. Smart G. C. Jr. et al. Biological control of mole crickets in the genus *Scapteriscus* with the nematode *Steinernema scapterisci* Nguyen and Smart, 1990. Rencontres caraibes enlutte biologique [edited by Pavis, C.; Kermarrec, A.]. 1991,p. 151-155.

47. Smith J. D. *Didymella festucae* and *Phleospora idahoensis* on *Festuca rubra* in southwest Iceland, Bulletin Research Institute Necori As, Hverageroi, Iceland, 1980, No. 32:12.

48. Stewart, T. M. et al. Development of *Meloidogyne naasi* on endophyte-infected and endophyte-free perennial ryegrass. Australasian Plant Pathology, 1993, 22(2):40-41.

49. Tarjan, A. C. et al. Genotypic variability in bermudagrass damage by ectoparasiticnematodes. HortScience, 1985, 20(4):675-676.

50. Todd, T. C. et al. Occurrence, spatial distribution, and pathogenicity of some phytoparasitic nematodes on creeping bentgrass putting greens in Kansas. Plant Disease,1990, 74(9):660-663.

51. Thurston G. S. et al. Milky disease bacterium as a stressor to increase susceptibility of scarabaeid larvae to an entomopathogenic nematode. Journal of Invertebrate Pathology,1993, 61(2):167-172.

52. Vestberg M. Occurrence and pathogenicity of *Pythium* spp. in seeding roots of winter rye,J. Agric. Sci. Finl. , 1990,62:275-284.

53. Waithe D. Economic impact of the Japanese beetle and European chafer on the Canadian nursery industry. Canadian Farm Economics,1991,23(1):21-34.

54. Wick, R. L. et al. Evaluation of nematicides for control of ectoparasitic nematodes under putting green

condition，1992. Fungicide and Nematicide Tests，1994，49:193.

55. Wilkinson H. T. Etiology and epidemiology of *Zoysia* patch in *Zoysia japanica*. Phytopathology，1988，78:1613.

56. Wilkinson H. T. et al. *Gaeumannomyces graminis* var *graminis* infecting Zoysiagrass in Illionois. Plant Disease，1993，77:100.

57. Yildiz F. et al. The preliminary studies on the turfgrass diseases in Turkey，Journal of Turkish Phytopathology，1990，19(1):21-29.

58. Zancada，M. C. et al. Resistance of *Dactylis glomerata* L，to the cereal nematode *Heterodera avenae* Woll. Boletin de Sanidad Vegetal，Plagas，1993，19(1):37-41.

附表 1　草坪杀菌剂

药剂类型	药剂名称	防治病害对象	防治病原菌
有机硫类	代森锌	炭疽病、叶疫病或黑斑病	禾生刺盘孢、弯孢霉属、禾单隔孢
		褐条病、轮纹眼斑病	德莱斯霉、长蠕孢、球黑孢霉
		长蠕孢叶斑病、溶失病	墨角藻型无乳头菌
		黑孢枯萎病、红斑病、锈病	锈菌目、黑痣菌、禾指梗疫霉
		黑痣病、黄细草丛病	
		长蠕孢枯萎病或根腐病	
	代森锰锌	炭疽病、褐条病、币斑病	禾生刺盘孢、禾单隔孢、同果核盘菌
		褐疫病、叶疫病或黑斑病	德莱斯霉、大孢指梗霉、丝核菌
		霜霉病、叶斑病、锈病	锈菌目、长蠕孢、球黑孢霉
		长蠕孢枯萎病或根腐病	墨角藻型无乳头菌
		长蠕孢叶斑病、溶失病	腐霉菌、墨角藻型鲜明粘胶菌
		黑孢枯萎病、灰雪霉病	小菌核菌、核线菌属
		腐霉枯萎病、腐霉性根腐病	
		丝核菌枯萎病、红丝病	
		散生叶病、红斑病、霜烧病	
		轮纹眼斑病、小菌核枯萎病	
	福美双	炭疽病、褐条病、币斑病	禾生刺盘孢、禾单隔孢、同果核盘菌
		褐疫病、叶疫病或黑斑病	德莱斯霉、长蠕孢、球黑孢霉
		长蠕孢枯萎病或根腐病	禾白粉菌、墨角藻型鲜明粘胶菌
		长蠕孢叶斑病、溶失病	小菌核菌、镰刀菌、丝核菌
		黑孢枯萎病、白粉病	墨角藻型无乳头菌、锈菌目
		红丝病、小菌核枯萎病	腐霉菌、根外生真菌
		镰刀菌性幼苗病、红斑病	
		丝核菌性幼苗病、锈病	
		结缕草衰退斑、轮纹眼斑病	
		腐霉菌性幼苗病	
	代森锰	褐条病、叶疫病、叶斑病	禾单隔孢、丝核菌、长蠕孢
		长蠕孢枯萎病或根腐病、锈病	锈菌、德莱斯霉、球黑孢霉
		长蠕孢叶斑病、溶失病	小球腔菌属
		坏死环斑病、黑孢枯萎病	墨角藻型无乳头菌
		块斑病、红斑病、黄区病	镰刀菌
		丝核菌性幼苗病、散生叶病	
		叶鞘腐烂病和水渍斑病	
		轮纹眼斑病、丝核菌枯萎病	
	代森铵	结缕草衰退斑	根外真菌
取代苯类	甲基托布津	炭疽病、红斑病、春坏死斑	禾生刺盘孢、墨角藻型无乳头菌
		镰孢枯萎病、镰孢块斑病	德莱斯霉、镰刀菌、球黑孢霉
		镰孢根腐病、黑孢枯萎病	丝核菌、小球腔菌属
		叶疫病或黑斑病、条黑粉病	禾顶囊壳、香草黑粉菌

药剂类型	药剂名称	防治病害对象	防治病原菌
取代苯类	百菌清	炭疽病、叶疫病或黑斑病	禾生刺盘孢、德莱斯霉、丝核菌
		叶斑病、丝核菌枯萎病	核线菌、锈菌目
		灰雪霉病、锈病	
	托布津	叶疫病或黑斑病、褐条病	德莱斯霉、禾单隔孢、长蠕孢
		长蠕孢枯萎病或根腐病	锈菌
		长蠕孢叶斑病、溶失病	
		轮纹眼斑病、锈病	
	甲基立枯磷	霜烧病、镰孢枯萎病、雪腐病	小菌核菌、镰刀菌、核盘菌
		镰孢块斑病、丝核菌枯萎病	丝核菌、燕麦顶囊壳、小麦顶囊壳
		全蚀病、灰雪霉病、铜斑病	小球腔菌属、高粱胶尾孢
		结缕草衰退斑、鬼伞菌雪腐病	根外真菌、鬼伞菌
	苯菌灵	镰孢枯萎病、散生叶病	镰刀菌、小菌核菌、丝核菌
		镰孢块斑病、块斑病、白粉病	禾白粉菌、同果核盘菌
		丝核菌枯萎病、小菌核枯萎病	小球腔菌属
		币斑病、春坏死斑、条黑粉病	禾顶囊壳、黑粉菌
	磺菌胺	镰孢根腐病、黄区病	镰刀菌、丝核菌、根肿菌
		叶鞘腐烂病和水渍斑病	
		多粘菌虫根腐病	
	磺菌威	镰孢根腐病	镰刀菌
	拌种咯	鬼伞菌雪腐病、雪腐病	鬼伞菌、核盘菌
	恶霜灵（杀毒矾）	霜霉病、黄细草丛病	指梗霜霉、指梗疫霉
	敌磺钠	镰孢根腐病、结缕草衰退斑	镰刀菌、根外真菌
	苯霜灵	霜霉病	指梗霜霉、指梗疫霉
	五氯硝基苯	丝核菌枯萎病、灰雪霉病	丝核菌、核线菌
	灭锈胺（纹达克）	叶疫病、叶斑病	丝核菌
		丝核菌枯萎病	
	麦锈灵	丝核菌枯萎病	丝核菌
	氟纹胺	丝核菌枯萎病	丝核菌
	氟啶胺	丝核菌枯萎病	丝核菌
	地可松	腐霉枯萎病、腐霉性根腐病	腐霉
	杨菌胺	多粘菌虫根腐病	根肿菌
	敌锈钠	锈病	锈菌目
	瑞毒霉（甲霜灵）	长蠕孢枯萎病或根腐病	长蠕孢、德莱斯霉、球黑孢霉
		长蠕孢叶斑病、溶失病	墨角藻型无乳头菌
		黑孢枯萎病、红斑病	禾单隔孢
		褐条病、轮纹眼斑病	腐霉、指梗霜霉、镰刀菌
		腐霉枯萎病、腐霉性根腐病	指梗疫霉
		霜霉病、镰刀菌性幼苗病	
		黄细草丛病、腐霉菌性幼苗病	
	消螨普	白粉病	禾白粉菌
	多菌醇	春坏死斑	小球腔菌、禾顶囊壳

续表

药剂类型	药剂名称	防治病害对象	防治病原菌
有机杂环类	环唑醇	壳二孢叶斑病、尾孢菌叶斑病 棘壳孢根腐病、云纹病 壳针孢叶斑病	壳二孢、尾孢菌、喙孢霉 棘壳孢、壳针孢
	三唑酮	褐疫病、叶疫病或黑斑病 冠锈病、全蚀病、黄区病 叶鞘腐烂病和水渍斑病	德莱斯霉、锈菌目、丝核菌 燕麦顶囊壳
	多菌灵	叶疫病或黑斑病、褐条病 秆黑粉病、镰孢枯萎病 镰孢块斑病、镰孢根腐病 长蠕孢枯萎病或根腐病 长蠕孢叶斑病、溶失病 黑孢枯萎病、红斑病 轮纹眼斑病	德莱斯霉、禾单隔孢、小麦秆黑粉 菌、镰刀菌、长蠕孢、球黑孢霉 墨角藻型无乳头菌
	粉唑醇	泡状黑粉病、褐条病、溶失病 坚黑穗病、冠锈病、秆黑粉病 长蠕孢叶斑病、黑孢枯萎病 白粉病、棘壳孢根腐病	黑粉菌、禾单隔孢、德莱斯霉 锈菌、长蠕孢、球黑孢霉 禾白粉菌、棘壳孢、喙孢霉 壳针孢、墨角藻型无乳头菌
	萎锈灵	泡状黑粉病、坚黑穗病 冠锈病、蘑菇圈、秆黑粉病 丝核菌枯萎病、锈病 条黑粉病、点黑粉病	黑粉菌、锈菌、丝核菌、伞菌
	敌菌灵	褐条病、尾孢菌叶斑病 叶疫病、叶斑病、溶失病 长蠕孢枯萎病或根腐病 长蠕孢叶斑病、坏死环斑病 黑孢枯萎病、红斑病、红丝病 丝核菌枯萎病、锈病、黄区病 丝核菌性幼苗病、灰雪霉病 叶鞘腐烂病和水渍斑病 轮纹眼斑病	禾单隔孢、尾孢菌、丝核菌 德莱斯霉、长蠕孢、核线菌 球黑孢霉、墨角藻型无乳头菌 小球腔菌属
	戊唑醇	秆黑粉病、全蚀病、云纹病 壳针孢叶斑病、棘壳孢根腐病	黑粉菌、禾顶囊壳、喙孢霉 壳针孢、棘壳孢
	涕必灵	币斑病、叶疫病 丝核菌枯萎病、叶斑病 镰刀菌性幼苗病	同果核盘菌、丝核菌、镰刀菌
	土菌消	镰孢根腐病、丝核菌性幼苗病 镰刀菌性幼苗病 腐霉菌性幼苗病 长蠕孢枯萎病或根腐病	镰刀菌、丝核菌、腐霉 长蠕孢
	速保利	尾孢菌叶斑病、秆黑粉病 锈病	尾孢菌、黑粉菌、锈菌

药剂类型	药剂名称	防治病害对象	防治病原菌
	糠菌唑	镰孢枯萎病、镰孢块斑病 全蚀病	镰刀菌、燕麦顶囊壳、小麦顶囊壳 小球腔菌
	甲呋酰胺	霜霉病、多粘菌虫根腐病	指梗霜霉、指梗疫霉、根肿菌
	唑菌腈	棘壳孢根腐病、壳针孢叶斑病	棘壳孢、壳针孢
	恶醚唑	黑痣病、壳二孢叶斑病	黑痣菌、壳二孢
	粉锈灵	丝核菌枯萎病、春坏死斑	丝核菌、小球腔菌、禾顶囊壳
	退菌特	叶疫病、叶斑病 丝核菌枯萎病	丝核菌
	克菌丹	小菌核枯萎病、散生叶病	小菌核菌
	萎粉灵	小菌核枯萎病、散生叶病	小菌核菌
	氟酰胺	叶鞘腐烂病和水渍斑病 黄区病	丝核菌
	噻菌胺	叶鞘腐烂病和水渍斑病 黄区病	丝核菌
	菌去净	腐霉枯萎病、腐霉性根腐病	腐霉
	氯唑灵	腐霉枯萎病、腐霉性根腐病	腐霉
	抑霉胺	腐霉枯萎病、腐霉性根腐病	腐霉
	苯来特	叶疫病或黑斑病	德莱斯霉
	呋醚唑	铜斑病	高粱胶尾孢
	禾穗宁	丝核菌枯萎病	丝核菌
	哒菌清	丝核菌枯萎病	丝核菌
	种处醇	块斑病	镰刀菌
	氟菌唑	煤绒菌性粘菌病	煤绒菌
	比艳	灰斑病	灰梨孢菌
	己唑醇	全蚀病	小球腔菌、顶囊壳
	酰胺唑	黑痣病	黑痣菌
	噻枯唑	细菌性病害	细菌
	喹菌酮	细菌性病害	细菌
有机磷、砷、氮类	双胍辛醋 酸盐 （培福朗）	褐疫病、褐条病、溶失病 长蠕孢叶斑病、黑孢枯萎病 棘壳孢根腐病、红斑病 壳针孢叶斑病、轮纹眼斑病 鬼伞菌雪腐病、雪腐病 锈病、云纹病、壳针孢叶斑病 点黑粉病、条黑粉病 轮纹眼斑病、红斑病	德莱斯霉、禾单隔孢、长蠕孢 球黑孢霉、棘壳孢、壳针孢 墨角藻型无乳头菌 鬼伞菌、核盘菌
	地茂散	腐霉枯萎病、腐霉性根腐病 灰雪霉病	腐霉、核线菌
	氯化镉	坏死环斑病、块斑病、红丝病 丝核菌性幼苗病	小球腔菌、镰刀菌、丝核菌

药剂类型	药剂名称	防治病害对象	防治病原菌
	丁二酸镉	坏死环斑病、块斑病、红丝病 丝核菌性幼苗病	小球腔菌、镰刀菌、丝核菌
	乙膦铝 （乙磷铝）	腐霉枯萎病、腐霉性根腐病 黄细草丛病	腐霉、指梗疫霉
	福美胂	白粉病	禾白粉菌
	异稻瘟净	灰斑病	灰梨孢菌
	克瘟散	灰斑病	灰梨孢菌
	稻瘟净	灰斑病	灰梨孢菌
抗生素类	病毒灵	钝叶草衰退病、细菌性病害	病毒、细菌
	放线菌酮	褐条病、币斑病、散生叶病 长蠕孢枯萎病或根腐病 长蠕孢叶斑病、溶失病、锈病 黑孢枯萎病、白粉病、红斑病 小菌核枯萎病、轮纹眼斑病	禾单隔孢、同果核盘菌、德莱斯 霉、小菌核菌、长蠕孢、锈菌 球黑孢霉、禾白粉菌 墨角藻型无乳头菌
	井岗霉素	叶疫病、叶斑病 丝核菌枯萎病	丝核菌
其他	石灰	叶疫病或黑斑病、藻害	德莱斯霉
	溴甲烷薰	块斑病	镰刀菌
	石硫合剂	锈病	锈菌目
	硫磺粉	锈病	锈菌目

附表 2　已报道的部分草坪病害生物防治病原菌

病害	病原	生物防治病原菌
币斑病	*Sclerotina homoeocarpa* 同果核盘菌	*Fusarium heterosporum* 异孢镰刀菌 *Acremonium* sp. 枝顶孢霉 *Gliocladium virens* 绿胶霉 *Enterobacter cloacae* 阴沟肠杆菌 *S. homoeocarpa* 同果核盘菌的低毒力分离株
灰雪霉病	*Typhula incarnata* 肉孢核瑚菌 *T. ishikariensis* 斑叶兰核瑚菌	*T. phacorrhiza* 脊晶核瑚菌
褐区病 猝倒病	*Rhizoctonia solani* 立枯丝核菌 *Rhizoctonia* spp. 丝核菌	BnR *Rhizoctonia* spp. 非病原双核丝核菌 *Laetisaria arvalis* *Enterobacter cloacae* 阴沟肠杆菌 *Flavobacterium balustinum* 大比目鱼黄杆菌

续表

病　害	病　原	生物防治病原菌
		Xanthomonas maltophilia 嗜麦黄单胞
		Pseudomonas spp. 假单胞菌
		Trichoderma hamatum 哈茨木霉
		T. spp. 木霉
全蚀斑病	*Gaeumannomyces graminis* var. *avena* 燕麦顶囊壳	*Phialophora radicida* var. *graminicola* 禾根生瓶霉
		Phialophora radicicola var. *radicicola* 扇根生瓶霉
		Gaeumannomyces graminis var. *graminis* 禾顶囊壳
		G. g. var. *tritici* 小麦顶囊壳
腐霉疫病	*Pythium aphanidermatum*	*Trichoderma* sp. 木霉
猝倒病	瓜果腐霉	*Enterobacter cloacae* 阴沟肠杆菌
		Pseudomonas spp. 假单胞菌

附表 3　已报道的草坪杀线剂

杀线剂	线　虫	剂　量
克线磷	裸矮化线虫	1.1g a.i./m²
	弯曲小环线虫	
	螺旋线虫	
	（鸢尾）异皮线虫	
	长尾刺线虫	7.32～14.65g/m²
威百亩	长尾刺线虫	46.7ml/m²
虫线磷	长尾刺线虫	30%form-A-Turf 6.1g/m²
杀线磷	头盔枪线虫	
	环线虫	
	双宫线虫	
	长尾刺线虫	
	克里斯提拟毛刺线虫	
虫线磷	长尾刺线虫	0.054～0.027g/m²
	较小拟毛刺线虫	
Triumph 1G	根结线虫	
Triumph 1E	枪线虫	
	矮化线虫	

附表4　草坪杀虫剂

类型	通用名称	作用特点	应用要点
有机磷类	敌百虫	胃毒兼有触杀作用,对植物具有渗透性,但无内吸传导作用。毒性低、杀虫谱广。在弱碱液中可变成敌敌畏	防治咀嚼式口器害虫。如粘虫、二化螟、地老虎、蝼蛄等。部分植物敏感,需控制用药浓度
	敌敌畏	熏蒸、胃毒和触杀作用。高效、速效、广谱。施药后易分解,残效期短,无残留。对天敌昆虫具杀伤力	对咀嚼式口器和刺吸式口器害虫防效均好。对同翅目与鳞翅目昆虫有极强的击倒力。不宜与碱性农药混用
	乐果	内吸性杀虫杀螨剂。有强烈的触杀和一定的胃毒作用。持效期较短,对人畜毒性中等	防治刺吸式口器害虫、潜叶性害虫、蚧类,对螨类有一定的防效
	氧乐果	高效、广谱性杀虫杀螨剂,对害虫击倒力快。具有较强的内吸、触杀和一定的胃毒作用	对抗性蚜虫有很强的毒效,对飞虱、叶蝉、介壳虫及其他刺吸式口器的害虫均有防效
	马拉硫磷	非内吸的广谱性杀虫剂,有良好的触杀和一定的熏蒸作用。毒性低,残效期短	刺吸式口器和咀嚼式口器害虫。如粘虫、介壳虫、蚜虫等
	辛硫磷	高效、低毒杀虫剂,以触杀和胃毒为主,无内吸作用。杀虫谱广,击倒力强。对光不稳定,持效期很短,低残留。对人畜低毒	叶面喷雾防治多种咀嚼式口器和刺吸口器害虫。拌种等施用还可防治地下害虫。光照下易分解,不能与碱性农药混用
	二嗪农	广谱性杀虫剂,具有触杀、胃毒、熏蒸和一定的内吸作用。对酸碱不稳定,对人畜毒性中等	喷雾防治鳞翅目、同翅目等害虫。拌种还可防治多种地下害虫
	乙酰甲胺磷	内吸杀虫剂,具有胃毒和触杀作用,并可杀卵,有一定的熏蒸作用,是缓效型杀虫剂。可与多种农药混用	防治咀嚼式、刺吸式口器害虫和害螨
	久效磷	高效内吸性杀虫剂,具有很强的触杀和胃毒作用。杀虫谱广,速效性好,高毒,残效期长	对刺吸、咀嚼和蛀食性的多种害虫有效,同时还有一定的杀卵作用
	杀螟硫磷	具胃毒和触杀作用,无内吸和熏蒸作用。残效期中等,杀虫谱广,毒性中等	对鳞翅目幼虫有特效,还可防治半翅目、同翅目、鞘翅目、缨翅目等多种害虫
	毒死蜱	硫逐磷酸酯类杀虫剂,中等毒性。具有触杀、胃毒和熏蒸作用	可防治螟虫、粘虫、介壳虫、蚜虫、蓟马、叶蝉和螨类等害虫。对地下害虫防治效果较好
	亚胺硫磷	具有胃毒和触杀作用。广谱中毒,残效期很长,遇碱不稳定	防治咀嚼式与刺吸式害虫地上或地下害虫,对叶螨有一定的防效
	速扑杀	有触杀、胃毒和渗透作用。广谱,高毒,不可与碱性农药混用	对咀嚼式和刺吸式口器害虫均有杀灭效力。尤其对介壳虫有特效,对螨类也有一定的控制效果
	三唑磷	具有触杀和胃毒作用,渗透性强,无内吸性,广谱,中毒。不能与碱性物质混用	对虫卵尤其对鳞翅目害虫卵有明显的杀伤作用,并对线虫有一定的杀伤作用